国家卫生健康委员会"十四五"规划教材

全国高等中医药教育教材

供康复治疗学等专业用

康复医学概论

第 3 版

治康
療復

U0284778

主　编　陈立典　席家宁

副主编　陈朝晖　王灵聪　孙绍裘　李虹霖

编　委　（按姓氏笔画排序）

王灵聪（浙江中医药大学）　　　　　陈朝晖（安徽中医药大学）

公维军（首都医科大学附属北京康复　房　纬（天津中医药大学第一附属
　　　　医院）　　　　　　　　　　　　　　医院）

朱翔宇（北京中医药大学）　　　　　赵斐然（上海中医药大学附属岳阳
刘　磊（长春中医药大学附属第三　　　　　　中西医结合医院）
　　　　临床医院）　　　　　　　　胡守玉（大连医科大学附属第二

刘玉丽（辽宁中医药大学）　　　　　　　　　医院）

孙绍裘（湖南中医药大学）　　　　　胡笑燊（成都中医药大学）

李　宁（甘肃中医药大学）　　　　　柳维林（福建中医药大学）

李虹霖（黑龙江中医药大学）　　　　席家宁（首都医科大学附属北京

余　航（江西中医药大学附属医院）　　　　　康复医院）

陈立典（福建中医药大学）

秘　书　柳维林（兼）

人民卫生出版社
·北京·

图书在版编目（CIP）数据

康复医学概论/陈立典，席家宁主编. —3版. —
北京：人民卫生出版社，2024.4（2025.4 重印）
ISBN 978-7-117-36241-2

Ⅰ.①康…　Ⅱ.①陈…②席…　Ⅲ.①康复医学-概论　Ⅳ.①R49

中国国家版本馆 CIP 数据核字（2024）第 085239 号

人卫智网	www.ipmph.com	医学教育、学术、考试、健康，购书智慧智能综合服务平台
人卫官网	www.pmph.com	人卫官方资讯发布平台

康复医学概论
Kangfu Yixue Gailun
第 3 版

主　　编：陈立典　席家宁
出版发行：人民卫生出版社（中继线 010-59780011）
地　　址：北京市朝阳区潘家园南里 19 号
邮　　编：100021
E - mail：pmph @ pmph.com
购书热线：010-59787592　010-59787584　010-65264830
印　　刷：北京印刷集团有限责任公司
经　　销：新华书店
开　　本：850×1168　1/16　印张：12
字　　数：300 千字
版　　次：2012 年 6 月第 1 版　　2024 年 4 月第 3 版
印　　次：2025 年 4 月第 4 次印刷
标准书号：ISBN 978-7-117-36241-2
定　　价：55.00 元

打击盗版举报电话：010 - 59787491　E - mail：WQ @ pmph.com
质量问题联系电话：010 - 59787234　E - mail：zhiliang @ pmph.com
数字融合服务电话：4001118166　E - mail：zengzhi @ pmph.com

◇◇◇ 数字增值服务编委会 ◇◇◇

◇◇◇ 修 订 说 明 ◇◇◇

为了更好地贯彻落实党的二十大精神和《"十四五"中医药发展规划》《中医药振兴发展重大工程实施方案》及《教育部 国家卫生健康委 国家中医药管理局关于深化医教协同进一步推动中医药教育改革与高质量发展的实施意见》的要求,做好第四轮全国高等中医药教育教材建设工作,人民卫生出版社在教育部、国家卫生健康委员会、国家中医药管理局的领导下,在上一轮教材建设的基础上,组织和规划了全国高等中医药教育本科国家卫生健康委员会"十四五"规划教材的编写和修订工作。

党的二十大报告指出:"加强教材建设和管理""加快建设高质量教育体系"。为做好新一轮教材的出版工作,人民卫生出版社在教育部高等学校中医学类专业教学指导委员会、中药学类专业教学指导委员会、中西医结合类专业教学指导委员会和第三届全国高等中医药教育教材建设指导委员会的大力支持下,先后成立了第四届全国高等中医药教育教材建设指导委员会和相应的教材评审委员会,以指导和组织教材的遴选、评审和修订工作,确保教材编写质量。

根据"十四五"期间高等中医药教育教学改革和高等中医药人才培养目标,在上述工作的基础上,人民卫生出版社规划、确定了中医学、针灸推拿学、中医骨伤科学、中药学、中西医临床医学、护理学、康复治疗学 7 个专业 155 种规划教材。教材主编、副主编和编委的遴选按照公开、公平、公正的原则进行。在全国 60 余所高等院校 4 500 余位专家和学者申报的基础上,3 000 余位申报者经教材建设指导委员会、教材评审委员会审定批准,被聘任为主编、副主编、编委。

本套教材的主要特色如下:

1. **立德树人,思政教育** 教材以习近平新时代中国特色社会主义思想为引领,坚守"为党育人、为国育才"的初心和使命,坚持以文化人,以文载道,以德育人,以德为先。将立德树人深化到各学科、各领域,加强学生理想信念教育,厚植爱国主义情怀,把社会主义核心价值观融入教育教学全过程。根据不同专业人才培养特点和专业能力素质要求,科学合理地设计思政教育内容。教材中有机融入中医药文化元素和思想政治教育元素,形成专业课教学与思政理论教育、课程思政与专业思政紧密结合的教材建设格局。

2. **准确定位,联系实际** 教材的深度和广度符合各专业教学大纲的要求和特定学制、特定对象、特定层次的培养目标,紧扣教学活动和知识结构。以解决目前各院校教材使用中的突出问题为出发点和落脚点,对人才培养体系、课程体系、教材体系进行充分调研和论证,使之更加符合教改实际、适应中医药人才培养要求和社会需求。

3. **夯实基础,整体优化** 以科学严谨的治学态度,对教材体系进行科学设计、整体优化,体现中医药基本理论、基本知识、基本思维、基本技能;教材编写综合考虑学科的分化、交叉,既充分体现不同学科自身特点,又注意各学科之间有机衔接;确保理论体系完善,知识点结合完备,内容精练、完整,概念准确,切合教学实际。

4. **注重衔接,合理区分** 严格界定本科教材与职业教育教材、研究生教材、毕业后教育教材的知识范畴,认真总结、详细讨论现阶段中医药本科各课程的知识和理论框架,使其在教材中得以凸

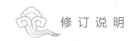

显,既要相互联系,又要在编写思路、框架设计、内容取舍等方面有一定的区分度。

5. **体现传承,突出特色** 本套教材是培养复合型、创新型中医药人才的重要工具,是中医药文明传承的重要载体。传统的中医药文化是国家软实力的重要体现。因此,教材必须遵循中医药传承发展规律,既要反映原汁原味的中医药知识,培养学生的中医思维,又要使学生中西医学融会贯通;既要传承经典,又要创新发挥,体现新版教材"传承精华、守正创新"的特点。

6. **与时俱进,纸数融合** 本套教材新增中医抗疫知识,培养学生的探索精神、创新精神,强化中医药防疫人才培养。同时,教材编写充分体现与时代融合、与现代科技融合、与现代医学融合的特色和理念,将移动互联、网络增值、慕课、翻转课堂等新的教学理念和教学技术、学习方式融入教材建设之中。书中设有随文二维码,通过扫码,学生可对教材的数字增值服务内容进行自主学习。

7. **创新形式,提高效用** 教材在形式上仍将传承上版模块化编写的设计思路,图文并茂、版式精美;内容方面注重提高效用,同时应用问题导入、案例教学、探究教学等教材编写理念,以提高学生的学习兴趣和学习效果。

8. **突出实用,注重技能** 增设技能教材、实验实训内容及相关栏目,适当增加实践教学学时数,增强学生综合运用所学知识的能力和动手能力,体现医学生早临床、多临床、反复临床的特点,使学生好学、临床好用、教师好教。

9. **立足精品,树立标准** 始终坚持具有中国特色的教材建设机制和模式,编委会精心编写,出版社精心审校,全程全员坚持质量控制体系,把打造精品教材作为崇高的历史使命,严把各个环节质量关,力保教材的精品属性,使精品和金课互相促进,通过教材建设推动和深化高等中医药教育教学改革,力争打造国内外高等中医药教育标准化教材。

10. **三点兼顾,有机结合** 以基本知识点作为主体内容,适度增加新进展、新技术、新方法,并与相关部门制定的职业技能鉴定规范和国家执业医师(药师)资格考试有效衔接,使知识点、创新点、执业点三点结合;紧密联系临床和科研实际情况,避免理论与实践脱节、教学与临床脱节。

本轮教材的修订编写,教育部、国家卫生健康委员会、国家中医药管理局有关领导和教育部高等学校中医学类专业教学指导委员会、中药学类专业教学指导委员会、中西医结合类专业教学指导委员会等相关专家给予了大力支持和指导,得到了全国各医药卫生院校和部分医院、科研机构领导、专家和教师的积极支持和参与,在此,对有关单位和个人表示衷心的感谢! 为了保持教材内容的先进性,在本版教材使用过程中,我们力争做到教材纸质版内容不断勘误,数字内容与时俱进,实时更新。希望各院校在教学使用中,以及在探索课程体系、课程标准和教材建设与改革的进程中,及时提出宝贵意见或建议,以便不断修订和完善,为下一轮教材的修订工作奠定坚实的基础。

人民卫生出版社

2023 年 3 月

◇◇◇ 前　言 ◇◇◇

　　康复医疗工作是我国卫生健康事业的重要组成部分。近年来,在国家政策推动下,我国康复医疗事业发展迅速,康复服务能力明显提升,康复理论和技术不断更新、丰富。康复人才培养是康复医疗事业发展的关键。康复医学概论是康复人才培养课程体系的基础,也是康复治疗学专业学生的入门课程。为适应康复医疗事业发展的实际需要,也为了全面提高教材质量,我们对《康复医学概论》教材进行了修订。

　　本版教材共九章,重点介绍了康复和康复医学的概念、康复医学基础理论、康复医疗的工作内容与工作方式、康复医疗文书与康复质控、临床病症的康复治疗、功能评定与康复结局、康复治疗师的职业要求、康复医疗机构与社区康复、康复医学临床思维等内容。较之第2版,本版教材更新了康复的理念和康复医学基础理论,如康复的定义、内涵,康复医学的对象、范围和特点,增加了脏器康复的理论基础等;更新了康复治疗学成熟的研究成果,增加了康复医学临床思维等内容。随着康复医学理念与技术的发展,重症康复、加速康复外科、脏器康复日益得到重视和发展,对此我们也进行了介绍。除此之外,我们还深入挖掘课程思政元素,并有机融入教材当中。为了提升学生的学习效率,我们对部分章节进行了适当的增减和调整,对案例分析和复习思考题进行了优化,同时,更新了全书的配套课件、模拟试卷和思考题答案等数字资源。

　　本版教材编写分工如下:第一章由陈立典编写;第二章由刘玉丽、陈朝晖、赵斐然编写;第三章由席家宁编写;第四章由余航编写;第五章由胡笑燊、李虹霖编写;第六章由孙绍裘、胡守玉、李宁编写;第七章由柳维林、刘磊编写;第八章由王灵聪、房纬编写;第九章由公维军、朱翔宇编写。

　　本版教材在上一版的基础上进行修订,在此感谢前两版各位编委的辛勤付出,为本教材的不断完善奠定了良好的基础。此外,我们在编写过程中参阅和引用了国内外大量相关文献,在此向各引文作者致谢。鉴于编者水平有限,教材中难免存有不妥之处,望广大师生在教学使用中提出宝贵意见或建议,以便不断修订完善。

编者

2023 年 4 月

目 录

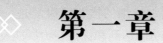

第一章

绪 论

第一章
PPT

学习目标

掌握康复与康复医学的概念、服务对象、康复医学与临床医学的联系。

熟悉康复医学在现代医疗与健康服务中的角色和作用。

了解康复医学发展史、康复医学新进展。

案例分析

林女士,女,58岁,诊断为"右肺下叶非黏液性浸润性腺癌",准备进行根治手术。术前,康复治疗师对其进行康复评估,指导患者呼吸训练、气道清理技术,与患者一同制订并实施了术前运动康复方案。该患者手术过程顺利,生命体征平稳,第5肋间腋前线行一长约5cm切口,腋中线第7肋间留置胸腔引流管,敷料清洁无渗出。切口处不动时感轻度疼痛,活动时感中度疼痛。因惧怕疼痛加重,不敢咳嗽或下床走动。X线片示:双侧肺容量减少,膈肌较术前升高。康复治疗师在评估患者后认为:该患者存在肺容量轻度下降,气道清理无效。为避免肺功能进一步下降,减少肺炎等并发症风险,提高患者活动耐力,康复治疗师制订了完整的康复治疗方案,以帮助患者尽快恢复各项功能。

这一案例让我们思考:对于肿瘤手术患者,为什么术前、术后要介入康复?康复对于患者的意义是什么?

第一节　康复定义与康复医学概念

一、康复

(一)康复的定义

康复一词是由 rehabilitation 翻译而来,原意是"复原""恢复原来的良好状态""重新获得能力""恢复原来的权利、资格、地位、尊严"等。

1981年世界卫生组织(WHO)将康复定义为:"康复是指应用各种有用的措施以减轻残疾的影响和使残疾人重返社会。康复不仅是指训练残疾人使其适应周围的环境,而且也指调整残疾人周围的环境和社会条件以利于他们重返社会。在拟订有关康复服务的实施计划时,应有残疾者本人、他们的家属以及他们所在的社区的参与。"联合国在1993年的一份文件中做了补充,对康复的目的做了更加详细的描述:"康复是一种促使残疾人身体的、感官的、智能的、精神的和/或社会生活的功能达到和保持在力所能及的最佳水平的过程,从而使他们能借助一些措施和手段,改变其生活而增强自立能力。康复包括重建和/或恢复功能,提供补偿功能缺失或受限的各种手段。"2017 年 WHO 颁布了全球第一部规范化康复政策指南《健康服务体系中的康复》,建议康复服务应整合到健康服务体系中,并指出康复是针对有疾病(急性或慢性)、损伤、创伤、怀孕、老龄化、心理应激、先天性异常或遗传易感性等健康状况异常人群,通过一系列干预措施使个体在与环境相互作用的过程中实现预防功能丧失、减缓功能丧失速度、改善或恢复功能、代偿丧失功能以及维持现有功能,使个体功能最大化,确保人们在生活和工作环境中充分实现其功能潜力。指南指出康复的对象是所有健康异常人群,而不仅仅局限于残疾人。

WHO 对康复的定义不断演进完善,但都是作为社会群体组织给予"康复"社会学层面的解释。结合康复医学的措施和手段,康复是指综合、协调地应用医学、教育、社会、职业等各种措施,促进个体在与环境相互作用的过程中发挥其最大的潜能,改善或恢复功能水平,提高人日常生活活动、社会参与能力和生存质量,从而提升人健康状态的一种综合性服务。

（二）康复的内涵

中医文献中"康复"一词,主要是针对伤病的痊愈和健康的恢复而言。如《尔雅·释诂》释之曰:"康,安也。"《尔雅·释言》曰:"复,返也。"康复出现在我国医学典籍中,可能首见于明代龚廷贤所著的《万病回春》:"复沉潜诊视,植方投剂,获效如响,不旬日而渐离榻,又旬日而能履地,又旬日而康复如初。"在中医学的历代文献中,还常使用平复、康健、再造、复旧以表达病后形神功能的恢复。因此在中医传统用法中,"康复"容易被人理解为伤病的痊愈和健康的恢复。但是在以功能障碍者为对象的康复医学中,康复的内涵已远远超出了这一范畴。"康复"并不等同于"痊愈"和"恢复"。痊愈和恢复是指病、伤、残者经过治疗后病理逆转、症状消除、健康恢复到伤病之前的正常状态。康复则有助于人的功能和潜在能力在治疗和训练后获得最大限度的提升。

随着康复定义的更新,康复不仅针对疾病,而是着眼于一种基于生物-心理-社会模式的健康相关服务。人类功能状态与所处的自然和社会环境存在着交互作用,通过改变个体或环境因素,使有健康状况的个体在与环境相互作用的过程中实现预防功能丧失、改善或提升功能水平的目标,从而提升个体的活动和参与水平。其最终目标是提高人的健康状态水平,恢复个体独立生活、学习和工作的能力,使其能在家庭和社会中过有意义的生活。现阶段,随着经济社会的发展,人民群众对健康康复服务需求日益增长,康复已成为国家健康发展战略的重要内容,是现代健康服务的重要环节。《"健康中国 2030"规划纲要》中明确提出"使全体人民享有所需要的、有质量的、可负担的预防、治疗、康复、健康促进等健康服务",康复作为健康服务连续体的重要环节,对于促进公众健康具有特殊意义。同时,康复也是实现联合国 2030 年可持续发展目标中"确保健康的生活方式,促进各年龄段人群的福祉"的关键。

康复的内涵包括五个要素。

1. 康复的对象　康复以需要改善或提升功能水平的人群为服务对象。每个人在生命中的某一阶段都会有暂时或者永久性的功能障碍,抑或本身尚无疾病但需要提升功能水平。因此,在这个意义上每一个人都需要康复服务。

2. 康复的领域　从医学层面看,康复的领域主要局限于医学的范畴。从社会学层面看,则包括医疗康复、教育康复、康复工程、职业康复、社会康复等。

（1）医疗康复：是应用各种医学手段尽可能保存、改善、恢复和发展康复对象现存的功能，充分发挥其潜在的能力，以减轻因伤病而造成的功能障碍，使其功能和能力获得最大限度的恢复，为就学、就业、重归社会、实现自立打下基础。医疗康复要求综合协调地应用物理治疗、作业治疗、言语治疗、心理治疗、药物、手术矫治等多种医学手段。尤其注意结合应用我国中医学的康复手段，充分发挥中医康复治疗的优势，如针灸、推拿、中药、传统运动疗法等。

（2）教育康复：是指通过教育与训练的手段，提高康复对象的素养和能力，包括智力、日常生活活动能力、必要的职业技能和适应社会生活的心理能力等。在现代社会生活中，接受一定程度的教育不仅是人的基本权利之一，也是人们恢复职业、获得经济自立、充分参与正常社会生活的基本条件。教育康复包括两种形式：首先是实施系统教育；其次是在医疗、职业和社会康复领域也采取一些教育训练手段，例如为慢性阻塞性肺疾病患者提供活动调整策略，以适应自身耐力状况，同时满足日常生活需要等。

（3）康复工程：是生物医学工程领域中一个重要的分支，主要是借助现代工程学的原理和手段，通过补偿、替代或辅助重建的方法来矫正畸形、弥补功能缺陷、预防和改善功能障碍，增强服务对象现有的功能，发挥其潜在的能力，提升生存质量，使其最大限度地重返社会。康复工程是康复工作的重要措施之一。康复工程技术的核心内容有设计制造假肢、矫形器、自助具，以及进行环境改造、环境控制等以适应康复需要。2016 年国务院发布了《关于加快发展康复辅助器具产业的若干意见》，这是我国首次从国家层面对康复辅助器具产业进行顶层设计和布局。

（4）职业康复：工作是每个人的基本权利，人的社会职责的履行在很大程度上是通过工作来实现的。职业康复的目的就在于使服务对象获得并维持与其能力、需求和功能相一致的就业，实现经济自立，使他们获得较佳的生活状态和较高的生活质量。职业康复不能简单理解为仅仅是一个工作安置问题，更重要的是帮助服务对象体现价值和自尊，重返社会，实现人的权利。职业康复包含六个方面的服务内容：掌握服务对象的身体、心理和职业能力状况；就训练和就业的可能性进行指导；提供必要的适应性训练、身心功能调整、正规的职业训练；引导从事适当的职业；提供需要特殊安置的就业机会；就业后的跟踪服务。

（5）社会康复：是从社会学的角度去推进医学、教育、职业康复的进行，保障各类人群的合法权益，使其能充分参与正常的社会生活。社会康复涉及的面很广，其内容因各国不同的社会制度和经济文化发展水平而有所差异，大体归纳为以下几个方面。

1）制定相关的法律、法规和各种政策，保障功能障碍者的合法权益：社会康复的核心问题是维护功能障碍者的尊严，保障他们的合法权益、人身和人的尊严不受侵犯，确立其在社会中的平等地位和待遇。《中华人民共和国残疾人保障法》是我国第一部社会保障领域里的立法，目前我国涉及残疾人权益保障的法律法规有 50 多部。

2）建立无障碍环境：环境由物质环境、社会环境和态度环境构成。无障碍环境是指消除影响功能障碍者日常生活活动的物理性障碍，为其提供行动方便和安全的空间，创造平等参与的环境，最大限度地重返社会。无障碍环境包括建筑物、交通、信息、交流环境等方面的无障碍。

3）促进功能障碍者的职业自立，改善其经济环境和生活质量：政府和社会共同努力，作出必要的规定，为具有一定劳动能力和工作意向的功能障碍者提供就业机会，使他们靠自己的能力改善经济环境和生活质量。对于完全丧失参加社会经济活动能力的残疾人，社会则要在经济上给予各种帮助。

3. 康复的措施 包括所有能消除或减轻身心功能障碍的措施，以及其他有利于教育康复、职业康复和社会康复的措施,也就是说不仅使用医学科学的技术,而且使用社会学、心理学、工程学等方面的技术和方法。

4. 康复的目的 康复以提高人的功能水平为主线,以整体的人为对象,也许局部或系统功能无法恢复,但仍可带着某些功能障碍而过着有意义、有成效的生活。因此,康复以提高生存质量最终融入社会为目标。

5. 康复的提供者 提供康复医疗、训练和服务的不仅有专业的康复工作者,也包括社区的康复工作者。服务对象及其家属也参与康复工作的计划和实施。

二、康复医学

(一)定义

康复医学(rehabilitation medicine)是医学的一个重要分支,与保健医学、预防医学、临床医学并重,是一门研究人体功能的医学学科。具体地说,康复医学是依据康复医学理论和知识,利用康复医学技术和方法,研究人体功能状况,防范功能障碍发生,消除和减轻功能障碍,弥补和重建缺失功能,设法改善和提高人体各方面功能的一门医学学科。美国等国家以"物理医学与康复(physical medicine and rehabilitation)"作为学科名称;而许多国家采用比较简洁的名称——康复医学。两个名称的实质内涵并没有本质区别。

(二)康复医学的对象和范围

WHO从身体上、精神上、社会上处于良好的状态作出关于健康的定义。健康不仅是没有疾病和不虚弱,这种定义突出了人整体的功能和活动能力在健康中的重要性。而康复正是着眼于维护及提高人的功能水平,从而提升健康状态。

在疾病康复的过程中,临床治疗是人体功能得以保存、改善和恢复的基础,但要让受损的功能和活动能力达到最大化的恢复,必须尽早介入康复的措施。

康复医学工作的重心在于保存、改善和提升人的功能和活动能力。康复医学的对象除了包括损伤、急慢性疾病和增龄带来的功能障碍者、先天性功能障碍者,还涵盖了其他需要提升功能与健康水平的各类人群。

(三)康复医学的特点

康复医学着眼于人的全面康复,因此决定了它是一门综合性的学科,具有多学科性、广泛性、社会性的特点,体现了生物-心理-社会的新医学模式。

1. 康复医学以功能障碍者为服务对象,研究内容围绕着"功能",着眼于功能和能力的恢复。随着康复医学的发展和康复工作的深入,康复医学的工作已不仅局限于临床治疗的最后阶段,还渗透到临床治疗的早期工作中,并已成为一项常规工作。康复预防的工作也已成为医疗工作中的重点内容。

2. 康复医学是一门综合性学科。在康复临床中,适当采取综合性的康复措施,即包括医学的、教育的、职业的和社会康复的方法。在康复工作的不同阶段,这些不同领域的康复方法各有侧重。

3. 遵循"功能训练、全面康复、重返社会"的基本原则,大量使用功能评估、训练、补偿以及教育、社会-心理学的方法。采用康复协作组的工作方法对功能障碍者进行康复服务。

4. 让服务对象重返社会生活、获得自立,是康复医学的最终目标。康复医学服务的目的,是帮助人的现存功能和潜在能力恢复到最佳状态,使之获得生活能力,重返家庭和社会生活,平等地享受人的各种权利。

第二节　康复医学发展简史

一、西方康复医学的发展简史

（一）初创期（1910年以前）

早在古罗马、古希腊时代就有电、光、运动、海水、文娱等康复疗法治疗身心疾病的记载，古希腊的神庙壁画中已有用运动疗法治疗疾病的记载。在公元前5世纪Herodicus及其学生Hippocrates的著作中，他们认为自然因子，如日光、海水、矿泉等有镇静、止痛、抗炎的作用；运动可增强肌力，促进精神和健康的恢复及功能的改善，并可延缓衰老。1780年Tissot敦促骨科医师采用运动方法促进伤后关节肌肉的功能恢复。在18世纪和19世纪，直流电和感应电流的应用被称为一种有价值的治疗方法。1890年，火花间隙透热机产生的高频电流由法国D'Arsonval介绍用于内外科治疗。同年，美国康复医学会（American Congress of Rehabilitation Medicine，ACRM）早期组织——美国电疗协会成立，它是由对电疗方法感兴趣的医师组成。这些都为现代康复医学的发展奠定了基础。

（二）建立期（1910—1949年）

在第一次世界大战期间，美国陆军于1917年建立了"身体功能恢复和康复部"，同年在纽约成立了"国际残疾人中心"（International Center for the Disabled）。英国著名骨科专家Robert Jones成立了康复车间，对伤员进行职业训练，使他们能够重返前线或战后到工厂工作。1919年加拿大安大略省的汉密尔顿山顶疗养院用作业疗法治疗伤员。第一次世界大战后，战伤及脊髓灰质炎流行，导致残疾人增多，刺激了物理学的迅速发展。如电诊断、电疗，不仅用于治疗，还用于诊断及预防残疾，发展成为物理医学。1919年，Paul Magnuson医师在西北大学的Wesley纪念医院建立了理疗科。1927年开设理疗技师的教育课程。1921年美国物理治疗协会前身"美国女性物理治疗协会"（American Women's Physical Therapeutic Association）成立，1922更名为美国物理治疗协会（American Physiotherapy Association，APA）。1931年英国皇家医学会成立了物理医学分会。一些功能评定方法（如徒手肌力测定方法）和许多康复手段（如作为肌力增强治疗的温热疗法、改善麻痹肌功能的支具疗法等）都在此期间出现，但这一时期的康复医学尚未形成一个完整的、独立的专科。直到第二次世界大战期间，由于美国医学家Howard Rusk等的实践和倡导，康复概念比较完整地形成，一系列现代康复疗法得以发展。战时Rusk在美国空军疗养服务处工作，他采取综合的功能训练方案治疗受伤的军人，并进一步阐明了康复的原则：不但要使伤病者的身体康复，而且要使他们的精神康复；治疗对象应该是整个人。不仅要使伤残者回到工厂做一些力所能及的工作，而且要让他们最充分地发展和利用其剩余的能力参加社会生活。第二次世界大战后，美国、英国等都把战时取得的康复经验运用到和平时期，Rusk等大力提倡康复医学，Rusk本人创立了纽约大学康复中心，成为当时美国最大的住院医师培训基地。康复医学领域另一位先驱者Henry H Kessler医师在"二战"时为马尔岛海军康复和截肢中心主任。"二战"后，他致力于扩大战后康复范围，成立了Kessler研究所，并且在完善工人补偿方案和残疾决定过程方面起到了关键作用。在英国，著名的骨科医师Robert Jones在空军中设立康复中心，通过对伤员进行治疗和训练，使77%的伤员重新回到战斗岗位。一些较有影响的康复观念也在此期间得以形成。例如，1938年Leithauser等人提倡大手术后应早期离床活动，被认为是20世纪医学实践中的重大变革之一。在 20 世纪 40 年代,对于急慢性脊髓灰质炎患者的处理是一次革命。物理治疗用于脊髓灰质炎的治疗比其他疾病更多并显示出一定优势。在学会发展方面,1938 年美国物理医学和康复学会(American Academy of Physical Medicine and Rehabilitation,AAPM & R)成立,1943 年英国成立了物理医学会。

（三）成熟期（1950—1979 年）

经 Rusk 等人的努力,康复医学开始成为一门独立的医学学科。1950 年,国际物理医学与康复学会(International Society for Physical Medicine and Rehabilitation)成立,1972 年改名为国际物理医学与康复联合会(International Federation of Physical Medicine and Rehabilitation,IFPMR)。1951 年世界物理治疗联盟(the World Confederation for Physical Therapy,WCPT)成立,在国际上代表物理治疗专业和物理治疗师与有关组织进行信息交流和合作;组织四年一度的国际学术会议和其他培训性质的研讨会;通过鼓励各物理治疗部门争取足够的人员编制,使物理治疗保持较高的专业水准;促进地区性物理治疗学会的发展,并鼓励这些地区性学会与世界物理治疗联盟间的沟通。1952 年世界作业治疗师联盟(the World Federation of Occupational Therapists,WFOT)成立。1969 年 Sidney Licht 发起成立了国际康复医学会(International Rehabilitation Medicine Association,IRMA),并于 1970 年在意大利召开了该学会的第一次大会。1999 年 11 月,国际物理医学与康复联合会(IFPMR)与国际康复医学会(IRMA)合并,组成国际物理医学与康复医学学会(International Society of Physical and Rehabilitation Medicine,ISPRM)。

1973 年美国职业康复法改成康复法,扩大了康复对象,并于 1976 年开始实行残疾儿童全部就学;1979 年日本康复学会确立了康复专业医师及专科康复医师的培养和考核制度。这些均标志着康复医学学科的成熟。

（四）发展期（1980 年至今）

20 世纪 80 年代后是现代康复医学发展壮大的时期。随着社会的不断进步,医学模式已经由传统生物医学模式向生物-心理-社会医学模式转变。医疗的目标正从以治病为中心向以提升健康为中心转变,从治病救人、延长生命,向减轻病残、伤残影响,最大限度地保存、恢复功能,提高个体生存质量、减少群体社会负担方向调整。康复医学着眼于功能的测定、评估、训练、重建、补偿、调整和适应;通过恢复运动、语言、心理、认知以及个人自理所需的其他功能,提高患者的生存质量;临床手段以"功能治疗"为主,如物理治疗、作业治疗、语言与言语治疗、心理治疗、假肢与矫形器装配等。临床医学和运动生理、神经生理、行为医学、社会心理、生物医学工程的发展以及社会经济文化的发展,为现代康复医学的快速发展提供了条件。

康复医学在医学教育、科研方面进展显著,各国设立了大量的康复机构,康复医学逐步向专科化发展,如骨科康复、神经康复、疼痛康复、运动损伤康复、老年康复、儿童康复、产后康复、心肺康复、癌症康复、认知康复等。康复医学的教育制度日趋完善,学校里开设了康复课程。目前国际上按照物理治疗师(physical therapist,PT)、作业治疗师(occupational therapist,OT)、言语治疗师(speech therapist,ST)分别培养学生,各设独立专业,各个专业具有各自的最低标准和规范,具有相应的资格认证。由于运动生物力学、材料学、电子学、机械学、生物医学工程学、互联网技术、3D 打印技术、脑机接口技术以及智能化控制的发展,用于康复诊断、康复治疗及康复工程的新设备、新方法、新器具不断涌现,以及大量权威性的康复医学专著的出版,有力地推动了康复医学的全面发展。

笔记栏

二、中国康复医学的发展简史

（一）先秦时期

自从人类有了保健及医疗活动以来,就开始了康复医疗活动。如火的应用促进了灸、熨等康复方法的产生;砭石、石针的出现产生了针刺康复方法;受自然界中一些现象及变化规律的启发,模仿产生了音乐舞蹈、导引按跷活动而应用于康复疾病的医疗实践中。

周代已出现用饮食进行康复医疗的专科医师——食医。认识到人与自然、人与社会是辩证统一体,人的自身也是一个统一的整体,形、神是相互影响的两个方面。有关声音、色彩、娱乐用于养生康复的理论与方法在这一时期有不少阐述。

《黄帝内经》奠定了中医理论的基础,同样也形成了中医预防医学、临床医学和康复医学的理论基础。其中指出了中医康复医疗的原则,也记载了许多使慢性病得以康复的具体方法;并强调疾病康复应当考虑人体功能和自然、社会的综合因素,强调全面康复的原则;在治疗上重视调动机体的自疗能力,使之自然恢复健康。这种整体辨证观、康复观及杂合而治的综合调理观,一直为后世医家所遵循。

（二）汉魏、六朝时期

汉魏时期,传统中医康复医学理论体系已基本形成,并发展了许多非药物的康复方法,如针灸、饮食、气功、熨疗等。三国名医华佗编成"五禽戏",是世界医学史上第一套由医师编成的医疗体操。晋代葛洪的《肘后备急方》记载了大量饮食及药物康复的内容;六朝时期的陶弘景则对气功和按摩康复法有所发挥。

（三）隋唐时期

官方为残疾人设立了养疾坊,这是把社会福利事业与康复治疗相结合的实体机构。中医康复医学在这一时期的主要成就是康复方法的实际应用与发展。隋代巢元方的《诸病源候论》可视为我国古代第一部采用医疗体育对一些疾病进行康复治疗的专书。

（四）宋、金、元时期

由于医学的迅速发展,中医康复理论和方法得到了全面系统的总结与推广应用,且康复学开始向分类分科方向发展。官方设立了较正式的康复医疗机构。陈直的《寿亲养老新书》是有关老年人养生与康复的专著,载有四时摄养方药及食疗方,并提出许多老年人的独特康复方法。元代忽思慧的《饮膳正要》是我国古代最完备的饮食康复专著。

（五）明清时期

康复医疗范围已扩展至临床内、外、妇、儿科。《景岳全书》中收载了大量的康复方法,并提出一系列中年人的康复和养伤医疗保健措施。清代是传统康复医学的鼎盛时期,在方法上有许多创新与发展,如从调摄情志到饮食调理康复,从药物内外治到导引按摩康复等,丰富了医疗内容。叶天士的《临证指南医案》中阐述了各种康复病证的康复禁忌与康复护理原则。吴尚先的《理瀹骈文》是对传统民间简易康复疗法的整理。沈子复的《养病庸言》是清代的康复医学专著。

（六）中华人民共和国成立后

我国现代康复医学事业虽然起步较晚但发展很快。20世纪80年代,现代康复医学理念引入国内,国家颁布了一系列的法律、法规、条例等,促进康复事业发展。目前,中国已经建立了覆盖全人口的康复服务网络。

康复医学学科方向目前包括肌肉骨骼康复、神经康复、心肺康复、重症康复、肿瘤康复、儿童康复、老年康复、盆底康复等。康复物理治疗、康复作业治疗、康复言语治疗等各专科领域的技术呈现精细化、专业化。

康复治疗人才培养教育工作经历了短期培养到正规学历教育,现正向着专业化、国际化及多元化教育迈进。康复治疗师本科学历教育稳步提升,研究生教育进入提速发展期,多所高校获得康复治疗学博士、硕士授权点。部分院校已开始试点康复治疗专业人员毕业后规范化培训。

康复医学研究与多学科交叉融合迅速发展,如应用肌骨超声、矫形器和假肢、机器人及康复工程、虚拟现实等新技术,开展了盆底康复、重症康复、促醒康复等相关研究。

在这个发展过程中,中医学的宝贵遗产得到了不断的挖掘和整理,中医在康复医疗方面的理论、独特疗法和临床经验也越来越受到人们的重视,有关这方面的总结和整理工作顺利开展,传统康复和现代康复相互补充,取长补短。中医康复成为中国康复医学体系的重要组成部分,发挥着重要作用。中国康复医学在国际舞台上的地位不断提高,为世界康复医学发展正做出中国贡献。2021年国家卫生健康委员会等八部门联合印发《关于加快推进康复医疗工作发展的意见》,这将有力指导、推动我国康复医学事业进一步发展。

思政元素

文 化 自 信

中医康复是我国康复医学的独特优势,经过千百年的临床实践,发展为有效的康复技术,蕴含着丰富的康复思想与健康观。

中医康复根植于中华大地,吸取中国优秀文化土壤的营养,跨越五千年的中华历史仍不断焕发新的光彩,在康复医学领域发挥着重要作用。"形神合一"的传统运动与导引术(如太极拳和八段锦等)不仅能改善运动能力、提高心肺功能,还能有效改善认知功能和心理功能;针灸能缓解疼痛,提高生活活动能力,等等。这些中医康复技术不仅适用于康复医疗机构,更适合在社区开展,以帮助缓解慢性病患者疾病状态,减少药物依赖,提高生活质量。在康复实践中,我们要善于发挥中医康复优势,为患者减轻病痛,满足人民群众不断增长的健康维护与医疗保健的需求。

第三节 康复医学与临床医学

世界卫生组织将医学分为四类,即预防医学、临床医学、保健医学及康复医学。临床医学是研究疾病的病因、诊断、治疗和预后,提高临床治疗水平,促进人体健康的科学。康复医学致力于健康状况异常者功能康复,减轻功能障碍,弥补和重建人的功能缺失,改善和提高人的功能水平,提升人的健康状态。在实践工作中,康复医学与临床医学是互相交叉、重叠和渗透的。临床医学的迅速发展促进了康复医学的发展,并为康复治疗提供良好的基础及可能性;而康复医学又贯穿在临床治疗的整个过程,是临床医学十分重要的扩充和延续,更有利于提高临床疗效。

1. 康复医学与临床医学有着一定的区别,但关系紧密,相互渗透 相对于临床医学而言,康复医学是一门新兴学科,与临床医学在服务范围、对象、研究内容等各方面的关注点不同(表 1-1)。但随着医学的不断发展,康复医学的作用和地位越来越为人们所重视,康复医学与临床医学的关系亦越来越密切,两者相互渗透,取长补短,充分体现了医学的交融与互通。

表 1-1　临床医学与康复医学的区别

	临床医学	康复医学
研究范围	以人体疾病为中心	以人体功能为中心
对象	各类患者	功能障碍者、功能水平低下人群
诊断/评定	根据病因、症状、体征、实验室检查明确诊断	根据功能水平进行躯体功能、心理功能、活动参与能力评定
治疗目的	消除病因和逆转疾病的病理过程,挽救生命	预防继发性残损,保存与改善躯体、心理、社会等方面功能,提高健康水平
治疗内容	药物、手术为主	功能训练、辅助器具应用
人员组成	专业化分工模式	团队模式

康复医学正逐步向临床各学科渗透,并贯穿于许多疾病临床治疗的整个过程。康复医学是现代医疗体系的重要组成部分,康复不是临床的后阶段,早期介入康复可有效减少疾病并发症,促进疾病恢复,降低死亡率。例如,推进加速康复外科(enhanced recovery after surgery,ERAS)发展,ERAS 的内涵将从恢复延伸到康复,从术后扩展到术前,目标是显著提升手术效果,改善术后功能和生活质量,减少并发症和再发率。重症患者会面临许多问题,早期就需要在监护状态下进行功能障碍的康复治疗,因此,重症监护室(ICU)中催生了重症康复。重症康复应该在患者入住的 24h 内介入,与临床救治同步。其目的是改善症状、预防并发症,维持现存功能及促进功能全面恢复,缩短 ICU 住院时间,减轻 ICU 后重症监护综合征,提高生活质量。这些都是康复医学渗透到临床各个学科的重大步骤,预示康复临床一体化趋势的深入发展。

2. 康复医学不是临床医疗的延续,而应在临床早期介入　过去很多人简单地认为"康复"就是"疗养",就是"疾病的恢复"。所以总是错误地认为康复医疗只是临床医学在时间上的补充和延续,或是临床医学在不同空间上的重复。其实,康复医学与临床医学是两个并列的现代医学体系。康复医疗不是临床医疗的后续,更不是临床医疗的重复,两者是并列的、相互渗透的关系。对于很多伤病,临床医学的开始,亦意味着康复医学的启动。所以,作为一种新的医学理念,康复医疗措施正逐渐被视为一种医学服务的常规,应在伤病医疗的早期介入。临床实践亦证明,康复医学的早期介入可以使大量的伤病患者获得最佳的康复时机和效果,伤病预后明显改善。如在伤病的抢救期后,应立即得到康复科医师的诊治,及时实施物理治疗、作业治疗、康复护理等。循证医学已证实对急性脑血管意外、小儿脑瘫、心肌梗死、慢性阻塞性肺疾病、糖尿病、骨折等许多伤病,临床中及时、有效的康复介入可明显缩短患者的住院时间,减少医疗成本,提高患者的日常生活活动能力及生存质量。相反,如果延误康复介入的最佳时机,则会延长患者的住院时间,增加疾病的医疗成本,而且生活质量亦不能得以相应的提高。由此可见,康复措施早期介入,对于许多伤病的康复至关重要。

此外,临床药物和手术的治疗并不能替代康复所带来的治疗效果。例如,许多疾病导致的运动功能障碍、言语功能障碍及心理障碍等是难以用药物改善的,而康复的功能训练、言语训练及心理治疗恰可以补其所短。将康复医学中的评价方法、观察和检查法应用到临床治疗的同步过程中,可以使患者的身心都能得到及时恰当的治疗,满足他们在不同层面上的健康需求。

康复医学的地位和作用越来越重要,就是因其以提高人的整体功能及生存质量为目标,及时、正确地介入康复,能明显提高人的身体、精神心理和社会生活各方面的能力。在现阶段医疗思想从以治病为中心转变为以健康为中心,经过观念的更新,康复医学的指导思想必然越来越广泛地为临床医学工作者所接受,并有机地结合到其日常医疗工作之中。

3. 康复团队与临床科室团队分工不同 医师是临床医学的主体,其主要职责是通过问诊、查体等方式对患者进行临床诊断,根据诊断结果制订医学治疗方案。在康复治疗中,以康复医师、康复治疗师、康复护士为主体,以患者为中心,集体讨论康复治疗方案。康复医师是康复治疗组的组织者和领导者,主要负责诊断、评定患者功能障碍的种类及程度,制订康复计划及目标,确定康复训练方法及药物等。康复治疗师的主要任务是利用身体运动和各种物理因子(电、光、热、冷、水、磁、力等)作为治疗手段,进行神经肌肉和骨关节运动功能的评估与治疗训练,以及减轻疼痛;用日常生活活动训练、手工艺治疗、认知训练等作业治疗手段对患者进行精细功能、认知功能、家居及社会生活能力等的评估和治疗训练,促进患者身心康复,使其重返社会,改善生活质量。

康复治疗师一直奋战在操作治疗的第一线,他们并不局限于简单地帮助患者做一些康复项目,而是要根据患者的实际情况,制订针对性的康复计划,设立康复目标,通过合理的康复训练,尽可能地使患者达到生活独立和回归社会的目标,这也是康复的最终目的。一名合格的康复治疗师,需要长时间的临床经验积累,且需要临床医疗、神经康复、肢体恢复和肌肉运动以及中医理疗等多方面的综合知识。有些患者需要传统和现代康复手段的配合治疗,这对康复治疗师提出了更高的要求。

在患者的全面康复中,很多临床工作者及患者片面地认为康复只是康复专科医师或治疗师的职责,临床医师只需完成相关临床医疗的事务便可"大功告成"。这个观念是片面的。因为在伤病的医疗、康复过程中,临床各学科是最早实施康复的最佳场所。各学科的临床医师起着非常重要的作用,必须充分掌握康复医学的理论和实践,了解相关疾病康复的最佳时机,才能在第一时间尽最大可能地减轻病残的影响,为患者全面康复打下坚实基础。因此,临床各学科的专科医师必须更新观念、明确职责。

第四节　中医康复是我国康复医学的特色和优势

中医康复是我国康复医学特有的优势和特色。中医的有效技术已经成为疾病康复的核心手段。比如,太极拳在改善平衡、控制血压、预防跌倒、减轻疼痛、改善认知等方面具有显著效果;针灸能改善肢体运动功能障碍、缓解疼痛;中药内治法可用于昏迷患者的早期促醒,减轻慢性病患者的疾病状态、减少化学药物的依赖等。临床实践证明,中医传统疗法在促进患者功能障碍恢复方面具有很大的应用价值。中医康复具有以下特点:

1. 以中医理论为指导 中医康复以其独特的中医基础理论为核心,以整体观念和辨证论治为康复特点。整体康复和辨证康复实际上是中医整体观念和辨证论治在中医康复中的具体体现。整体康复是指人体各部分的康复相统一,人体康复与自然环境相统一,人体康复与社会环境相统一。中医康复的诊疗主张从整体出发,强调天人相应、形神合一、顺应自然、适应社会,即利用综合性治疗的方法达到人体形神功能和社会活动能力的恢复,体现了中医康复"全面康复"的思想。

与中医临床各科强调辨证论治一样,中医康复中亦贯穿着辨证康复思想。辨证是实施康复的前提和依据;康复则是根据辨证结果,确定相应的康复原则和方法。在康复治疗中采用因人而异、因证而异的个体化辨证治疗,使康复治疗更有针对性,从而提高疗效。由此可见,中医康复疗法既注重整体的协调,又注重个体的纠偏。整体康复和辨证康复相结合,是中医康复最根本的特色和优势所在。

2. 以功能为核心 功能是康复医学的核心,也是中医康复学的核心。中医康复注重功能训练,运动形体以促使精气流通,不仅使患者具体的脏腑组织恢复生理功能,更重视促使患者恢复日常生活、社会生活和职业工作的能力。在康复医疗阶段,患者大多存在病后余邪未尽、正气尚虚、机体阴阳失去平衡、脏腑组织功能尚未完全恢复正常的情况。这就要求在康复医疗中,要针对患者气血衰少、津液亏虚、脾肾不足、血瘀痰阻的病理特点,采取综合措施,促使脏腑组织功能尽快恢复正常。中医康复学还具有明显的心身医学特征,就是生理和心理活动相互协调、相互影响。十分重视精神因素,认为心理影响生理,可通过调节整体状态,来促进疾病的疗愈和功能康复。如慢性阻塞性肺疾病、心肌梗死等患者大多存在心理障碍,表现为担心丧失生活和工作能力,产生恐惧死亡等焦虑、抑郁的精神状态,这对形体康复极为不利;而形体的损伤(如心肺功能损害等)又可加重不良的精神状态。故对这些疾病的康复治疗,既针对形体损伤采用药物、针灸、推拿、太极拳等多种养形之术,又针对心理功能障碍而施予说理开导法、色彩疗法、音乐疗法及书画疗法等诸调神之法,并力求以形体健康减轻精神负担,又以精神和谐放松促进形体恢复,从而使形体和精神协调统一。

3. 以整体康复为目标 中医康复以整体康复为目标,是中医整体观的体现,具体表现在防治结合、综合治疗方面。治未病是中医康复的重要原则,包括未病先防和既病防变。具体内容是指针对不同的症状,采用相应的中医康复疗法,有效预防疾病的发生以及疾病的进一步发展。例如药物、针灸、推拿等,都是旨在通过调养精神和形体,以促进身体健康,提高防病及正气自疗的能力。这些方法,不仅能用于伤病的预防,也可用于伤病的临床康复,只是针对疾病的不同阶段有所侧重而已。如中风偏瘫康复中常用的传统运动疗法(太极拳、六字诀等)、针灸推拿等中医康复疗法,亦常被用于高血压、中风先兆等病症的预防,且成效显著。所以从某种意义上讲,中医康复常贯穿于康复三级预防的全过程。

"杂合以治"即中医康复的综合治疗原则,是指在患者康复治疗过程中,结合中医学的指导理论,针对不同疾病,采取相应的综合治疗方法。并遵循症状与治疗相结合的原则,动静态治疗。其起源可以追溯到中医经典论著《素问·异法方宜论》中所提倡的"圣人杂合以治,各得其所宜,故治所以异而病皆愈"。许多当代的中医大家也通过大量的研究和实践证实了康复治疗的过程中对于不同的疾病采取相应的综合性康复治疗手段,以中医理论指导,如动静结合、标本兼治等,能够起到显著的康复疗效。

第五节 康复医学在健康服务中的作用

在健康中国背景下,我国健康服务更加注重以人为本,良好的功能与活动水平是健康的重要标志,而康复是维护和改善人体功能和活动水平的一项综合性服务。康复医疗维护、改善和提升人的功能水平和活动能力,直接和健康相关,解决健康的主要问题——功能和能力问题,其在健康维持与促进中的作用不可或缺。

康复在慢性病防控、健康促进、健康照护等不同层面具有突出的预防和保健作用。将常见病、多发病的诊治转移到对疾病的预防、保健、康复上,大大降低了医疗费用和医疗保险的赔付,使人群健康水平得到显著改善和提高。

1. 健康的定义 健康不仅是指没有疾病、残疾或虚弱,而且还是一种身体、精神与社会的健全状态。它涵盖身体、心理、社会适应能力和道德情操四个维度。健康的含义和征象不仅在不同文化之间有所不同,而且在同一文化中也会发生变化。此外,即使对于同一个人,健康概念也是高度波动的。健康是一个持续的、迭代的和动态的过程,而不是一种特定固定状态。健康不应只包括健全的理想状态,也应将不适纳入健康的范畴。因为大多数人每天都要应对负面事件,因此会经历不安、悲伤和不愉快等负面情绪,而这不一定意味着不健康。对于老年人或慢性病患者,健康可以被理解为在有限制的实际情况下,能够接受身体功能障碍,并做出适应性改变。

2. 健康决定因素 许多因素结合在一起影响个人的健康,其中很多因素超出了个体所能决定的范畴。在很大程度上,人的生活环境决定了他们的健康状况,例如遗传特征、性别、收入、社会地位、受教育水平、社会支持等。遗传在决定寿命、健康状况和某些疾病患病风险方面起着重要的作用;男性和女性在不同年龄段倾向于患不同类型的疾病;收入和社会地位与较高的健康水平相关;低受教育水平与较差的健康状态、高压力、低自信相关;来自家庭、朋友和社区的更多支持与更好的健康相关。另外,安全的水、空气、生活工作环境、住宅、社区、道路与良好的健康有关;而习俗、传统、信仰以及家庭和社区无一不影响着健康。伤病、增龄,及负面的心理、社会、环境等因素可能会导致功能障碍,也就影响着人的健康水平。

总之,健康的决定因素包括:社会和经济环境、物理环境、人的个体特征和行为。但是也必须看到个人的行为和生活方式也会对健康造成显著影响。均衡饮食、规律运动,戒除烟酒对健康有长远积极的影响。

3. 康复有利于慢性病、老年病防控 我国是世界上老年人口最多的国家。2021年第七次全国人口普查,我国65岁及以上老年人口约1.91亿,老年人整体健康状况不容乐观,近1.9亿老年人患有慢性病,患有一种及以上慢性病的比例高达75%。失能、部分失能老年人约4 000万。开展老年健康促进行动,对于提高老年人的健康水平、改善老年人生活质量、实现健康老龄化具有重要意义。

目前影响人民群众身体健康的常见慢性病主要有心脑血管疾病、糖尿病、恶性肿瘤、慢性呼吸系统疾病、心理异常和精神病等。慢性病的本质是人体各系统功能衰退和活动水平降低,其主要危害是造成心、脑、肝、肾等重要脏器损伤,容易造成伤残,严重影响患者劳动能力和生活质量。而介入康复能够明显改善慢性病患者和癌症患者内脏各器官的功能水平,提高活动能力,减轻疾病状态,控制并发症,减少药物依赖和残疾,降低死亡率,节约医疗费用支出。

很多情况下,老年人寿命的延长是疾病状态和药物依赖叠加下的延长,生活质量和幸福指数并不高。实际上,除基础医疗外,老年人最需要的就是康复服务。康复养老服务是养老和康复医学的重要组成部分,它是应用医学科技和康复工程等手段,与养老服务相互配合,改善因伤因病因衰老致残或生活功能减退者的生理和心理的整体功能,达到全面康复,适应或重返社会的目的。康复养老的主要目标是恢复因伤、病致残老年人的日常生活活动能力,以日常生活能力改善为主要基础,恢复老年人的躯体、心理或者社会上的一些功能,减少久病卧床和老年痴呆的发生,减轻老年患者对家庭的负担和对社会的压力,创造良好的生活环境,建立有充实感的精神生活,有效提高老年人的生活质量和幸福指数。

康复养老过程中需注意以下问题:①应尽早进行,任何一类疾病,康复介入越早效果越好;②选择合理的康复治疗计划和方法;③要加强对老年人心理的调整,调动老年人治疗的积极性;④注意维持和巩固康复疗效,康复是一项持续性的工作,持续性的康复服务有助于维持和巩固康复疗效;⑤确保康复治疗的安全性,康复治疗方式有各自的适应证和禁忌证,要根据老年人的实际情况选择相应的治疗方式,避免发生危险,确保治疗安全。

第六节 康复医学新进展

随着社会的发展,卫生与健康工作从"以治病为中心"向"以健康为中心"转变,人们对身心整体健康服务有了更多的需求。这与康复医学所追求的功能改善和生活质量提升是完全契合的,对新时代康复医学发展具有重要意义。康复医学的新发展主要体现在理念、治疗技术、科学研究和服务模式上的不断更新。

一、康复医学新理念、新内容

（一）树立大康复思想

"大康复"是为全年龄段人群提供系统专业的康复医疗服务,满足不同人群不同生命阶段差异化的健康需求,需充分发挥康复在人的整个生命周期健康服务链上的重要作用。我们应树立早介入、全过程、大康复思想,强化对不同人群不同生命阶段主要健康问题及主要影响因素的有效干预。也要认识到康复需要覆盖老年人、慢性疾病患者、儿童、残疾人等多种人群,因为不同人群在相同的生命周期,往往也需要不同的康复服务。

（二）推进加速康复外科发展

加速康复外科（ERAS）并不是一项新的手术技术,而是一种围手术期管理的全新理念,是对传统外科学的重要补充。ERAS 近年得到快速发展,已经在普通外科、泌尿外科、胸外科、妇产科、骨科等多学科广泛应用。ERAS 的核心原则是通过多模式方法减轻手术应激反应,进而降低并发症风险。ERAS 运行模式是多学科协作,包含外科、麻醉、护理、手术护理、营养、心理、康复等学科,以及患者和其亲属的配合,这是进行 ERAS 的前提。这里必须强调患者及其亲属积极参与配合的重要性,否则无法充分发挥 ERAS 的效果。在多学科协作中,各学科对围手术期管理措施进行优化以及对手术流程进行再造,常用的措施包括术前宣教、术前评估及预防并发症、缩短术前禁食水的时间、鼓励使用微创手术、短效全麻药及局部麻醉、多模式镇痛、尽量不放置引流、术后早期经口进食、早期下床活动、早期拔除导尿管,等等。每一项优化措施均应有循证医学证据的支撑。在术前、术中、术后的管理中,围手术期多学科协作组合应用于同一患者,密切协作、贯穿始终,以取得最佳效果,达到减少疼痛和降低风险,实现快速康复的目的。

（三）重视重症康复

尽早介入康复是康复学科快速发展的一个方向,重症康复逐渐兴起并被广泛应用。重症康复是指在重症监护病房包括神经重症、呼吸重症、心脏重症、儿科重症等相关临床重症监护单元开展早期康复治疗,如肢体关节主被动活动、肌力训练、肺康复训练、作业治疗、言语治疗、吞咽治疗、心理治疗、促醒治疗等。目前已有专家共识认为重症患者的早期康复治疗是安全的,密切监控下的康复不会将机械通气患者暴露至额外风险中。

早期重症康复的干预方案包括:

1. **体位管理** 即通过改变患者体位来达到特定目的的一种治疗技术,如直立位和抬高床头。

2. **早期活动** 规律的床上翻身和活动、从床上坐起、坐在床边、坐在椅子上、站立和步行等。

3. **呼吸管理** 肺复张治疗、胸部物理治疗如气道廓清技术、有效呼吸训练等。

4. **肌肉力量再训练** 被动关节活动和不同体位下的主动肌肉力量训练、功率自行车等。

重症康复治疗能减少 ICU 相关并发症的发生,显著缩短重症患者的机械通气时间,缩短重症患者 ICU 住院时间,改善患者功能状态和生活质量,降低死亡率。在保证医疗安全的前提下,开展早期重症康复,尽早进行康复治疗,能达到减少并发症、激发康复潜能和促进快速康复的目的。因此,康复治疗应作为 ICU 重症患者常规治疗手段之一进行推广应用。

二、康复医学新技术、新设备

我国康复治疗需求庞大,康复医疗技术不断发展进步,康复医疗可及性不断提高。目前,我国已研发并生产出多种智能型康复设备,另外,人工智能技术与传统康复医疗器械、评估设备、康复机器人技术相融合,技术升级直接带动了康复医疗水平的提高。

（一）康复医学新技术

物理治疗因子的临床应用和研究不断具有新进展,如经皮神经电刺激对热痛阈的影响、超短波对骨关节病结构的影响等,尤其值得关注的是超声波溶栓效应、高强度聚焦超声治疗肿瘤、强磁刺激对脊髓功能的影响等具有较高的临床应用价值。运动创伤和骨关节疾病康复研究的水平逐步提高,如人工全髋或全膝关节置换术后、半月板损伤或交叉韧带损伤关节镜下修复术后、截肢后、骨关节炎、颈椎病、腰椎间盘突出症等伤病的康复功能训练。在偏瘫、截瘫、脑瘫的康复治疗中,应用 A 型肉毒毒素注射治疗痉挛、减重支持训练治疗下肢运动功能障碍等新技术。

目前,康复治疗已趋于成熟,此时精确诊断显得尤为重要。临床实践中增加了功能评定量表、诱发电位检查等客观指标的评定,应用肌骨超声、三维步态等新技术。如肌骨超声逐渐成为许多疾病早期诊断及鉴别诊断的首选或者"金标准"。肌骨超声是运用高频超声对肌肉、骨骼系统疾病进行诊断的一项检查技术,可将人体的肌肉、韧带、滑囊、肌腱、滑膜、周围神经等浅表软组织结构清晰地显示出来。不仅如此,人体浅表软组织发生的病变也可通过肌骨超声显示出来,包括损伤、畸形、炎症等导致人体的结构异常。相比于静态显示骨和软组织病变的传统 X 线、MRI 检查,肌骨超声的应用使得康复医生对疾病的诊断与治疗实现了

"动态可视化"。

互联网+康复将成为康复改革创新的一大动力,物联网技术将汇集整个康复过程中的设备与数据,通过大数据平台的处理,制订出更科学、更合理、更个性化的治疗方案。脑机接口、康复机器人技术使缺失的功能得到代偿,3D打印技术将使康复辅具与用品更加多元化,虚拟现实技术将为康复训练带来"随时随地训练"的可能性。如在儿童康复当中,通过最新的多媒体技术为儿童营造出的虚拟康复训练环境,让孩子们在宽松和谐的活动空间中接受多种感觉刺激,有效地提高孩子皮肤的触觉、前庭感觉和本体感受,实现大脑与身体各种功能的联系与协调,从而促进儿童大脑与身体的发育。

（二）康复医学新设备

越来越多的康复设备利用现有的技术集成先进的科技,逐步向集成化、精细化、人性化和信息化的方向发展。其中,随着外骨骼技术、人机交互技术、脑机接口等技术快速发展,康复机器人也迎来高速发展新契机。如康复机器人已经广泛地应用到康复护理、假肢和康复治疗等方面。康复机器人主要分为辅助型和治疗型两种,辅助型康复机器人是帮助患者、老人、残疾人更好地适应日常生活和工作,部分补偿其弱化的功能;治疗型康复机器人能够恢复患者、老人、残疾人的部分功能,更好地适应日常生活和工作。康复机器人不仅可以将专业康复治疗师从繁重的工作任务中解放,也可用科学的方案提升康复治疗的效率。

随着老龄人口的不断增长、平均预期寿命的延长,以及老年人生活、生命质量的不断提升,对康复辅助器具及适配服务的刚需正在逐渐扩大。人工智能技术的应用将使得机器能够在很大程度上模拟人的功能,实现批量人性化和个性化的服务。康复辅助器具人性化的一个突出表现就是在家庭、机构以及老年人、残疾人、患者活动的公共场所及其他社会环境中更加注重无障碍设计,特别是对老年人、残疾人、患者的生活用品、娱乐设施、康复锻炼器材等辅具产品的设计上,更加突出强调符合他们的生理和心理需求。这些无障碍设计不仅是符合老年人、残疾人、患者的生理特征,更包含了适应其心理感受的设计。如居家无障碍环境改造、建筑无障碍设计、医院分区无障碍设计、家具无障碍设计、用品用具无障碍设计、配套设施设备无障碍设计等。康复辅助器具产业中这些人性化的设计和服务正逐步渗透到老年人、残疾人、患者生活的方方面面,以及一切康复服务资源之中。

三、康复服务新模式

康复学科发展需要认识到康复不能独立于医疗而发展,要满足不同人群的差异化康复需求,在树立大康复发展理念的基础上,还应该努力促进康复机构体系和新型康复医疗服务模式的建设,比如康联体的建设及全程式康复医疗服务模式等。目前我国的康联体建设也正在有序开展,区域性综合医院康复医学科与三级康复医院、二级康复医院、社区卫生康复中心一体的网状框架体系正在逐渐建立,这也是我国分级诊疗制度建设的重要内容。

康复医学科逐渐成为针对各临床科室提供康复治疗的平台科室。要想做到功能康复在疾病治疗一开始就介入,单纯靠康复科是难以办到的。这需要有一个大康复治疗的平台思维,即康复治疗不仅是一个临床分支,也是各临床专业的一个治疗平台,就像护理、医技科室一样,为大家所用。只有把康复治疗作为医院的公共治疗平台,才有可能贯彻好疾病早期功能康复的理念。

知识链接

外骨骼康复机器人

外骨骼康复机器人是穿戴在使用者身体外部的一种智能机械结构,可将人体感觉、思维、运动等器官与机器的感知系统、智能处理中心、控制执行系统相结合,从而达到改善人体物理功能及提高身体素质等目的,其本质是一类可实现人机结合的可穿戴式机器人。根据仿生的部位不同,外骨骼机器人可分为上肢外骨骼机器人、下肢外骨骼机器人、手足外骨骼机器人和全身外骨骼机器人。穿戴式外骨骼机器人除了本体结构之外,还融合了传感、控制、信息耦合、智能算法等技术,不仅能够为穿戴者提供支撑、保护,还能够在穿戴者的操作下执行一定任务。

(陈立典)

复习思考题

康复医学的特点有哪些?

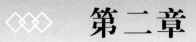

第二章
康复医学基础理论

ER-2-1

第二章
PPT

学习目标

了解人体运动学、运动生理学和人体发育学的康复医学理论基础;了解中医康复基本理论,整体功能观与辨证论治观;了解脏器康复理论,剖析失用症对各个脏器的影响。

案例分析

患者,女性,34岁,因进行性加重性左侧肢体活动不灵6~7年,言语不清,吞咽困难3个月,于2007年6月30日入院。2000—2001年时,家属发现患者左侧上下肢活动不灵,动作有力但笨拙,完成精细动作困难,症状进行性加重。2004—2005年,家属发现患者反应迟钝,对他人语言理解能力下降。2006年8月妊娠,妊娠中上述症状进一步加重,2007年3月始又出现言语不清,语音低且不连贯,伴有饮水呛咳,吞咽困难,以流食为主。2007年5月顺利分娩一女婴,患病以来无大小便失禁。患者病前无精神诱因、无外伤、无中毒史。其母分娩患者时系难产,出生时无呼吸,在冷水中浸泡后恢复呼吸,幼时发育较正常同龄人偏慢,智力低,学习成绩差,但可完成日常生产、生活,无特殊工种从事史,无烟酒等嗜好,无家族史。查体:T 36℃,P 72次/min,R 21次/min,BP 85/60mmHg(1mmHg=0.13kPa),体形瘦小,心肺腹查体未见相关异常;神经系统检查:神志清楚,言语不清晰,表达断续,精神正常,反应迟钝,记忆力、计算力、理解力、定向力明显下降,伸舌困难,张口受限,咽反射减弱,其他脑神经检查正常。左上、下肢肌力5级,肌张力正常,四肢腱反射活跃,尤以左侧为著,深浅感觉均正常,双侧指鼻试验、跟-膝-胫试验欠稳准,双侧Babinski征阳性。

思考:在患者的康复诊疗中评定其运动系统功能水平,涉及的神经、肌肉等人体运动学基础、生理学基础,以及儿童发育基础有哪些?

第一节　人体运动学与运动生理学基础

人体运动学是研究人体运动规律的学科,如人体或人体特定部位的位置、速度和加速度等。在研究人体运动时,必须注意人体的形态学特点、生理功能和生物学特征。人体运动学中也包含了部分运动生物力学的内容。运动生理学是专门研究人体的运动能力和对运动的反应与适应,揭示运动训练过程中的生理学原理的学科,为康复及体育训练提供理论支持,是人体生理学的分支学科。

一、人体运动学基础

(一)骨骼

1. **骨骼运动学** 在形状上,长骨中空管状结构使它在矢状面和额状面上能有效抗弯曲,长轴能有效抗扭曲。短骨多分布于承受压力较大、运动形式较复杂而又需要较大灵活度的部位,如腕部、踝部。

在结构上,骨结构包括骨膜、骨质、骨髓、关节面软骨及血管、神经等。骨膜参与骨的生成。骨质包括骨密质和骨松质,骨密质具有抗压、抗拉力强的特点,骨松质既可起到减轻骨的重量的作用,又能承担较大的力。红骨髓具有造血功能,长骨中的红骨髓5岁左右便转化为黄骨髓;黄骨髓不具有造血功能,但应急状态下可转化为红骨髓,再次具有造血功能。关节面软骨由透明软骨组成,在功能上主要起减少摩擦、缓冲震动的作用。

在代谢上,骨的代谢是通过成骨细胞和破骨细胞参与的骨形成与骨吸收来实现的,是一个动态平衡过程。在生长期,骨形成大于骨吸收,这一过程为骨构建或骨塑形;在成人期,骨构建停止,但骨的形成和吸收仍在继续,处于一种平衡状态,为骨重建。

骨的力学功能包括支撑功能、杠杆功能和保护功能。骨骼既具有良好的强度和刚度,能很好地完成支持和保护功能,又具有一定的弹性和韧性,因而能很好地完成运动中的力学功能。骨的生理功能包括钙、磷等物质代谢功能,以及造血功能和免疫功能等。

2. **骨骼的生物力学** 骨的作用是保护内脏器官,并为机体提供支撑,因此骨具有相应的力学性能。

(1)骨承载能力的指标主要有骨的强度、刚度及稳定性:人体在运动或劳动时,骨要承受不同方式的载荷,如拉伸、压缩、弯曲、剪切、扭转、复合等。一般而言,骨承受压力负荷的能力最大,其次是拉力、剪切力和扭转力。骨骼在承受不同载荷时会发生不同程度的变形。载荷过大会引起严重变形,甚至骨断裂。决定骨断裂抵抗力和变形特征的主要因素是骨所承受力的大小、力的方向和力的作用点,以及组成骨组织的材料特性等。

(2)骨形态结构的功能适应性:骨结构不仅与其载荷有关,而且能适应载荷变化,并遵循 Wolff 定律改变自身结构。每块骨的潜在大小、形状是由基因决定的,但在骨发育的某些关键时刻,决定骨骼精细形状的则是运动和机械力学的作用,如果缺乏这种作用,可导致骨骼畸形的发生。长期、系统、科学的运动训练对骨的形态结构可产生良好影响,表现为骨形态学的适应性变化,如频繁的肌活动,可使骨径增粗、骨面肌附着处突起明显等。

(3)骨组织结构的功能适应性:骨组织为了适应各种应力的需要,不仅在形态结构上做了最佳搭配,而且对自身的组织结构也进行了优化组合。体内骨组织的形成、发育方式与其所受的应力有关,应力大的部位骨组织密度大,应力小的部位骨密度小。骨力学与一般材料力学相似,以应力和应变来描述骨骼受力后的内部效应。当外力作用于骨时,骨以形变产生内部的阻抗以抗衡外力,即骨产生的应力;骨在外力作用下的局部变形即骨的应变。应力刺激对骨的强度和功能的维持有积极意义。骨对应力的适应是按 Wolff 定律进行的。负重对维持骨小梁的连续性、提高交叉区面积起重要作用。施加在骨组织的机械应力可引起骨骼的变形,增强成骨细胞活性、抑制破骨细胞活性。长期卧床的患者,骨骼缺少应力刺激使骨吸收加快,会导致骨质疏松。骨折后采用钢板内固定,载荷通过钢板传递,骨骼受到的应力刺激减少,骨骼的直径缩小,抗扭转能力下降;相反,反复承受高应力,可引起骨组织增生和骨密度增加。

3. 骨痂的生物力学 骨折愈合后的机械力学特性取决于骨痂的物理特性（强度和模量）和断面几何特性（断面面积和惯性运动）。在骨折修复的过程中，骨痂的形成需要一定程度的力学刺激，因此骨折愈合在不同时期对力学环境的要求也不同。骨折愈合早期，骨折处形成的肉芽组织能很好地耐受骨折块间的应力变化，纵向应力有利于骨折愈合；愈合中、后期，各种应力均有一定的骨痂改建作用。

4. 关节软骨的生物力学 关节软骨是组成活动关节面的弹性负重组织，但关节软骨没有单独的血液和淋巴供应，主要依赖软骨下骨组织供给及滑膜周围毛细血管的渗入。关节软骨的功能主要是减小关节面反复滑动中的摩擦，具有润滑和耐磨的特性。关节滑膜分泌一种高黏滞性液体（关节滑液）进入关节腔，它降低了关节的摩擦和磨损。关节软骨还有吸收机械震荡、传导负荷的作用。关节软骨要承受人一生中几十年静态或动态的高负荷，其独特的生物力学特性，如渗透性、黏弹性、剪切特性、拉伸特性可耐受这种高负荷状态。但关节软骨的修复和再生能力有限，如果承受负荷太大，可能会很快发生破坏，引起关节面的磨损。

5. 肌肉的生物力学 肌肉根据肌细胞的分化情况可分为骨骼肌、心肌和平滑肌。骨骼肌根据其在运动中的作用不同，又分为原动肌、拮抗肌、固定肌和协同肌。人体任何一个动作都不是单一肌肉独立完成的，需要一组肌群共同协作才能完成。在不同的运动中，某块肌肉可担当原动肌、拮抗肌等不同的角色，肌肉的作用会根据运动的不同而改变。骨骼肌收缩形式包括等张收缩、等长收缩和等速收缩。反映肌肉功能或状态的指标有肌力、肌张力、肌肉耐力等。

6. 肌腱和韧带的生物力学 骨-肌腱-肌肉的结构性质依赖于肌腱本身、肌腱与骨附着处、肌腱肌肉交界处三者的力学性质。肌腱和韧带与许多组织一样，具有与时间和过程相关的黏弹性。肌腱和韧带的性质还与应变的速率有关。解剖部位、运动水平和年龄都会影响肌腱和韧带的力学性质。

7. 周围神经的生物力学 正常周围神经具有黏弹性物质的三个特点：应力松弛、蠕变和滞后。周围神经存在着适应张力变化的组织结构，具有不同程度的抗拉性能。周围神经各点承受的应力不同，损伤的程度也不一样，会出现某些敏感点。一般来讲，在承受急性牵拉时，神经各结构成分抗张性从小到大依次是髓鞘、轴突、施万细胞、神经内结缔组织；就一根神经纤维而言，最易损伤和最先断裂的部位是郎飞结区，从神经干横断面来看，损伤最严重的区域是神经干的中心。

（二）关节

在康复医学中，人体的基本姿势是人体运动的始发姿势：身体直立，面向前方，双目平视，双足并立，足尖向前，双上肢下垂置于体侧，掌心贴于躯干两侧。在三维直角坐标系中，人体的运动有三个面，即冠状面、矢状面和水平面。在三个平面上主要有内收与外展、屈曲与伸展及内旋与外旋等运动方式，前臂和小腿还有旋前和旋后运动，足踝部还有内翻和外翻运动。关节面的基本运动主要有滚动、滑动、旋转等方式。

（三）器官运动

下肢功能不仅是实现步行，下肢的使用也刺激心血管系统，从而增加大脑的血供，增加了大脑的最大氧摄入量。当下肢肌力减小，患者活动受限，脑血流量下降导致脑细胞衰老，需要大量血供的手部精细运动变得困难。因此造成日常生活活动能力下降。

最近的功能磁共振成像研究表明手的精细运动，如"捏"和"抓握"能够增加大脑血流量,并使其内的神经细胞激活,这些使得大脑不断发育。在健康人群,手的精细运动使大脑运动区域的血流量增加30%,感觉区域血流量增加17%,整个大脑血流量增加10%。

（四）人体动力学

动力学上,常利用牛顿运动定律、动量定理、动量守恒定律研究各种运动技术,提高训练效果。各种外力经常被用来作为康复训练(治疗)的负荷,负荷选择要与肢体中的肌群及其收缩强度相适应,以获得理想的训练效果,这是肌力增强训练的方法学基础。人体中的内力主要有肌肉拉力、各组织器官间的被动阻力、各内脏器官的摩擦力等。

在转动力学中,刚体绕固定轴转动时,转动惯量与角加速度的积等于作用在刚体上的合外力矩。具体运用:为增加肢体的转动角加速度、训练关节的活动度和灵活程度,可通过增强肌力、增大肌力矩来实现,或者肌力矩一定时,以减小转动惯量来实现,如跑步时采用屈肘摆臂的方式减少上肢的转动惯量以提高角加速度。

肌肉、骨骼和关节的运动都符合杠杆原理。人体运动主要有三种杠杆类型。第一类杠杆(平衡杠杆)主要作用是传递动力和保持平衡,既产生力又产生速度。第二类杠杆(省力杠杆),如站立位提足跟,主要作用是省力。第三类杠杆(速度杠杆),如屈曲前臂举物的动作,此类杠杆在人体最为普遍,主要作用是获得速度。在康复医学中,应用杠杆原理主要可达到省力、获得速度和防止损伤的目的。

二、运动生理学基础

（一）运动的神经控制

人体的各种姿势及随意运动都是在神经系统的调控下进行的。

1. 运动控制的基本过程　人体正常姿势的维持以及各种动作的完成,都是在神经系统的精细调控下,由肌肉的收缩和舒张带动骨与关节的运动而共同完成的。在运动过程中,骨起杠杆作用,骨连接是运动的枢纽,而骨骼肌则是动力器官。人体的运动行为主要有反射性运动、随意运动和节律运动三种方式。这些运动功能从简单的膝跳反射到复杂的随意运动,都是在中枢神经系统不同水平的调节下进行的。简单的反射仅需低位中枢参与,复杂的反射则需要高位中枢的参与。躯体运动除下运动神经元直接支配和各种局部神经环路控制外,还接受来自大脑皮质运动区及脑干中许多上运动神经元的支配和协调。大脑额叶、丘脑、纹状体、小脑等都与运动有关,各自分工合作,共同完成运动的意向、计划、指挥、控制和执行。大脑根据视听等传入信息分析产出样本,这个样本是关于我们应该进行什么样的运动,是完成任务、达到目的的运动意向;丘脑主要合成发放丘觉产生各种运动意识;纹状体、小脑根据运动意识,分析产生的运动样本是控制运动的程序、指令,纹状体、小脑是运动的具体控制者和指挥者。大脑运动区通过锥体束联系低级运动神经元,运动样本通过锥体束发放到运动神经元,控制、指挥运动的进行。运动的执行是由肢体(如头、手、脚)或效应器来完成的。基底神经节和小脑则向那些上运动神经元提供某些感觉与知觉信息,使运动更加精确和协调。

2. 脊髓对躯体运动的调控

（1）脊髓运动神经元:运动中枢的各种下行运动命令和脊髓内部的输入最后均进入脊髓前角运动细胞,前角运动细胞分为大型的 α 运动神经元和小型的 γ 运动神经元。α 运动神经元既接受来自皮肤、肌肉和关节等外周传入的信息,同时也接受从脑干到大脑皮质等各级中枢下达的调控运动功能的不同指令,实现各种反射运动和随意运动。γ 运动神经元支配骨骼肌的梭内肌纤维,参与肌张力的维持。

（2）脊髓的反射调节:脊髓反射有牵张反射、屈肌反射、对侧伸肌反射等,主要通过肌梭、高尔基腱器官等本体感受器(又称张力感受器)来实现。躯体运动最基本的反射中枢在脊髓,同时脊髓反射受高位中枢的调控。肌梭是中枢神经系统感知肢体或体段相关位置和实现牵张反射的结构。肌梭几乎存在于所有的骨骼肌内,特别集中在那些执行精细运动的肌肉,如手部的小肌肉中。腱器官主要是检测肌肉张力的变化,在肌肉收缩或被牵拉时被激活。肌肉主动收缩是有效的刺激,腱器官对被动牵拉刺激不敏感。γ环路在脊髓反射中起重要作用,γ环路持续性冲动释放的高低决定了肌梭内感受器的敏感性,对肌肉的紧张性(肌张力)起调控作用。

动态牵张反射又称为腱反射,也称位相性牵张反射。由肌梭初级神经终末传递的强力动态信号诱导,即肌肉突然受到牵张时,产生一强有力的信号传至脊髓,引起即刻的非常强的同一肌肉收缩。其特点是时程较短和产生较大的肌力,并发生一次位相性收缩。如叩击膝关节的肌腱时引起的膝跳反射就是一个典型的例子。

当肌肉被牵张到新长度以后不到1秒,动态牵张反射即已消失,但此后接续有静态牵张反射,即肌紧张,也称紧张性牵张反射。肌紧张由肌梭的初级(Ⅰa)和次级(Ⅱ)神经末梢共同传递连续而微弱的静态感受器信号产生,使肌肉保持拉长状态,此反射由缓慢牵拉肌肉的动作引起,主要调节肌肉的紧张度,对维持姿势非常重要。只要肌肉仍处在过度延长的状态,此反射就会继续使肌肉缩短,即此肌收缩与引起肌肉过度牵张的力相对抗。如果肌肉已被拉紧,突然解除此拉紧的负荷,将会使肌肉缩短,引起负性(抑制性)牵张反射,对抗肌肉长度的缩短。当一个人站立时,他的腿部关节必须维持在特殊的位置以阻止弯曲,任何轻微的伸长或弯曲都将引起静态的牵张反射,使肌肉持续收缩而帮助人体笔挺地站立。牵张反射维持肌肉长度处于恒定的状态,以保持正常的肌张力。

当肢体的皮肤或肌肉受刺激时,引起肢体关节屈肌快速收缩及伸肌松弛,称为屈肌反射。屈肌反射属于一种多突触反射,其反射弧传出部分可通向许多关节的肌肉。屈肌反射的强度与刺激强度有关,例如足部较弱的刺激只引起踝关节的屈曲;而刺激强度加大时,则膝关节和髋关节也可发生屈曲;如刺激强度更大,则可在同侧肢体发生屈肌反射的基础上出现对侧肢体伸展的反射,这称为交叉伸展反射或对侧伸肌反射。屈肌反射的作用是保护肢体、避免伤害性刺激对它的损害。对侧伸肌反射是姿势反射中的一种,在行走、跑步时有支撑体重的作用。一侧肢体屈曲、对侧肢体伸直,以利于支持体重,维持姿势。屈肌反射与对侧伸肌反射的中枢均在脊髓。

3. 脑干对人体运动的调控

（1）脑干对姿势反射的调节:躯体姿势的维持需要全身骨骼肌相互协调,并保持一定程度的张力。一旦常态姿势受到破坏后,身体肌肉张力立即发生重新调整,以维持身体的平衡或恢复正常姿势,这种保持或调整身体在空间位置的反射总称为姿势反射。脑干水平反射是静止的姿势反射,它是肌肉张力的调整反应,而不是能用肉眼观察到的运动反应。全身肌肉张力随着头部与身体的位置关系变化以及体位变化而发生变化。事实上,脑干水平的反射几乎不产生运动,主要是通过调整肌肉张力对姿势产生影响,又称调整反射。此外,大脑的平衡反应也参与姿势反射的调节。

（2）脑干网状结构对肌紧张的调节:网状结构上行系统形成非特异性传入系统,接受来自全身各部位的传入冲动,通过许多突触由丘脑的非特异投射系统传至大脑皮质。网状结构下行系统形成网状脊髓束,是锥体外系的重要组成部分。脑干网状结构还接受来自小脑、基底神经节、丘脑和大脑皮质传入纤维的会聚。因此,脑干网状结构是脊髓低位中枢和大脑高位中枢的中间联络枢纽,是躯体反射和内脏反射的重要联络站或中枢,对躯体运动和内脏活动有调节作用,对觉醒、睡眠、意识和内分泌活动也有影响。其中,脑干网状结构下行易化系统,对肌紧张起易化作用;脑干网状结构下行抑制系统,对肌紧张起抑制作用。从活动的强度来看,易化区的活动比较强,抑制区的活动比较弱。因此在肌紧张的平衡调节中,易化区略占优势。

4. 小脑和基底神经节在运动控制中的作用　小脑和基底神经节都是同躯体运动协调有关的脑的较高级部分。由大脑皮质下行控制躯体运动的锥体外系包括两大途径:一个是经小脑下行,另一个是经基底神经节下行。这两条途径最后都通过脑干某些核团而作用于脊髓运动神经元。

(1) 小脑在运动控制中的作用:小脑是重要的运动控制调节中枢,其本身不引发动作,但对动作起共济协调作用,可以调节肌紧张、控制躯体姿势和平衡、协调感觉运动和参与运动学习。小脑的绒球小结与前庭核由往返纤维联系,小脑前叶的蚓部主要接受脊髓及少部分大脑皮质发来的信息。小脑传出信息经前庭脊髓束及网状脊髓束影响肌张力。刺激小脑前叶,动物的伸肌张力受到抑制、屈肌张力增强,损伤之后则出现肌张力亢进。小脑中间部主要与控制姿势反射有关,而外侧部则与随意运动有关。小脑对精细运动的影响可能是通过大脑皮质的活动而表现出来的。小脑损伤常见的症状为随意运动出现障碍,出现运动过度或不足、乏力、方向偏移,失去运动的稳定性,特别是在运动开始、停止和改变方向时,表现所谓共济失调性震颤症状。在学习精细运动过程中,大脑皮质和小脑之间不断进行环路联系,同时小脑不断接受感觉传入冲动信息,逐步纠正运动中的偏差,达到精细运动的协调。

(2) 基底神经节在运动控制中的作用:基底神经节位于大脑皮质下,紧靠丘脑背外侧,由尾状核、壳核、苍白球、丘脑底核、中脑黑质和红核组成。尾状核、壳核和苍白球合称为纹状体。纹状体具有控制肌肉运动的功能,并与丘脑、下丘脑联合成为本能反射的调节中枢,例如完成行走等本能反射活动。在人与猿猴中,单有纹状体及其以下的神经结构并不能保持运动功能的协调,还必须有大脑皮质的参与。基底神经节在肌肉活动控制中具有重要的调节功能,它与肌紧张的控制、随意活动的稳定和运动程序有关。尾状核和壳核直接接受大脑皮质下行纤维支配,但一般认为纹状体没有直接返回大脑皮质的投射纤维,只有间接通过丘脑腹外侧核等核团换元后才能返回大脑皮质。纹状体的传出纤维可以直接与脑干网状结构联系,也可通过黑质和红核转而与脑干网状结构发生联系。

基底神经节接受来自感觉运动皮质的信号,并将信号加工后传送到脑干网状结构,再下行到脊髓。它是具有调节运动功能作用的主要皮质下结构,与随意运动的稳定性、肌紧张的控制、运动程序和本体感觉传入冲动信息的处理有关,可为一切运动提供必要的"配合活动"。

5. 大脑皮质在运动控制中的作用

(1) 皮质运动区的功能:大脑皮质控制躯体运动的部位称为皮质运动区。此区有精细的运动功能定位,刺激大脑运动皮质相应的区域,可引起身体相应的运动。此区对躯体运动的调节呈现交叉支配,即同侧皮质运动区支配对侧肢体的运动功能,但对头面部的支配主要是双侧性的。该区皮质代表区的大小与运动的精细复杂程度有关,动作越精细、复杂,该动作运动代表区的面积就越大。该区皮质细胞的代偿能力很强,部分皮质运动神经元坏死后,

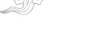

其周围神经元,甚至不同系统、不同部位的神经元可以代偿它的功能,这是脑功能重塑的基础。运动区定位从上到下的排列是倒置的,即下肢肌肉的代表区在皮质顶部,膝关节以下肌肉的代表区在内侧面,上肢肌肉的代表区在中间部,而头面部肌肉的代表区在底部。

(2)锥体系的功能:锥体系的主要功能是调节脊髓前角运动神经元和中间神经元的兴奋性,易化或抑制由其他途径引起的活动,特别是在快速随意控制肌肉的精细运动中起基本作用。锥体系可分别控制 α 运动神经元和 γ 运动神经元的活动,前者在于发动肌肉运动,后者在于调整肌梭的敏感性以配合运动,两者协同控制肌肉的收缩。此外,锥体系下行纤维与脊髓中间神经元也有突触联系,从而改变脊髓拮抗肌运动神经元之间的对抗平衡,使肢体运动具有合适的强度,保持运动的协调性。锥体系损害可造成随意运动功能丧失、肌张力低下、手的精细运动功能丧失。

(3)锥体外系功能:是指除锥体束以外主管控制躯体运动功能的所有运动纤维通路。锥体外系起源于大脑皮质,下行终止于皮质下纹状体、小脑、丘脑、脑桥和网状结构等部位,下至脊髓,支配脊髓的运动神经元。锥体外系不经过延髓锥体,作用不能直接迅速抵达下运动神经元,不能引起肌肉的随意收缩,只是影响运动的协调性、准确性。此外,锥体外系还通过影响肌张力来维持人体的正常姿势。锥体外系具有对大脑皮质呈反馈作用的环路联系。锥体外系在功能上参与调节肌肉紧张度,协调肌肉的联合活动以维持身体的姿势,进行节律动作等。锥体外系是在锥体束的管理下活动的,并支持锥体束的随意运动。只有在锥体外系使肌肉保持适宜的紧张度和协调的情况下,锥体束才能完成肌肉的精细活动。

(4)大脑皮质运动调节的整体性:大脑皮质不同部位在随意运动的调节上分别起着不同的作用。皮质中央前回运动区直接发出运动冲动;皮质额叶对于随意运动的组织有重要意义;皮质顶枕部(包括视觉、前庭、皮肤和动觉分析器中枢)则起到保证运动的空间组织的作用。大脑皮质整体性的整合功能把皮质各部分联系起来,对来自运动感觉传入系统以及其他感受系统的信息进行分析、综合,并通过多次的返回传导,最终实现随意运动。

大脑皮质对躯体运动的控制命令经由锥体系和锥体外系两条途径把信息传递到脊髓,再由脊髓中的运动神经元引起肌肉运动。在锥体系是直接通路,而皮质锥体外系沿途与基底神经节、小脑、脑干进行联系换元,同时,基底神经节与丘脑之间,小脑与丘脑、脑干之间也相互有神经联系,组成一个复杂的控制整合系统。

6. 运动控制功能的整合 以上内容介绍了各级中枢在肌肉活动中的调控作用。大脑皮质联络区、基底神经节、小脑等也都参与了运动的规划,并把某种运动的意识转变为特定皮质运动区的活动。通过记录单个神经元的电活动可以看到,小脑和基底神经节在肌肉收缩前已经开始活动。小脑神经核中存在"记忆贮存器",它与先天特有的以及后天学习获得的动作有关。在机体采取代偿措施时,小脑起着关键作用,它具有计算和整合全部运动信息的能力,并能进行不断校正。在神经系统各段内存在许多"发动器",它们能启动和调节动作,交互神经支配就是这种动作的基本特征。呼吸、吞咽、眨眼、咳嗽等的肌肉运动,一般都是受脑干内的"发动器"所控制和调节的,但皮质也可随意地干预这些正常的下意识的肌肉活动;脊髓可支配产生基本的步伐节奏,同时也可调节步态,从一种步法转换为另一种步法;肌梭和其他本体感受器具有检查执行运动命令的部分功能。肌梭可起到误差快速检测器的作用,众多不同类型的感受器能提供外周情况的反馈机制,在很有效、熟练地完成动作的过程中起着重要作用。

根据传统观点,大脑皮质是运动控制系统的高级部位,支配着脑的运动功能。然而近来学者研究认为,大脑皮质运动区在运动控制系统中处于较低的功能部位,而小脑和基底神经节在发动和调节动作的整个神经链内处于较高的功能部位。大脑皮质运动区的主要功能可能不是随意的,而是一种受到相对控制的活动。

另外,感觉和运动是不可分割的整体,感觉信息的传入在运动功能的实现中具有重要作用。人体在运动中会接受各种感觉信息,如本体感觉(关节位置觉、运动觉、前庭感觉)、视觉、皮肤痛温觉等,各种形式的感觉信息传至高级中枢进行整合处理,对圆满地完成活动十分重要。个体在不同程度上都依靠不同的感觉传入信息,完成相同的运动技能。多种信息从不同感觉通路传入,可促进高级中枢的应答,促进大脑学习、运动功能的开发与提高。

总之,运动系统是神经系统支配下的一个完整体系,神经系统各部分对运动进行逐级调控。脊髓低位中枢的牵张反射闭环环路是随意运动的基础;脑干和网状结构通过易化或抑制作用对脊髓反射进行调节;大脑高级中枢通过激活脑干、脊髓及锥体外系所传导的抑制和易化活动来调节低级中枢的活动,并通过锥体束直接控制低级中枢,最终达到统辖随意、协调、精细、稳定的肌肉运动,以完成人体各种复杂、高难度的功能活动。

（二）运动与能量代谢

1. 运动中的营养物质代谢　人体运动时,需要碳水化合物、脂肪和蛋白质等营养物质。一般情况下,碳水化合物是主要的供能物质,它提供人体所需能量的70%。其余的能量由脂肪提供,脂肪是体内能源物质主要的储存形式。在碳水化合物和脂肪供能不足时,蛋白质才分解供给生命活动所必需的能量。

能量的产生有无氧代谢过程和有氧代谢过程两种机制。三磷酸腺苷(adenosine triphosphate,ATP)是肌肉活动的直接能量来源。ATP的来源有两个,一是在肌肉内由肌细胞通过有氧或无氧代谢合成;二是在肌肉外通过碳水化合物、脂肪和蛋白质的有氧代谢产生。ATP一旦被分解,便迅速补充。这一直接补充过程由肌肉中的高能磷酸化合物磷酸肌酸(creatine phosphate,CP)完成。肌肉中的CP再合成则要靠三大能源物质的分解。

碳水化合物与脂肪分解均能产生ATP,但各有其特点。一方面,碳水化合物氧化产能比脂肪有效,在同样利用1L氧的条件下,由碳水化合物产生的热量较由脂肪产生的热量多7%;但每产生同等数量的热量,碳水化合物生成的CO_2量比脂肪多24%,这对因肺部疾病而不易排出CO_2的患者有不利影响。另一方面,相同质量下,脂肪产能量更高,每克碳水化合物、脂肪、蛋白质的产能比为4.1:9.3:4.2。同时,脂肪储存能量的功能也更强大,脂肪与碳水化合物的储能比为50:1。

在一般运动中,主要由碳水化合物和脂肪按一定比例供应能量,蛋白质提供能量很少。若在临床上患者出现蛋白质分解供应能量,则多意味着碳水化合物和脂肪的能源已耗竭。人体在安静状态下以有氧代谢为主,短时间激烈运动可促进肌细胞内的糖酵解,而缓慢和持久的运动则以肌细胞外碳水化合物的有氧代谢供能为主。大强度运动中,整体以有氧代谢为主、局部为无氧代谢。长时间运动时一般先利用肌肉内的能源,随着时间的延长,血中的碳水化合物和脂肪相继被利用。在用接近最大耗氧量50%的强度进行持续运动时,75%左右的能量来自脂肪,短期间歇运动时主要耗能亦是脂肪。

在运动中,能量物质的代谢遵循超量恢复的规律。人体运动时,身体承受一定的运动负荷,能量储备逐渐下降,但经过休息,消耗的能量物质又逐渐恢复,且不仅能恢复到运动前的原有水平,而且在一段时间内可恢复至超过原有水平,即"超量恢复"。在进行运动健身与康复训练时,正确运用超量恢复原理,可增强锻炼与训练的效果。

2. 运动中的氧气代谢　在运动中,除了需要能量供给外,还需要大量的氧气供应。运动中气体交换的两个重要指标如下。

（1）最大摄氧量（VO_{2max}）:在运动过程中,机体摄氧量随运动强度的增大而不断增加,当达到一定程度时,即使运动强度再进一步增大,摄氧量也不再增加,表明吸氧能力已达极限,该条件下的摄氧量就是 VO_{2max}。VO_{2max} 的大小反映了机体有氧代谢能力的大小,同时也反映了人体心肺器官对运动强度的耐受能力,故临床上常把这个指标用作评价心功能状态的指标之一。健康人的 VO_{2max} 值可通过正确的训练方式得以升高。

（2）无氧阈（AT）:在运动过程中,随着运动强度的增高,机体的摄氧量不断增大,当达到一定水平时,血液供氧能力不能满足肌肉收缩有氧代谢的需要,这时开始利用无氧代谢来补充供给能量。无氧代谢时产生的乳酸较多,利用相同质量的碳水化合物时,无氧代谢比有氧代谢多产生 19 倍左右的乳酸,故临床常用乳酸值来说明 AT 值。因此,AT 是指以无氧代谢补充有氧代谢供能时机体的工作水平（耗氧水平）,也即无氧代谢即将开始前血液中的乳酸值。当运动中机体达到最高耗氧量时,继续增大运动量即会造成血液中的乳酸含量明显增高。

AT 具有较高的特异性,可有效反映机体有氧代谢的能力。AT 一般为 VO_{2max} 的 50% ~ 60%,耐力运动员可达 60% ~ 70%,优秀长跑运动员可达 70% ~ 80%。AT 值随人的年龄增长而降低,健康老人的 AT 值约为 40% VO_{2max},运动训练可以提高 AT 值。AT 值在临床中常用以评价患者的心肺功能,也可作为康复治疗效果的评价指标。

3. 运动训练中的代谢反应　短时间（6 分钟以内）大强度的训练时以无氧代谢为主;当训练时间延长时,将被有氧代谢所取代。当训练时间<30 分钟时,由碳水化合物代谢供能为主;当时间>30 分钟时,则改由脂肪供能为主。因此,如训练的目的是要消耗脂肪,则亚极量运动的时间应>30 分钟。

训练方式对代谢的影响表现为从休息状态过渡到轻度训练时,O_2 吸收的状态一般在 1~4 分钟内达到稳定。随着训练的持续,在亚极量连续训练心率（次/min）达到"预期最大心率的 85%"或"195-年龄"时,吸氧或摄氧量（VO_2）的稳定态常出现在 10~30 分钟。递增训练时,摄氧量与训练强度增加成正比上升,直至达到 VO_{2max} 为止。继续增加训练强度,可出现无氧阈,无氧阈的出现表示无氧代谢的加入,说明训练强度已从中度过渡到重度。训练后摄氧量仍高于安静时水平,持续数分钟后方可恢复。高强度或长时间训练后,摄氧量升高的程度和持续的时间都相应提高和延长。

（刘玉丽）

第二节　运动与制动对机体的影响

案例分析

　　患者,女性,75 岁,年轻时曾有吸烟史、饮酒史 30 余年,既往有高血压、高脂血症病史 8 年。患者主因"右侧肢体活动不利 1 天"由急诊收住神经内科。入院时行头颅 CT 示:左侧基底节区腔隙性梗死。查体:血压 160/90mmHg,神清,四肢皮肤可见散在瘀斑,内科查体(-);神经专科:高级神经功能正常,脑神经(-)。辅助检查:肝功能、血糖均正常,出凝血时间正常。颈部血管彩超提示双侧颈动脉粥样硬化伴软、硬斑块形成。经颅多普勒超声(TCD)示脑动脉硬化。确诊为:脑梗死。神经内科给予患者相应的抗凝、溶栓、降压等药物综合治疗,并嘱患者绝对卧床休息,直到与本病相关的实验室指标稳定。14天后,患者病情稳定,心律正常。此时,医生同意患者可下床活动。但当患者从卧位向坐位转换,并下地行走时,出现了明显的心慌、气短、头晕、乏力等症状,同时伴见食欲不振、纳谷不香、腹胀、便秘等症状,行走时感觉双下肢关节发硬,支撑无力,如踩棉花。患者随即复卧床休息,并怀疑病情是否复发。经神经内科医生复查 MRI,未见新发病灶。

病情至此,很多的患者及家属会询问医生:患者在发病后病情曾明显好转,但为什么会在绝对卧床十余天后再次出现一系列不舒服的症状?我们该如何进一步防治?

要回答这些问题,我们就必须了解长期制动所导致的一系列不良生理效应,以及该如何防治。

一、运动对机体生理功能的影响

运动是人类生存的基础,也是人类最基本的生活要素。不仅表现为局部或整体活动范围的变化,也表现为生物体内部结构的动态变化。它是人类最常见的生理性功能刺激,能够调节 DNA 转录、蛋白质的翻译、酶和激素诱导因子的形成,可以调整和重塑组织功能,对多个系统和器官的功能具有明显的调节作用,最终使机体适应运动的需要。

(一)运动对心血管系统的影响

心血管系统是一个完整的循环管道,它以心脏为中心通过血管与全身各器官、组织相连,血液在其中循环流动。长期耐力运动训练后,机体心脏和血管等亦产生与之相适应的运动反应和功能变化。

1. 心脏对运动的反应与适应 心脏的主要功能是泵血。正常情况下,心脏对运动的即刻反应是搏出量增加和心率加快,导致心排血量增加。长期运动训练不仅引起心脏功能上的变化,心脏的形态与结构也会产生适应性改变。

(1)搏出量与心排血量的调节:正常成年人在安静状态下,搏出量为 70ml,心率平均 75次/min,心排血量 5L 左右。运动时,心脏搏出量随运动强度增加而增加,导致心排血量也相应增加。运动时搏出量和心排血量的增加是由于交感-肾上腺系统兴奋,分泌肾上腺素,儿茶酚胺增多所致。长期运动训练后,心肌纤维增粗、室间隔和左心室壁肥厚,心肌收缩力增强,搏出量增加,同时,心脏舒张功能增强,舒张末期回心血量增加,故提高了左心室射血分数。因此,心脏对长期运动训练的适应表现为搏出量和心排血量增加,左心室收缩末期容积减少、左心室舒张末期容积增加、射血分数增大,心力储备也相应增加。

(2)心率的调节:运动时,心血管系统首先出现的反应是心率增快。运动时增加的心排血量,心率因素占 60%~70%而搏出量改变占 30%~40%,因此心率增加是运动时心排血量增加的主要原因。正常成年人安静状态下的心率(静息心率)为 60~100 次/min。在一定范围内,心率反映了运动强度和机体的代谢水平。正常人心率增加是有限度的,极量运动时心率增加达到一个极限值,即最大心率。正常成年人最大心率为160~180次/min,而训练有素的运动员最高可达200~220次/min。最大心率随年龄增加而逐年下降。此外,心率的变化还与肌肉运动的方式有关,动态运动比恒定运动增加的心率要多;卧床后心率增加可能与重力对压力感受器的刺激减少有关;轻度至中度运动时,心率的改变与运动强度一致。

最高心率与静息心率之间的差值,称为心率储备。假如搏出量保持不变,机体充分动用心率储备可以使心排血量增加2~2.5倍。对于正常人,能使心排血量增加的最高心率为160~180次/min,这是心率储备的上限。超过最高心率后,由于心脏舒张期过短,心室充盈不足,搏出量明显减少,心排血量反而减少。运动时除了心率增加外,每搏输出量也同时增加,通过动用心率储备和搏出量贮备,使得运动时最大心排血量增加至静息时的5~6倍。

运动引起的心率增快,其产生机制主要与神经和体液因素有关。运动时,交感神经兴奋、交感-肾上腺髓质系统分泌肾上腺素、儿茶酚胺等激素增加,还可引起血管紧张素Ⅱ(angiotensin Ⅱ)、内皮素-1、血管升压素等激素释放增加,这些激素与心肌上相应的受体结合,加快心率。此外,运动的肌肉向心血管中枢传入冲动增加,兴奋心交感中枢,抑制心迷走中枢,也导致心率增快。心脏对运动的适应是静息心率减慢。长期运动者安静状态下的心率较不运动者降低,运动员静息心率可以低至40~60次/min,这是心脏适应的典型表现,也是评价运动训练效果的金标准。其产生机制与长期运动增强迷走神经紧张性、降低交感神经紧张性、调整自主神经平衡有关。长期运动者因静息心率降低,也可增加运动时的心率储备。

(3)心脏形态的调节:单次或短暂的运动,心脏的形态结构仅发生暂时性的改变,长期中等强度运动可使心脏的形态和结构发生适应性变化,表现为生理性心肌肥厚。

长期运动可使心脏的宏观形态发生改变,主要表现为左心室内径增加、左心室容积增大,左室流出道增宽,伴心腔扩大,心室壁和室间隔厚度也相应增加。长期耐力运动,由于心脏长期承受这种容积负荷(前负荷)的刺激,心脏的结构对这种功能改变逐渐适应,便形成了心脏扩大。扩大的心脏使心室壁承受的张力也随之增加,刺激心肌细胞合成代谢增强,使心室壁增厚,以维持室壁正常的张力。因此,长期耐力运动会引起心脏扩大伴心室壁和室间隔厚度的增加。

长期运动可引起心脏的微观形态发生改变,主要表现为心肌细胞肥大,肌原纤维数量增多和体积增大,线粒体体积增大,伴有心肌组织中毛细血管数量和密度增加。无论是耐力运动还是抗阻运动或力量性运动,心肌细胞在前负荷或后负荷刺激下,细胞内DNA合成增加、蛋白质合成增加、肌原纤维增粗、肌节数目增多、线粒体体积增大,导致心肌细胞肥大。长期从事抗阻运动或力量性运动,心室壁增厚和心肌细胞肥大较耐力运动更明显。

2. 血管对运动的反应与适应 主动脉和大动脉的弹性贮器作用缓冲了心动周期中的血压变化,而小动脉和微动脉对器官血流灌注起着决定性作用。运动可引起血管系统产生反应和适应,并引起动脉血压的适应性改变。

(1)主动脉与大动脉变化:长期运动训练,血管内压力负荷经常性刺激主动脉和大动脉,促使血管壁细胞新陈代谢增强,血管弹性纤维增多,增加动脉的弹性和顺应性,缓冲血压波动能力增强。

(2)小动脉和毛细血管变化:运动的组织如骨骼肌的小动脉舒张、毛细血管开放数量增多,血流加速,而不运动组织如内脏组织的小动脉和毛细血管收缩、血流减少,动静脉短路开放,回心血流加快。长期运动训练者,运动组织尤其骨骼肌内毛细血管数量增加,新生毛细血管增多,毛细血管开放增多,组织血供增加,毛细血管与肌纤维的比值增大。

（3）冠状动脉的变化:运动时心肌代谢增强,代谢产物刺激冠状动脉舒张,增加心肌血流灌注以满足运动心肌对氧和能量的需求。应用组织学方法和血管造影技术证实,长期运动增加心肌毛细血管数量,通过毛细血管进入心肌的血流量增加,以缺血区侧支血管形成最为明显。冠心病患者进行长期运动训练后,狭窄部位的冠脉侧支血管生成较其他部位更明显。值得注意的是,只有适量运动训练才能促进冠状毛细血管增生,运动量太大或太小均不引起毛细血管增生反应。

（4）静脉的变化:运动时骨骼肌节律性舒缩活动,可对肌肉内和肌肉间的静脉产生挤压,使静脉血流加快,同时静脉瓣使静脉内的血液只能向心脏的方向流动,而不能倒流。长期运动使静脉血管张力提高,静脉顺应性降低,静脉扩张降低,滞留在静脉系统的血液减少,从而使运动肌群可利用的动脉血增加。

3. 血压的变化　动脉血压的变化取决于心排血量和外周阻力之间的关系,并和运动方式、强度、时间等因素有关。全身性耐力运动时,心排血量增多,动脉内血量增加,收缩压升高,血压升高幅度与运动强度密切相关。由于运动时骨骼肌中大量血管舒张,外周阻力下降,但腹腔内脏血管收缩,外周阻力升高,总效应是全身血管阻力降低,所以舒张压无明显变化或轻度降低。相反,抗阻运动或力量性运动时,骨骼肌大面积持续收缩使肌肉变硬,挤压肌肉内血管,从而升高外周阻力,导致舒张压升高。抗阻运动时,若屏气则升高胸腔内压,减少回心血量,导致心排血量降低,收缩压反而降低。这也是心血管病患者应避免进行中等至高强度抗阻运动的缘故。中老年人由于血管硬化程度增加,弹性下降,脆性增加,因此在大强度静力性运动时因外周阻力过大易发生小血管的破裂,故应尽量少进行大强度静力性运动。

4. 心脏的内分泌功能调节　心脏不仅是血液循环的动力来源,而且具有重要的内分泌功能。运动会导致心房钠尿肽增加,心房钠尿肽属于快速反应型激素,在运动中发挥着重要作用,与其他体液调节激素共同维持运动中水和电解质的平衡,确保机体的生理功能正常进行。其增加与运动强度有关,而且也受时间的影响,其中最有效的刺激就是容量负荷引起的心室压力改变以及室壁张力的增加。肾素-血管紧张素系统对调节心血管功能发挥着重要作用。其中血管紧张素Ⅱ能使全身小动脉收缩而升高血压,此外,还可促进肾上腺皮质分泌醛固酮,醛固酮作用于肾小管,起保钠、保水、排钾作用,引起血量增多。运动训练可以导致心室肌中血管紧张素Ⅱ的含量增加。进一步的研究认为,血管紧张素Ⅱ可刺激心肌细胞原癌基因 *c-fos*、心房钠尿肽、α-肌球蛋白重链基因表达增强。在运动性肥大心脏,心肌细胞原癌基因 *c-fos* 表达具有运动后即刻明显增强的波动性,心房钠尿肽基因一过性表达增强,α-肌球蛋白重链基因表达增强等,使心肌细胞向"收缩表型"转变,心肌收缩性提高,表现出"生理性心脏重塑"。

（二）运动对呼吸系统的影响

肺的功能在于进行气体交换、调节血容量和分泌部分激素。运动时呼吸系统主要表现为呼吸加深加快、肺通气量增加,增加 O_2 的摄入和 CO_2 的排出。运动时随着运动强度的增大,潮气量可从安静时的 500ml 上升到 2 000ml 以上,呼吸频率也随运动强度而增加,可由每分钟 12~18 次增加到每分钟 40~60 次。结合潮气量与呼吸频率的变化,运动时的每分通气量可从安静时的每分钟 6~8L 增加到 80~150L,较安静时可增大 10~12 倍。肺的通气功能与肺容量紧密相关,有训练者的肺容量的各个成分(主要是深吸气、补呼气)都比无训练者的大,这是呼吸功能良好适应运动训练的结果。

运动时换气功能的变化,主要是通过 O_2 的扩散和交换来体现。肺换气的具体变化为:①人体各器官组织代谢的加强,使流向肺部的静脉血中 PO_2 比安静时低,从而使呼吸膜两侧的 PO_2 差增大,O_2 在肺部的扩散速率增大;②血液中儿茶酚胺含量增多,导致呼吸细支气管扩张,使通气肺泡的数量增多;③肺泡毛细血管前括约肌扩张,开放的肺毛细血管增多,从而使呼吸膜的表面积增大;④右心室泵血量的增加也使肺血量增多,使得通气血流比值仍维持在 0.84 左右。

不参加体育锻炼的人,20 岁以后肺换气功能将日趋降低,而经常参加体育锻炼的人,肺换气功能降低的自然趋势将推迟。太极拳运动可增大肺活量,相对地增加了各器官的供氧,长时间练习可以提高心肺功能,可使四肢的静脉血更快地回流心脏,从而加快血液循环,促进新陈代谢。另外,深长的呼吸增强了肋间肌、胸肌、膈肌、肺泡的呼吸代偿功能,扩大了肺活量,可提高呼吸效率,对于防止慢性阻塞性肺气肿的发病有一定作用,有利于呼吸功能的恢复。

（三）运动对消化系统的影响

运动可提高消化器官功能,增强胃肠蠕动,增加消化液的分泌,提高消化和吸收能力。同时,也可增加食欲,使机体精力旺盛,有利于促进人体生长发育和增强体质,提高人的健康水平。

运动有利于脂肪代谢及胆汁合成和排出,降低肌肉中的胆固醇含量,促进粪便排出胆固醇,还可减少胆石症的发生。低强度运动对胃酸分泌或胃排空仅有轻微的影响。随着运动强度的增加,胃酸分泌明显减少。中等强度运动时可延缓胃的排空,进行长时间、间歇的蹬脚运动可以加速胃排空。运动强度及时间对胃肠激素血浆浓度水平也会产生影响。随着运动强度的增大及运动时间的延长,胃泌素、胃动素、胰多肽、促胰液素、血管活性肠肽、生长抑素等大多数胃肠激素的血浆浓度均增加。

运动时肝血流量可减低 80% 以上,长距离运动可使血清谷丙转氨酶、胆红素、碱性磷酸酶增高。运动可降低发生消化道肿瘤的危险,经常参加运动的男性和女性,大肠癌的发病率要低 50%。结直肠癌患者坚持运动可以降低疾病的死亡风险,并提高其生活质量。

（四）运动对肌肉和关节的影响

肌肉的运动是保持肌纤维功能的主要因素,不同类型的运动可引起肌纤维形态和酶活性选择性改变。耐力运动时,在相对低强度下的反复收缩可增加线粒体的数量和密度,肌纤维稍有增粗,以红肌纤维改变为主,肌肉的耐力增加。力量运动时,每一肌纤维横断面积范围内的负荷增加,募集的运动单位增多、频率增加,导致肌纤维横截面积增大。这种变化主要以白肌纤维为主,引起蛋白合成能力增强,线粒体数量相对减少,无氧代谢能力增强,肌力增加,单位时间内肌肉的爆发力增大。除此之外,不同类型的运动还可诱导肌纤维类型发生转变,通过交叉运动神经元支配和不同的电刺激均可诱导成年动物骨骼肌纤维类型的改变。将支配快缩型肌纤维的神经元用来支配慢缩型肌纤维,或高频电刺激刺激慢缩型肌纤维,可诱导骨骼肌纤维由慢缩型肌纤维向快缩型肌纤维转变;将支配慢缩型肌纤维的神经元用来支配快缩型肌纤维,或用低频电刺激刺激快缩型肌纤维,则可诱导骨骼肌纤维由快缩型肌纤维向慢缩型肌纤维转变。

骨关节的代谢主要依赖于日常活动时关节骨承受的压力和肌腱的牵伸力。站立位时重力使关节骨受压,肌腱对骨产生牵伸,以上两种作用直接影响关节骨的形态和密度。任何关节活动都可对软骨产生"挤压"效应,从而使软骨获得足够的营养,同时运动还可保持关节液的营养成分,排出代谢产物。运动在维护关节的形态和功能上起重要作用。

关节的负重和运动对维持正常关节软骨的组成、结构和机械特性非常重要,负荷的类型、强度和频率直接影响关节软骨的功能。当负重的强度和频率超出或低于某一范围时,关节软骨的合成和降解的平衡被打破,导致软骨的组成与超微结构均发生变化。一般情况下,正常软骨的新陈代谢足以维持组织的平衡,但如果损伤的速度高于软骨细胞再生的速度,微损伤的积累效应就会发生,导致软骨的破坏,影响关节功能。关节附近的骨折、关节置换术后,应及时正确地应用运动疗法以刺激软骨细胞,增加胶原和氨基己糖的合成,防止滑膜粘连和血管翳的形成,从而增加关节活动范围,恢复关节功能。运动提供的应力使胶原纤维按功能需求有规律地排列,促进关节骨折的愈合。

韧带与肌腱会适应受到的外界负荷的需要而进行再造。如果负荷增加,它们会变得更坚韧,如果负荷减少,它们的刚度会降低。运动训练能增加肌腱和韧带与骨连接点的拉伸强度。

（五）运动对骨代谢的影响

骨的生长、塑造、再造和修复是成骨细胞与破骨细胞等共同作用的结果,以保持骨形成和骨吸收的代谢动态平衡。骨的代谢受骨骼承载应力的影响,包括骨所承受的重力以及肌肉对骨的牵张力。在这些力的综合作用下,一方面可以改善骨骼本身的血液循环,另一方面又对骨的强度起决定性作用。骨对应力的适应是按 Wolff 定律进行的,即骨的结构包括其外形、内部孔隙度、矿物质含量、结构排列等经常按其所受的应力而改变。长期运动可使骨皮质增厚,骨小梁排列更合理,骨隆突更发达,并且应力刺激能加速骨折后骨痂形成。运动对骨结构有良好影响,其机制是:①运动使骨组织血流增加,同时促使成骨细胞活动增强,DNA和骨胶原合成增加,使骨重量增加;②血流量增加,预防血液酸化,防止钙溶解流失;③运动及负重时的应力负荷使含有结晶结构的骨组织因压电效应而产生微弱的负电位,使带正电的钙离子易于结合沉着。

1. 运动对骨密度的影响　骨骼的密度与形态取决于施加在骨上的力,运动可增加力,对骨形成有明显影响,骨受力增加可刺激其生长、使骨量增加;反之,骨受力降低可抑制其生长,引起骨量减少。卧床的患者,腰椎骨矿物质平均每周减少 0.9%,且卧床时间越长,骨质疏松越严重。

不同强度的运动训练对血钙影响不一,有氧运动能够促进血钙增加,大强度的运动效果显著。激素、钙和维生素 D 在骨强度和骨量上仅仅起到 3%～10% 的作用,而力学的应力则起到 40% 以上的作用,这说明骨生物力学性能的稳定性相当重要。运动的同时补充足够的钙剂和活性维生素 D 能增大肌肉力量和身体的平衡协调能力,对于改善老年性骨质疏松产生积极的促进作用,从而降低骨折发生率。

运动使绝经后妇女的雌激素水平轻度增加,从而增加骨钙含量。雌激素是稳定骨钙的重要因素,女性在绝经后,由于雌激素水平的下降,骨量丢失速度加快。研究表明,全身运动加局部专项锻炼 6 个月后,老年女性跟骨骨密度升高、骨强度增强和骨质疏松率下降。

2. 应力与骨重建　骨重建是指骨组织的形态和密度随着生物力学环境的改变而改变的生理行为。在载荷较高的区域,骨的质量和密度发生增长;而在载荷较低的区域,骨的质量和密度发生下降。骨重建需要很高强度的应力刺激,当应力高于某一数值时,才可引起皮质骨钙的沉积,使骨量增加;相反,应力水平过低或过高,则抑制骨重建。骨骼的力学特性是由其物质组成、骨量和几何结构决定的,当面临机械性应力刺激时,常常出现适应性的变化,否则将会发生骨折。负重对维持骨小梁的连续性、提高交叉区面积起重要作用,施加于骨组织上的机械应力可引起骨骼的变形,这种变形导致成骨细胞活性增加,破骨细胞活性抑制。运动可促进去卵巢大鼠骨的矿化和成骨细胞的成骨作用,抑制雌激素缺乏引起的骨吸收和骨重建高转换,增加骨密度值和骨量。

（六）运动对代偿功能的影响

1. 人体代偿的类型　人体产生的代偿有几种类型:①无须特殊的训练或适应而自发形成:如一侧肾切除,对侧肾即自动担负全身的排泄功能;②需要适当训练才能形成的代偿功能:如肌肉、神经移植术后,由于改变了原先的功能状态,需要加以训练,才能产生需要的功能;③需要刻苦训练才能形成的代偿功能:如肢体残缺或偏瘫、截瘫后必须通过系统训练,减低突触传导的阻力,才有可能在病灶周围、网状神经联系中形成新的传导通路,或者用健侧肢体代替患侧肢体的功能,如用下肢代替丧失的上肢功能等。这些功能只有通过反复强化,才能使条件反射建立得更加牢固,动作日臻完善。形成这些代偿功能的机制主要是来源于中枢神经,特别是大脑皮质的可塑性。脑的可塑性是指大脑在结构和功能上有修改自身以适应改变了的环境的能力。在康复训练过程中,通过功能性磁共振成像(functional magnetic resonance imaging,fMRI)可以观察到大脑可塑性的连续变化,说明运动对大脑的功能重组和代偿起着重要作用。

2. 中枢神经功能代偿　中枢神经对全身器官的功能起调控作用,同时又需要周围器官不断传入信息以保持其紧张度和兴奋性。运动是中枢神经最有效的刺激形式,所有的运动都可向中枢神经提供感觉、运动和反射性传入。运动由一系列条件反射组成,正常动作通过不断训练形成和强化,长期制动可使复杂的条件反射消退,从而使动作生疏甚至遗忘。当各种伤病导致肢体或功能丧失时,人类为了生存,必须产生各种代偿功能,建立新的条件反射来弥补丧失。中枢神经系统有重建的可能性,在损伤的脑组织周围存在一定程度的功能代偿,通过多次重复训练,大脑皮质将建立暂时性的联系和条件反射,神经活动的兴奋性、灵活性和反应性都得以提高。脑卒中后的患者进行康复干预对功能的代偿十分关键,运动训练有助于改变神经功能和结构的可塑性。运动训练可影响脑卒中后神经纤维投射,改变神经元突触形态及树突的长度。中枢神经系统代偿功能可能产生极大的潜力,只要在指导下进行艰苦训练,常可产生超出预想的效果。

（七）运动对内分泌系统的影响

内分泌系统可以调节人体器官系统的多种功能,维持正常的生命活动,以适应体外环境的变化。激素是化学信使,它对人体的所有功能几乎均有影响,可以调节生长、发育、代谢和生育,维护内环境稳定,调节电解质和酸碱平衡等。分泌这些激素的器官称为内分泌腺。运动可引起激素分泌改变,这些改变有利于促进物质和能量代谢,以适应运动的需要。近年来的大量研究发现,运动对人体主要的内分泌腺分泌的激素能够产生影响,影响的效果与运动形式和运动负荷有关,当运动负荷达到一定强度才能激发出激素的明显变化,这被称为激素反应的阈强度。运动引起激素变化的类型有三种:快速应答型、缓慢应答型和滞后应答型。

运动对下丘脑-垂体的内分泌功能的影响表现为:小负荷的健身运动对下丘脑、垂体的功能会有积极的调节作用;大负荷的竞技训练会对下丘脑、垂体的功能产生负面影响,表现为激素分泌的节律紊乱,如下丘脑-垂体-靶腺轴的反馈调节机制出现障碍,甚至出现下丘脑、腺体功能的一过性下降,可表现为训练后的恢复减缓。对于一些长期限制热量摄入的女运

31

动员,还会表现为发育延迟、月经紊乱、骨质疏松,影响身体健康。下丘脑-垂体-肾上腺轴(HPA)的动员与机体抵抗内外刺激的应答性反应有关,故亦称之为应激轴。身体运动会刺激大脑皮质;在大脑皮质作用下,HPA轴活动加强,使肾上腺皮质激素释放增加;肾上腺皮质激素作用于有关靶器官、靶组织或靶细胞,通过增强能量代谢,对运动产生应激。

运动对内分泌腺的影响见表2-1。

表2-1　运动对内分泌腺的影响

垂体前叶		垂体后叶		肾		肾上腺皮质		肾上腺髓质	
生长激素	↑	升压素	↑	肾素	↑	皮质醇	↑	去甲肾上腺素	↑
促甲状腺激素	↑	催产素	↑			醛固酮	↑	肾上腺素	↑
促肾上腺皮质激素	—								
促性腺激素	—								
催乳素	↑								
内啡肽	↑								
甲状腺		甲状旁腺		胰腺		卵巢		睾丸	
甲状腺素	↑	甲状旁腺激素	↑	胰岛素	↓	雌激素	↑	睾酮	↑
三碘甲状腺原氨酸	↑			胰高血糖素	↑	雄激素	↑		

(八) 运动对脂代谢的影响

脂代谢异常是缺血性心脑血管疾病发生的重要危险性因素。肌肉运动时脂肪酸是最重要的脂质能源,并且是安静时和轻至中等强度运动中有氧代谢生成ATP的主要能源,其中长链脂肪酸是脂肪氧化的重要能源。在40% VO_{2max} 强度运动时,脂肪酸的氧化约占肌肉能量来源的60%。脂肪酸的来源有血浆脂质、细胞内甘油三酯、磷脂池和肌纤维间脂肪组织中的甘油三酯池。运动可提高血清蛋白指标,甘油三酯、血胆固醇含量和低密度脂蛋白的数值有明显下降,可以有效预防心血管疾病的发生。还可提高脂蛋白酯酶的活性,加速富含甘油三酯的乳糜微粒和极低密度脂蛋白的分解,降低血浆甘油三酯、胆固醇、低密度脂蛋白和极低密度脂蛋白水平,增加高密度脂蛋白和载脂蛋白A1水平。任何强度的持续运动(包括马拉松、越野、滑雪,甚至休闲性慢跑)都有降低血脂、升高高密度脂蛋白胆固醇的效应。研究表明,坚持长跑运动的老年人血浆胆固醇、甘油三酯、低密度脂蛋白显著低于非运动组,并且锻炼改善脂代谢的程度还与锻炼年限呈正相关。

运动可促进组织,特别是骨骼肌中脂蛋白脂肪酶的基因表达,而脂肪组织中的脂蛋白脂肪酶表达无变化。脂蛋白脂肪酶对于组织摄取血浆中富含甘油三酯的脂蛋白是必需的,可见脂蛋白脂肪酶活性的变化与血浆甘油三酯水平呈负相关。研究结果表明,运动可促进内源性激素如儿茶酚胺和胰岛素转移至骨骼肌,增加脂蛋白脂肪酶活性。运动和胰岛素均能促使葡萄糖转运蛋白移位至细胞膜,增加细胞膜的转运和糖原合成,提高机体葡萄糖的利用度,改善脂质代谢。

(九) 运动对糖代谢的影响

糖类在人体中易被消化吸收、运输,也容易被动员,是运动时的主要供能物质。人体中的糖类主要以血糖(葡萄糖)和糖原(肝糖原和肌糖原)两种形式存在,前者是糖类的运输形式,后者是糖类的储存形式。因此,运动对糖代谢的影响主要涉及肝糖原、肌糖原以及血糖三个方面。

1. 对肝糖原的影响　肝脏是葡萄糖异生和输出的重要场所,肝糖原的合成及其分解释放与运动强度和运动时间有关,对耐力运动中维持血糖稳定,保证中枢神经系统和骨骼肌的能量供应起重要作用。长时间低强度运动时,肝脏释放葡萄糖的速率呈现先快后慢的过程。运动前阶段,肝糖原储量充足,是葡萄糖的主要来源,随着肝糖原逐渐消耗,糖异生过程的基质浓度逐渐上升,后者成为血糖的主要来源。运动后期,肝葡萄糖的输出速率下降,糖异生激活和增强,但并不能缓解肝糖原分解的减弱,致使血糖水平下降。耐力运动后肝糖原储量增加,并且耐力训练降低了运动时肝糖原的分解速率,其机制与激素的应答改变有关。有实验研究发现,经常参加耐力运动者血浆胰高血糖素和儿茶酚胺增幅降低,细胞内环磷酸腺苷(cAMP)生成量减少。

2. 对肌糖原的影响　肌糖原是运动的主要能源物质,运动时在耗氧量等同的情况下,利用糖的氧化功能可以产生更多的能量。每克肌糖原在储存时伴有约 2.7g 的结合水,耐力运动时由于肌糖原大量排空,可释放出结合水 1 000~1 600ml,这对维持运动过程中水的代谢、满足体内某些生化过程进行和防止脱水有积极意义。运动中肌糖原的利用受多种因素的影响,其中包括运动强度、持续时间、运动类型、训练水平、饮食和环境因素等。

3. 对血糖的影响　运动时骨骼肌吸收和利用血糖增多,其数量与运动强度、持续时间和运动前肌糖原储量有关。运动对血糖的调节是在神经系统、激素和组织器官的协同作用下完成的。交感神经的作用是促进肝糖原分解和糖异生增强,具有升高血糖的作用,副交感神经除了对肝脏直接调控外,还可通过激素的分泌间接调节血糖浓度。运动中交感神经兴奋,具有升高血糖作用的激素分泌增多,胰岛素分泌减少,对于维持血糖稳定,保持运动能力有非常重要的意义。

适当的运动能提高胰岛素受体的敏感性,可以促进胰岛功能的发挥;能够促进细胞对血糖的摄取,对治疗 2 型糖尿病有积极作用;能改善脂类代谢,加速脂肪分解,从而减轻体重,减轻胰岛素抵抗;能使肌肉、肝脏摄取大量葡萄糖,进一步降低血糖水平。

（十）运动对精神和心理因素的影响

运动对精神、心理有较大的影响。对患者来说,由于对疾病的不正确理解和对治疗丧失信心,极易产生精神抑郁、悲观失望等情绪,这些"负性"情绪常可进一步削弱人的生理功能。患者参加运动,进行积极主动的训练,可以扭转上述的消极影响,同时引起相应的体液调节改变。这是因为运动可反射性引起大脑皮质和丘脑、下丘脑部位兴奋性提高,而下丘脑是调节内脏、内分泌活动的次高级中枢,对躯体活动有调节作用。运动可提高机体的反应能力,因而能较好地适应各种因素给机体造成的应激状态。在适量运动应激反应中,垂体前叶-肾上腺皮质功能系统起着极为重要的作用。在丘脑中有"愉快中枢",运动时常表现为良好、愉快的情绪,再加上交感神经的营养性作用,可改变体内物质代谢过程。特别是当患者看到自己参加运动而从中获益时,常常对治疗恢复信心,有利于疾病的康复。

研究表明,不同的运动项目和不同强度的运动量对心理健康的影响作用是不一样的。10 分钟中等强度的有氧运动,如慢跑、骑自行车、登高等,能降低肌肉的紧张性,这种作用可持续近 1 个小时。在较剧烈的运动后,能导致中枢神经的松弛反应,可降低焦虑反应。中等或大强度的运动锻炼,能治疗非精神病患者的抑郁症状,并且在锻炼期间,抑郁症的减轻与躯体的康复过程相一致。中等运动量的运动最能有效地促进心理健康,且明显好于小运动量的运动。

二、制动对机体的影响

制动指人体局部或者全身保持固定或者限制活动,是临床医学和康复医学最常用的保护性治疗措施,以减少体力消耗或器官功能损害,稳定病情,帮助疾病恢复。老年人、体弱或久病之人,会因各种原因长期卧床制动。制动有三种类型:①卧床休息;②局部固定(如石膏或夹板);③肢体和躯体神经麻痹或瘫痪。

长期卧床或制动常引起制动或失用综合征,它见于急性病或外伤需要长期卧床者,以及因瘫痪而不能离床者及其他情况。对于严重疾病和损伤患者,卧床是保证度过伤病危重期的必要措施。但是研究表明,长期卧床不活动本身是导致功能障碍的普遍原因,它可加重残疾,有时其后果较原发病和外伤的影响更加严重,甚至累及多系统功能。因此,针对制动要提倡运动,针对卧床要提倡起床、站立、活动。长期制动和卧床对机体的功能会产生下述不良影响。

(一)心血管系统

制动对心血管系统有多方面的影响。短期制动可使血液循环功能迅速减弱,长期制动则导致心血管系统功能衰退。其影响机制可能有体液转移、血容量减少、血流减慢、心率增加等。常导致有氧运动能力降低,易发生直立性低血压、血栓形成等不良后果。

1. 心率变化 严格卧床者,基础心率增加。由于躯体情况的变化,交感肾上腺系统较副交感胆碱能系统占优势,基础心率增加,心脏储备减少。卧床开始 2 个月内,基础心率每日增加半搏;严格卧床 10 日者,基础心率每分钟增加 12~23 搏。基础心率保持一定水平对冠状动脉血流极为重要,因为冠状动脉的灌注在于心搏的舒张期。基础心率加快,舒张期缩短,将减少冠状动脉血流灌注。所以,长期卧床者,即使从事轻微的体力活动也可能导致心动过速。卧床后 VO_{2max} 下降。VO_{2max} 是衡量心血管功能的常用指标,它既反映心排血量,又反映氧的分配和利用。VO_{2max} 下降,肌肉功能容量减退,肌力和耐力下降。

2. 体液的重新分配 直立位时约 700ml 血液流向下肢,这是血管内血液静压的结果,卧位时此静压解除。这 500~700ml 的血液约为全身血量的 11%,流向肺和右心,使中心血容量增加,导致右心负荷增加,心脏压力感受器膨胀,利尿激素释放增加,尿量增加,卧床数日即有明显的多尿。研究结果表明,卧床 2 周内血浆容积减少 8%~10%,卧床 2~4 周后血浆容积减少 15%~20%。长期卧床患者,心脏对于体液重新分布的反应在早期和后期有所不同。早期中心血容量的增加导致基础心率增加。

3. 直立性低血压 直立性低血压指患者由卧位转化为直立位时,因血压显著下降而出现面色苍白、出汗、头晕、收缩压下降、心率加快、脉压下降,重者产生晕厥。这是长期卧床后最普遍的心血管不适应症状之一。直立时血液大量流向下肢,心排血量减少,心搏出量减少,心率代偿性增加。血液流向下肢主要进入肌肉和肌间静脉系统,使静脉压增加,下肢细胞外间隙的血浆容积增加,更加重了体液分配的作用。其发生机制有:①由于重力的作用,血容量从中心转到外周,即血液由肺和右心转向下肢;②交感肾上腺系统反应不良,不能维持正常血压;③卧床时 β-肾上腺素交感神经活动增加也是直立性低血压的原因之一。

4. 静脉血栓形成 长期卧床容易产生深静脉血栓和血栓性脉管炎等,卧床时间越久,则发生率越高。卧床使小腿骨骼肌的泵作用显著减小,因而使下肢血流淤滞;血浆容积的减少和脱水,使血流处于高度可凝状态;此外还有血管壁损害的因素。深静脉血栓形成的表现:局部水肿、发红、疼痛、触痛等。继发性肺栓塞是静脉血栓形成的危险并发症。

（二）呼吸系统

长期卧床后导致的呼吸系统并发症也非常危险,主要表现为以下两个方面:

1. 肺通气功能减退 通气功能减退的原因首先是肌无力。卧床数周后,患者全身肌力减退,呼吸肌肌力下降,加之卧位时胸廓外部阻力加大,弹性阻力增加,不利于胸部扩张,肺的顺应性变小,肺活量明显下降。另外,卧位时膈肌、肋间肌、腹肌的运动部分受阻,使呼吸运动减小。侧卧位时下侧肺通气不良而血流灌注过度,造成动静脉短路,导致通气/血流比失调,减少动脉血氧合程度。

2. 坠积性肺炎 长期卧床使横膈上移,胸腔容积减少,体液容积相对增加,从而导致肺的咳嗽反射减弱,易形成坠积性肺炎。卧床使气管纤毛的功能下降,分泌物黏附于支气管壁,排出困难。侧卧位时下部支气管壁附着的分泌物较上部为多,而由于咳嗽无力和卧位不便咳嗽,分泌物沉积于下部支气管中,容易诱发呼吸道感染。

（三）骨骼肌

1. 肌肉失用性萎缩 全身或局部制动均可造成肌肉失用性萎缩。关节固定2周以上可造成肌萎缩,石膏固定后肌肉萎缩比卧床休息要明显得多。正常人卧床时使用背肌和下肢肌肉翻身,则可以减少肌肉萎缩。瘫痪和老年患者则会出现更多的肌肉萎缩。承担体重和维持步行的肌肉制动后萎缩最为明显,伸肌萎缩多较屈肌更明显。卧床15天后下肢肌肉大腿和小腿的体积及横截面积均有不同程度减小,比目鱼肌最大横截面积减小最为显著,腓肠肌体积减小最为显著,明显高于其他骨骼肌的变化。

绝对卧床2个月,肌容积将减少一半,电镜下可见肌纤维变性,脂肪和纤维组织增加,残存肌纤维的横截面积减少42%,主要是Ⅰ型肌纤维萎缩。组织化学发现有琥珀酸脱氢酶和肌酸磷酸激酶等氧化酶减少,肌酸与糖原等储备减少,最大耗氧量降低,细胞内水含量减少而细胞外水含量增加。这些导致运动时对氧债的耐受力减低,乳酸堆积较早。同时,肌组织本身分解代谢占优势,肌蛋白降解增加而收缩蛋白的合成减少,内膜上出现钙催化的蛋白分解酶。此外,成纤维细胞生长因子和表皮生长因子的变化或肌膜结合部位的减少,均可导致肌肉萎缩。健康人石膏固定肘关节4周后前臂周径减少5%。制动后的5～7日肌肉重量下降最明显。组织学观察显示,制动7日肌纤维间结缔组织增生,肌纤维变细,排列紊乱。电镜下可见线粒体肿胀明显,有结晶体形成。

2. 肌力下降 制动对骨骼肌肌力和耐力均有明显影响,肌肉体积减小,肌纤维间的结缔组织增生,非收缩成分增加,导致肌肉单位面积的张力下降,肌力下降。另外,肌力的下降还与制动引起的肌肉运动神经的兴奋性下降有关。制动后肌肉耐力下降的原因有以下几点:①肌糖原和ATP储存减少,做功使肌糖原和ATP迅速消耗,乳酸含量增加,脂肪酸抗氧化能力下降致使肌肉迅速疲劳;②肌肉的血流量及呼吸效率下降。健康人绝对卧床1周亦将使肌力减少20%。有研究认为肌力下降程度,大约每日减少1%～3%,每周减少10%～15%,3～5周后可降至50%。在主要肌群中,腓肠肌肌力下降最为明显,其次为胫骨前肌、肩带肌和肱二头肌。

3. 肌肉代谢障碍 由于肌肉局部血流量的减少及其运氧能力的降低,造成肌肉相对缺血缺氧,直接影响糖代谢过程,使氧化活动减弱,无氧糖酵解活动加强。肌肉蛋白质代谢的变化表现为蛋白质合成减少而分解增加,导致蛋白总量下降。在卧床早期,骨骼肌 Ca^{2+} 的变化主要是肌质网对 Ca^{2+} 的摄取和释放增加,直接影响骨骼肌的收缩功能。临床上诊断肌肉损伤的一个重要指征就是血清肌酸激酶的活性增高,有研究表明,在制动2小时后,血清肌酸激酶活性开始上升,并在 12~24 小时达到峰值,以后维持在此水平。此外,研究表明制动可能使正常肌肉组织中的连续毛细血管部分转变为有孔毛细血管,这些毛细血管结构的变化也预示了长时间制动后肌肉的变性改变。

4. 肌肉改变的可逆性 制动后的肌肉功能减退可以通过渐进康复训练使之迅速恢复,但恢复肌肉质量所需的时间以及超微结构的改变是否能完全恢复,目前尚无研究证实。对于骨关节固定的患者,最好在固定期间一直坚持等长收缩运动,可减轻肌肉萎缩,促进骨折愈合。

（四）骨关节

1. 骨质疏松 骨代谢主要依赖于日常的加压和牵伸,站立位的重力使骨受压,肌腱的作用在于牵伸,以上两力直接影响骨的形态和密度。长期制动时,骨骼将发生一些变化:开始骨吸收加快,特别是骨小梁的吸收增加,骨皮质吸收也很显著。稍后则吸收减慢,但持续时间很长。骨质丢失最明显的为抗重力的下肢和躯干姿势肌及相关的骨骼,承担体重最大的跟骨骨钙丢失最明显。常规 X 线摄片不能观察到早期的骨质疏松,骨密度下降 40% 时方有阳性发现。骨扫描则较敏感,由于干骺端的血流增加而使该部位骨质疏松的检出率明显增加。骨质疏松的原因不完全是由于肌肉活动减少,也由于复杂的内分泌和代谢的异常。太空飞行相关的研究证明,沿长骨纵轴压力的减小是骨质疏松的主要原因。

2. 退行性关节病 长期制动可产生严重的关节退变。首先是关节本身的改变,包括软骨和关节囊的变化,伴以疼痛和活动受限。动物实验研究表明膝关节制动 7~14 天,关节软骨即出现早期退变,28 天后出现中度退变,42 天后出现严重退变。

长期制动会引起关节周围韧带的刚度降低,强度下降,能量吸收减少,弹性组织减少,肌腱附着点处变得脆弱,韧带易于断裂;此外,关节周围韧带还会发生长度变化,这与制动后韧带及纤维组织基质中水及氨基多糖含量减少,纤维之间润滑作用降低以及纤维之间距离缩小有关,加之新生纤维形成与原有纤维粘连,进一步限制其相对滑动,加重关节挛缩。

半月板为位于胫骨平台内侧和外侧关节面上的纤维软骨,起着缓冲重力、保护关节面以及增加膝关节灵活性等重要作用。解剖上,半月板游离缘近 2/3 的区域无血管终支供血,因此损伤后修复较为困难。

关节囊壁的血管、滑膜增生,纤维结缔组织和软骨面之间发生粘连,出现疼痛。继而关节囊收缩,关节挛缩,活动范围减小。关节囊的缩短和关节制动于一定位置,使关节软骨接触处受压,关节软骨含水量下降,透明质酸盐和硫酸软骨素减少,从而降低了软骨的营养,使软骨变薄,关节面损伤,造成关节功能障碍。有研究表明,关节制动后第 4 天即发生关节软骨接触部位的退行性改变,自表层逐渐深入,软骨细胞凋亡,软骨表层纤维化,由原始成纤维细胞取代。慢性关节挛缩时,关节囊内和关节周围结缔组织重构,软骨变薄,血管增生,骨小梁吸收。

（五）神经系统

长期制动所致环境、身体、神经和社会刺激的缺乏可以造成广泛的中枢神经系统障碍,包括感觉减退、感知认知障碍、心理障碍和智力减退。

1. 姿势、运动调节功能下降 长期卧床者因为对姿势、运动调节中枢的刺激减少、失用性肌萎缩等,使姿势、运动调节功能下降。

2. 自主神经功能失调 长期卧床可使自主神经系统异常,引起直立性低血压等。

3. 感觉异常 长期制动以后,由于感觉输入减少,可以产生感觉异常和痛阈下降。

4. 情感障碍 由于感觉输入减少与社会隔离,加之原发疾病和外伤的痛苦,产生焦虑、抑郁、情绪不稳和神经质,或出现感情淡漠、退缩、易怒、攻击行为,严重者有异样触觉、运动觉、幻视与幻听。

5. 智力障碍 躯体不活动而又与社会隔离的患者可有认知能力下降,判断力、解决问题能力、学习能力、记忆力、协调力、精神运动能力、警觉性等均有障碍。

（六）消化系统

长期卧床常导致消化道的消化腺分泌减少而影响消化功能,胃内食物排空速率减慢,食欲减退,尤其是厌食富含蛋白质的食物,从而导致营养性低蛋白血症。由于卧床使交感神经肾上腺素占优势,胃肠蠕动减慢,因而营养的吸收减缓,特别是蛋白质和碳水化合物吸收减少,产生一定程度的低蛋白血症。胃肠蠕动减弱,食物残渣在肠道内停留时间过长,水分吸收过多而变得干结,引起排便困难,导致便秘。另外,卧床使用便盆困难和排便习惯的改变也是造成便秘的原因。

（七）泌尿系统

卧床时由于重力作用减小,使尿引流困难。卧位时腹压减小,不利于膀胱排空。腹肌无力和膈肌活动受限、盆底肌松弛、神经损伤患者神经支配异常而导致括约肌与逼尿肌活动不协调,这些都是引发尿潴留的因素。尿潴留使产生尿素酶的细菌高度繁殖,分解尿液产生胺,使尿液 pH 升高,促进钙和磷的析出和沉淀,形成结石。结石形成以后,成为细菌生长的核心,形成感染-结石-感染的恶性循环。

长期卧床使抗利尿激素分泌减少,排尿增加,随尿排出的钾离子、钠离子、氮离子均增加。长期卧床,钙离子自骨组织中转移至血液,易产生高钙血症。血中多余的钙离子又经肾排出,产生高钙尿症。卧床后 1~2 日尿钙即开始增高,5~10 日内增高显著,24 日即达卧床前的 2 倍,此后可以略有减低,但只有恢复直立位方能完全正常。

（八）皮肤系统

长期制动可使肌肤萎缩和出现压疮。皮下组织和皮肤的坚固性下降、食欲不佳和营养不良加速了皮下脂肪的减少和皮肤的角化。皮肤卫生不良导致细菌和真菌感染,以及甲沟炎与嵌甲。大面积压疮使血清蛋白质,尤其是白蛋白减少。血清蛋白质减少使组织渗透压下降,加速了液体向细胞间渗出,引起下肢皮肤水肿。

（九）代谢与内分泌

长期卧床患者常出现代谢和内分泌的障碍,其通常较肌肉骨骼和心血管系统并发症为晚,恢复也较迟。往往在心血管功能开始恢复时,代谢和内分泌变化才表现出来。

1. 负氮平衡 制动期间抗利尿激素分泌减少,产生多尿,尿氮排出明显增加,加上制动引起的食欲减退所造成的蛋白质摄入减少,可出现低蛋白血症、水肿和体重下降。氮排出增加开始于制动的第 4~5 日,在第 2 周达到高峰,并一直持续下去。3 周卧床所造成的负氮平衡可以在 1 周左右恢复,但 7 周卧床造成的负氮平衡则需要 7 周才能恢复。

2. 内分泌功能障碍 抗利尿激素在卧床后的第 2~3 日分泌开始下降,肾上腺皮质激素分泌增高,尿液中氢化可的松的排出量也增加。雄激素水平降低,醛固酮降低。糖耐量降低,血清胰岛素和 C 肽同时增高,在制动后 1 个月达到高峰,这种情况不是胰岛素分泌减少,而是胰岛素利用下降。血清甲状腺素和甲状旁腺激素增高或不稳是造成高钙血症的原因之一。但血清降钙素和催乳素保持不变。卧床制动 14 日,去甲肾上腺素分泌增加 35%,不伴有肾多巴胺产物增加,与血浆容量降低有关。

3. 水、电解质紊乱

笔记栏

（1）血钠、血钾、血镁、血磷酸盐和硫酸盐、血钙、尿钙、血胆固醇增高,高密度脂蛋白胆固醇降低。有运动训练者制动后血清碳水化合物和电解质水平的改变比无训练者大。

（2）制动性高钙血症:高钙血症是制动后常见而又容易忽视的水、电解质异常,在因骨折固定或牵引而长期卧床的儿童中,高钙血症的发生率可达50%。卧床休息4周左右可以发生症状性高钙血症。早期症状包括食欲减退、腹痛、便秘、恶心和呕吐,进行性神经体征为无力、低张力、情绪不稳、反应迟钝,最后发生昏迷,严重高血压也很常见。

● （陈朝晖）

第三节　人体发育学基础

人体发育学属于发育科学的分支领域,是一门新的学科,是研究人体发生、发育全过程及其变化规律的科学。人体发育涉及从生命开始到生命结束的过程,是人体结构和功能按照一定规律分化、发育、统合、多样化、复杂化的过程。从胎儿期到青春期是人体生长发育过程中功能逐渐成熟的阶段,是人体发育学研究的重点。人体发育学全面、综合地研究发育过程中所涉及的生物、心理和社会等各种与发育相关的要素,包括人生各阶段运动功能、认知功能、言语功能、心理功能、社会功能等发育变化的规律。康复临床治疗遵循发育学原理,使用发育学方法。

一、运动功能发育

小儿运动功能的发育包括粗大运动发育和精细运动发育。

1. 粗大运动发育　婴幼儿处于脑发育的关键期,脑在结构和功能上都有很强的适应和重组能力,其可塑性最强,是学习运动模式等最具有潜力的时期,对后期乃至成人都有十分积极的影响。粗大运动发育是指抬头、翻身、坐、爬、站、走、跳等运动发育,是人类最基本的姿势和移动能力的发育。良好的粗大运动发育对婴幼儿其他方面的发育具有促进作用。粗大运动发育是评估婴幼儿生长发育的重要指标之一。神经系统对姿势和运动的调节是复杂的反射活动,因此,反射发育是婴幼儿粗大运动发育的基础,粗大运动发育主要指反射发育及姿势运动发育两方面。

一般情况下,在妊娠28周至出生后24个月之内,人体会陆续出现一些发育性反射,最早出现的是脊髓水平的反射,最晚出现的是大脑水平的反应(如平衡反应)。随着神经系统的不断发育,脊髓、延髓、脑桥水平的反射在婴儿时期由中枢神经系统进行整合而被抑制,一经整合,这些反射将不再以原有的形式存在,因而在正常情况下不能再被引出。因此,脊髓、延髓、脑桥水平反射的出现与消失意味着中枢神经系统反射发育的成熟过程,而高水平的调整和平衡反应则变得越来越成熟,终生保留,这些反应是运动功能的重要基础。中枢神经损伤后会导致原始反射再现或该消失未消失,而较高水平的各种反应则出现障碍,这些障碍将严重影响运动功能。

脊髓水平的反射一般在妊娠28周至出生2个月内存在,包括屈肌反射、伸肌反射、交叉伸展反射、抓握反射等。延髓脑桥水平的反射:大部分脑干水平的反射在出生时出现并维持至出生后4个月,包括非对称性颈紧张反射、对称性颈紧张反射、紧张性迷路反射、联合反应。中脑水平的反应:大部分中脑水平的反应在出生时或出生后4~6个月出现并维持终生,包括各种调整反应。大脑水平的反应:大脑水平的反应在出生后 4~24 个月出现并终生存在,包括保护性伸展反应和各种平衡反应。

立直反射是平衡反应功能发育的基础。各种立直反射并不独立存在,而是相互影响。立直反射出生后可以见到,但多于出生后 3~4 个月出现,持续终生。脑发育落后或脑损伤患儿立直反射出现延迟,肌张力异常、原始反射残存可严重影响立直反射的建立,进而影响平衡反应的建立。

神经系统发育的高级阶段,出现皮质水平的平衡反应。当身体重心移动或支持面倾斜时,机体为了适应重心的变化,通过调节肌张力以及躯干与四肢产生的代偿性动作,保持正常姿势。平衡反应是人站立和行走的重要条件,多在立直反射出现不久即开始逐步出现和完善,终生存在。平衡反应不仅需要大脑皮质的调节,而且需要感觉系统、运动系统等综合作用才能完成。

小儿运动功能发育的过程遵循由上向下、由近及远、由粗到细、由低级到高级、由简单到复杂、连续不断的规律。

姿势运动的控制需要身体形态结构、肌力、肌张力、平衡与协调功能以及运动系统功能的综合作用。不同发育阶段的婴幼儿具有不同的体位特点。

姿势运动发育的顺序遵循如下规律:①动作沿着抬头、翻身、坐、爬、站、走和跳的方向发育;②离躯干近的姿势运动先发育,然后是离躯干远的姿势运动的发育;③由泛化到集中、由不协调到协调的发育;④先学会抓握东西,然后才会放下手中的东西;⑤先能从坐位拉着栏杆站起,然后才会从立位到坐下;⑥先学会向前走,然后才会向后倒退着走。

2. 精细运动发育　姿势和移动、上肢功能与视觉功能三者之间是一个互相作用、互相促进而共同发育的过程,对个体适应生存及实现自身发展具有重要意义。

精细运动能力指个体主要凭借手以及手指等部位的小肌或小肌群的运动,在感知觉、注意等心理活动的配合下完成特定任务的能力。发育早期的儿童需完成取物、画画、写字、生活自理等许多活动,精细运动能力既是这些活动的重要基础,是评价婴幼儿神经系统发育成熟度的重要指标之一,也是对婴幼儿进行早期教育的基本依据。3 岁前是精细运动能力发育极为迅速的时期。主要包括抓握动作发育,双手协调动作发育。

二、认知功能发育

认知功能包含了感知觉和认识等过程。婴幼儿期认知功能的发育并非如人们想象得那样简单,认知功能在婴幼儿期得到了快速的发展。除感觉外,知觉是视觉、听觉、皮肤感觉、动觉等感觉协同活动的结果,是人对客观物体的多种感觉的综合,是人对客观事物和身体状态整体属性的反应。空间知觉、时间知觉、运动知觉以及社会知觉是人们认识世界最重要的知觉。小儿认知功能发育包含了各种感觉、知觉、记忆、思维、注意等的发育。

儿童的认知发展是儿童主体的图式在与外界环境相互作用的过程中通过不断地同化与顺应达到平衡的过程。在此过程中,有四个因素影响了认知发展,即成熟、物理环境、社会环境和平衡。认知功能发育理论以让·皮亚杰(Jean Piaget)的认知发育理论为主,主要分为四个阶段,包括感觉运动阶段、前运算阶段、具体运算阶段和形式运算阶段。

三、言语语言功能发育

语言发育也称语言习得,是指个体对母语的语音、词汇、语义、语法等系统要素以及语言运用技能的理解和产生的发育过程。有研究表明,儿童到了5岁左右,语言系统就已基本完善,可以在社会环境中进行最基本的语言交流。而婴幼儿时期也正是语言发育的关键期。同时,语言发育在婴幼儿认知和社会功能的发生发育过程中起着重要作用。前言语阶段包含简单发音阶段(0~3个月)、连续音节阶段(4~8个月)、学话萌芽阶段(9~12个月),而言语发育期分为不完整句(单词句、双词句和电报句)、完整句(简单句和复合句)以及特殊句型等阶段,每个阶段都有其明显的标志。

四、情绪情感和社会功能发育

情绪情感是婴幼儿适应生存的重要心理工具。通过情感的外部表现,婴幼儿可以向养护者传达自己的体验和感受,促进婴幼儿和养护者的相互了解,使其更易于适应环境。此外,情绪情感可以激活和促进婴幼儿的心理活动,是婴幼儿心理活动的激发者和驱动器。例如,快乐的情绪情感,能够激发婴幼儿的心理活动,表现出越来越强的思维活动和想象力,推动、组织婴幼儿的认知加工,促进婴幼儿的心理发展。因此,情绪在人心理活动中的作用是不能代替的,它既是婴幼儿认知和行为的唤起者和组织者,也是促进婴幼儿人际交往的有力手段,还能促进幼儿自我意识的产生和个性的形成,对其一生健全人格的形成都具有重要意义。婴幼儿情绪情感发育包含基本情绪的发育、婴幼儿情绪情感发育的阶段性等内容。

人体发育学还包含人体发育8个时期的发育异常,以及功能发育的评定内容。

人体发育学的学习旨在提供正常发育规律、各种功能的影响因素、如何促进发育,以及为康复临床提供理论指导和方法。

（刘玉丽）

第四节　中枢神经系统的可塑性

案例分析

患者,男性,癫痫病史长达16年,导致其智力低下、脾气暴躁,左侧肢体痉挛性偏瘫,频繁四肢抽搐,严重时每天发作高达20次。后至某医院治疗,院方会诊认为,该患者右侧大脑功能已严重受损,且功能逐渐转移到了左脑,若不切除还可能对左侧大脑造成干扰。遂对其实施大脑右侧半球切除术。术后经过系统康复治疗,癫痫症状消失并逐渐恢复肢体运动能力,脾气暴躁也有所改善,病情趋于稳定。

这一案例启发我们思考:人类大脑的康复潜力到底有多大? 康复训练在其中起了什么样的作用?

为了主动适应和反映机体内外环境的各种变化,神经系统能够发生结构和功能的改变,并维持一定时间,这种可变性又称可塑性或可修饰性。神经系统的可塑性决定了机体对内外环境刺激发生行为改变的反应能力,这包括后天的差异、损伤、环境及经验对神经系统的影响。

中枢神经可塑的过程或表现形式是多样的,如儿童生长发育期间,在运动能力和学习能力上获得的正常生理性可塑性;脑损伤发生后,通过药物、康复训练达到自身功能代偿的病理性可塑性。

一、脑的可塑性

大脑是一个复杂的系统,也是一个动态的系统,其结构和功能在发展过程中逐渐形成。在发育阶段,受学习、训练、经验等因素的影响,大脑可塑性表现为皮质结构的改变和功能的重组。宏观层面上,因可塑性变化引起大脑结构的改变,包括脑重量的变化、皮质厚度的变化、不同脑区沟回面积的改变等;微观层面上,神经回路和突触结构都能发生适应性变化,如树突长度的增加、树突棘密度的改变、神经元数量的改变以及大脑皮质新陈代谢的变化等。

（一）发育期可塑性

中枢神经系统若在发育阶段受到外来伤害性刺激,相关部位的神经联系可能发生明显的异常改变。中枢神经系统的损伤若发生在发育期,功能恢复情况比同样的损伤发生在成年时要好。中枢神经可塑性具有关键期,在这一关键时期内,神经对各种因素最敏感,经过这一时期后,神经组织可变化的程度则大大降低。各种动物神经发育和可塑性的关键期出现的时间不同,持续时间的长短也有差异。

胚胎发育期脑内神经回路的形成一般是由基因控制的,但这一时期神经回路的联系是相对过量的,胚胎期这种过量的神经连接在形成成熟的神经网络之前,必须经过功能依赖性和刺激依赖性调整和修饰过程。因此,即使是在发育期,环境因素与基因因素同样对神经系统的可塑性起决定性的影响。

（二）成年损伤后可塑性

在发育成熟的神经系统内,神经回路和突触结构都能发生适应性变化,如突触更新和突触重排。在神经损伤反应中,既有现存突触的脱失现象,又有神经发芽形成新的突触连接。神经损伤反应还可以跨突触地出现在远离损伤的部位,例如一侧神经损伤也可以引起对侧相应部位突触的重排或增减。Bethe等认为人和高等脊椎动物之所以具有高度的可塑性,不是由于神经再生,而是动态的功能重组或适应的结果。

结构的可塑性:脑结构的可塑性包括轴突和树突发芽,突触数量增多,这些变化可提高大脑对信息的处理能力。实验观察表明,康复训练能使脑梗死灶周围的星形胶质细胞、血管内皮细胞、巨噬细胞增殖,侧支循环改善,促进病灶修复及正常组织的代偿作用,从而促进运动功能的恢复。

功能的可塑性:脑功能可塑性主要表现为脑功能的重组、潜伏神经通路的启用及神经联系效率增强等。部分神经元损伤后,其功能可通过邻近完好神经元的功能重组,或通过较低级的中枢神经来部分代偿;皮质下中枢也存在功能重组,脊神经或背根离断后,脊髓背角定位域的神经元对外周皮肤感受野的刺激完全不发生反应,而经几周的恢复后,背角定位域即出现功能重组。脑损伤后的功能重组划分为系统内功能重组和系统间功能重组。

1. 系统内功能重组 是指在功能相近的系统内,通过重新组织原来的系统或损伤部分以外的系统,以承担因病损而丧失的功能,其主要方式有:

（1）轴突侧支发芽和突触更新:①轴突发芽。神经轴突发芽是神经系统适应性变化、再生的表现,有两种形式,一为再生发芽,是从损伤轴突的断端向损伤区生长,由于速度慢、距离长,往往尚未长到损伤区而该区已被生长迅速的神经胶质包围而形成胶质瘢痕,以致无法进入损伤区,结果无法恢复神经支配;另一为侧支发芽,是从最靠近损伤区的正常轴突向侧方伸出分支去支配损伤的区域,由于轴突本身正常,再加上距离近,因此能够迅速达到而恢复支配。已证实在单侧视皮质损伤后,在外侧膝状体和顶盖前区中出现侧支发芽,并使相应的功能得到恢复。突触发芽的现象在生理和病理情况下都可发生,如学习和记忆的过程就是新的突触链形成的过程。研究已经证明,可塑性变化不仅在皮质存在,在皮质下结构,包括丘脑和脑干同样存在。②突触更新。一般包括突触溃变及变性产物的清除、轴突发芽及新的突触前端的分化、建立新的突触连接、新突触的成熟、出现突触小泡及突触前后膜密度增加。突触更新是通过突触后致密区(postsynaptic density,PSD)进行的,常见形式是由呈小扁盘状、无孔的 PSD 直径逐步增大,达到阈值时穿孔、成沟、分裂而形成新的轴突。由于上述两者的存在,常可使损伤区恢复神经支配。

(2)轴突上离子通道的改变:在有髓鞘轴突中,神经冲动通过郎飞结中 Na^+ 通道集中的无髓鞘膜部以跳跃前进的形式进行传导。在多发性硬化症中髓鞘丧失,神经冲动的这种跳跃式前进消失,表现为临床上的异常。电子显微镜研究证实,在多发性硬化症的缓解期,脱髓鞘的轴突上中枢神经的可塑性表现在病变的轴突上每隔 $100\sim200\mu m$ 即形成一种称为 Φ 结的 Na^+ 通道密集的部分,后者在某种程度上起到与正常的郎飞结膜部相似的作用,使动作电流的传导有所恢复,在临床上表现为暂时的缓解。目前认为这种可塑性的形成与星形细胞有关。

(3)突触效率的改变:成年动物的神经系统尽管通常不具备增殖和分裂的能力,即不能再产生新的神经元,但神经元却持续拥有修饰其显微形态和形成新的突触连接的能力,这种能力是中枢神经系统可塑性的基础。神经元受损后,突触在形态和功能上的改变称为突触可塑性(synaptic plasticity),中枢神经的可塑性大多情况下是由突触的可塑性完成的。其方式有:①侧支发芽时使突触的前端扩大,增加信息传输的面积和效率;②侧支发芽时使单突触变为双突触,使原有的效率增加一倍;③使新生的突触更靠近细胞体;④增加突触间隙的宽度;⑤增加神经递质的数量,并使之出现在以前不可能有的区域上;⑥使破坏和灭活神经递质的机制失效;⑦改变细胞膜的通透性,从而改变细胞的兴奋性;⑧改变突触间隙内神经递质的浓度和回吸收的速度;⑨改变突触后膜的敏感性;⑩改变树突膜的通透性,等等。

中枢神经可塑性中,与突触效率改变有关的现象有:①失神经过敏。中枢神经系统损伤后,系统通过突触传递有效性改变而代偿丧失功能的一种形式,它是指神经损伤后,失去神经支配的组织或细胞相对递质敏感性增加的现象,这种敏感性增加的现象与乙酰胆碱受体的分布有关。失神经过敏在神经损伤后的作用主要表现为,使失神经后的组织保持一定的兴奋性;使局部对将来的神经再支配易于发生反应;引起组织的自发性活动,减少失神经组织的变性和萎缩。②潜伏通路的启用。潜伏通路是指在动物或人发育过程中已经形成并存在的,但在机体正常情况下对某一功能不起主要作用或没有发挥作用,处于备用状态,而一旦主要通路无效时才承担主要功能的神经通路。Wall 通过实验证明,脊髓感觉神经元存在潜伏通路,颈部本体感受器在迷路反射通路被破坏后,发挥了控制头眼协调的主导作用。1917 年 Ogden Robert 在实验性偏瘫猴中证明,皮质的运动局部损伤后,经过适当的训练,周围的皮质可以表达损伤皮质的功能;当把周围皮质切除后,损伤皮质功能的表达又消失。潜伏通路的启用是中枢神经可塑性的重要成分,其机制目前认为与上述突触效率改变中的大多数因素有关。③病灶周围组织的代偿。病灶周围组织通过突触效率的提高可以代偿损伤的局部。后者可在猴的实验中证明:开颅后用诱发电位的方法找出控制拇指屈曲运动的皮质并加以切除,猴的拇指屈曲功能立即丧失。术后经过大约 10 天的训练,实验猴的拇指屈曲功能可恢复至实验前的 90% 左右。开颅证实,此时负责拇指屈曲的皮质出现在以前的区域周围,再次切除,重复以上实验,结果发现损伤的局部仍由其周围的组织代偿。其机制被认为是在局部损伤后,通过中枢神经可塑性使周围组织的突触效率增高而最终代偿了局部的损伤。

2. 系统间功能重组　是指由在功能上不完全相同的另一系统,来承担损伤系统的功能。其具体形式有:

(1) 古、旧脑的代偿:哺乳动物的脑部在发育上可分为古、旧和新 3 个部分。新的部分在人脑的最外层,占人脑的大部,位置外露,由终末血管支配,难于形成侧支循环,易受到损伤且不易修复;但古、旧部分在内层,血运丰富,双侧支配明显,因此在新脑部分受到损伤时,较粗糙和较低级的功能即可由古、旧脑来承担。

(2) 对侧半球的代偿:中枢神经系统对运动的双侧支配是存在的。在正常情况下,同侧支配居于次要地位。在中枢神经系统受损后,处于次要地位半球的功能发挥代偿。由对侧半球代偿的事实已有许多例证,如严重癫痫患者,于成年后行大脑半球切除术,但仍能大学毕业,从事管理工作。在我国亦有大脑半球切除后康复成功的例子。因此,对侧半球的代偿已成为众所周知的中枢神经可塑性主要表现形式之一。

(3) 在功能上几乎完全不相干的系统代偿:美国科学家研究的触觉替代视觉系统(tactile vision substitution system,TVSS),可通过触觉取代视觉。将微型摄像机装在先天性盲患者的眼镜框上,使其接受视觉刺激,然后将刺激的电信号通过连线放大并传输到胸前的皮肤刺激板上,后者为有 1000 余个点的点阵刺激器,因此可在其上形成患者由摄像机取得的图像,经过系统训练,患者能够掌握特有的视觉分析法,不但可以自由行走,还可从事用类似于注射器针头的细管向试管内注入溶液的工作。这是功能上几乎完全不相干的系统代偿的最好例证。

二、影响中枢神经可塑性的内外部因素

(一) 内部因素

1. 神经生物学因素　①神经生长因子(nerve growth factor,NGF):神经生长因子等物质可促进神经元生长发育、提高伤后神经元存活率、对抗神经毒素、抑制自身免疫、促进神经元生长和轴突发芽、促进神经移植后移植物的生长和促进中枢神经损伤后动物行为的恢复等。②热激基因和即早期基因:热激基因(heat shock gene)多为 72kD 的蛋白,故又称热休克蛋白72(heat shock protein,72HSP),其一部分存在于正常细胞中由应激导出,另一部分不存在于正常细胞中,亦由应激导出。在脑卒中、颅脑外伤或癫痫发作时 72HSP 均增多。目前认为72HSP 对中枢神经有保护和修复作用;即早期基因(immediate early gene,IEG)包括 *c-fos* 等原癌基因,与癌的发生有关,亦与细胞的生长调节有关。细胞除极、大脑皮质受刺激或损伤、疼痛、应激、脱水等均可诱导出 *c-fos*,后者在细胞的生长和分化方面进行调节,有利于中枢神经损伤后的恢复。

2. 神经免疫学方面　①巨噬细胞:目前发现在中枢神经可塑性方面,巨噬细胞通过释放细胞素促进小胶质细胞和星形细胞表达 NGF 的能力增高,释放少突胶质细胞抑制物——细胞毒因子,抑制少突胶质细胞的成熟,从而间接促进中枢神经的再生。此外,巨噬细胞还能促进细胞黏附分子(cell adhesion molecule,CAM)和细胞外基质(extracellular matrix,ECM)成分增加,有助于神经系统的修复。②小胶质细胞:近来发现小胶质细胞的存在直接影响中

笔记栏

枢神经的免疫功能和损伤后修复。脑损伤后病灶周围的小胶质细胞受到刺激,数量增多,形态改变,成为活性小胶质细胞。后者在发育中和损伤后的脑组织中均能发现。小胶质细胞能分泌多种细胞素,能合成 NGF 和碱性成纤维细胞生长因子,分泌白细胞介素 1 和 6(IL-1、IL-6),IL-1 能够诱导 NGF 促进发育中的中枢神经细胞的分化和生长,IL-6 能增加受伤神经元的存活。

(二)外部因素

1. 投入体内的神经生长因子 如在侧脑室内或脑内多点注入 NGF,能促进脑性瘫痪和痴呆患者的脑功能恢复等。

2. 促进脑功能恢复的药物 目前在临床上已有一些对脑功能恢复具有良好影响的药物可供应用。

3. 神经移植和基因治疗 目前已有应用神经移植治疗脊髓损伤的报道。在帕金森病方面,酪氨酸羟化酶(tyrosine hydroxylase,TH)基因异常是原因之一。有学者报道,将有 TH-cDNA 基因的重组病毒导入鼠的成纤维细胞中,再将之移植到病鼠的大脑内,可使病鼠症状改善。

4. 恒定电场(steady electric field,SEF)的影响 哺乳类和非哺乳类动物都可证实恒定电场对中枢神经的恢复有作用。在 30~100mV/mm 的梯度时即有上述作用,在 ≥70mV/mm 时阴极侧轴突生长速迅速,而阳极侧轴突则受抑制。有些学者曾在七鳃鳗中证实了 SEF 对中枢神经再生的效应,应用电池为 30V,刺激电极为 AgCl,电流 10μA,作用在动物横断的脊髓上,阳极在头端,阴极在尾端,术后 1 周通电;假治疗组的设备和治疗组相同,唯独不通电流。术后 50 天两组动物均培养在良好的水中,结果治疗组大多数被离断的轴突均长入痂中或越过横断面,而假治疗组中则无此现象。为了证实 SEF 对哺乳动物也有这种效果,在豚鼠身上也做了类似的实验,结果相仿,因此证实无论是在非哺乳类,还是哺乳动物中 SEF 都能促进损伤的中枢神经再生。

5. 环境的影响 遗传和后天环境因素共同决定了中枢神经系统的结构复杂性。生活环境的改变,可以引发神经系统结构和功能的不同变化。丰富环境是相对于动物和人生存的单调环境而言的,是指具有可操纵的多个物品,社会整合因素刺激于体力活动(或运动)的联合体的特征的环境。

研究表明,将脑损伤大鼠置于不同环境中,3 个月后进行迷宫试验,结果显示丰富环境中脑损伤大鼠的平均错误次数少于标准环境中大鼠;正常大鼠在丰富环境中的平均错误数明显减少,由此证实了丰富环境在中枢神经损伤恢复中的作用。多数研究表明,在不断变化的环境中生长的动物由于接受较多的环境信息刺激,其神经系统发育程度、突触数量、树突的长度和分支数量以及胶质细胞数量等,远远胜过生活在缺乏环境信息刺激条件下的动物。从这些微结构的变化,推测神经元之间的相互联系增强,有可能建立了某些新的联系,这些观察结果表明后天经验和学习等非病理因素能够影响和改变神经元和突触的组织结构和生理效能。这也与教育学上提出的丰富的环境对儿童智力发育有益的基本理论一致。中枢神经损伤后,丰富的环境对神经生长因子 mRNA 的表达也起到一定作用。

6. 功能恢复训练 在中枢神经可塑性中最后一个,也是极重要的一个外界因素应当是功能恢复训练。无论是在中枢神经损伤的早期、中期和晚期,功能恢复训练都有极其重要的意义。功能恢复训练,是通过重新学习恢复原有功能的过程,或是通过与他人和环境的相互作用,练习在接受刺激时及时和适当地作出反应,以及练习适应环境,重新学习生活、工作所需的技能的过程。1917年,Ogden和Franz就证明,运动皮质损伤的恒河猴功能恢复训练的重要性;著名的Luria功能重组理论也正因为强调功能恢复训练而被称为再训练理论(retraining theory);1987—1991年,Feeney和Sutton研究D-苯丙胺对感觉运动皮质损伤动物功能恢复的影响时,再度证明功能恢复训练的必要性。

功能恢复训练之所以重要,其原因大致有以下几种:①为提高过去相对无效或新形成的通路和/或突触的效率,重复的训练是必不可少的,即突触的效率取决于使用的频率,运用越多,效率越高;②要求原先不承担某种功能的结构去承担新的、不熟悉的任务,没有反复多次的训练是不可能的;③外周刺激和感觉反馈在促进功能恢复和帮助个体适应环境和生存中具有重要意义。1990年,Jenkin等证实,反复刷拂指尖的皮肤数月,可使皮质中代表该区的范围明显扩大。这种改变周围刺激可以改变中枢神经中感受野的事实表明,在功能恢复训练中,可以从周围应用不同刺激以达到影响中枢的目的。在人的各种行为和人与他人及环境的相互作用中,感觉反馈有重要的意义。无论何时,机体和现实世界之间总有相互作用,例如要指向一个物体或光源,必须依靠感觉反馈才能准确地到达,没有这些反馈,机体将不能完成众多的任务,最终将难以生存。因此,机体必须通过反复地学习和训练,以学会如何善于接受和利用各种感觉反馈。反复的功能恢复训练,即可达到上述两种目的。为促进中枢神经有更大程度的恢复,功能恢复训练必不可少。

三、脊髓的可塑性

脊髓是中枢神经的低级部位,与脑一样也具有可塑性,并贯穿于人的整个生命过程。在出生后的一段时间内,脊髓可塑性表现得最为明显,其作用是帮助个体掌握规范的行为和回避疼痛等伤害性刺激。成年后,脊髓可塑性主要在获得和维持新的运动技能中发挥作用,以及补偿因衰老、疾病和创伤所引起的外周和中枢神经系统的变化。

当高级中枢的功能出现缺损后,最容易出现的代偿即低级中枢活动增强,首先表现在最早恢复的"运动"是脊髓控制的联合反应和共同运动,它以某些固定的异常运动模式出现,以异常姿势反射和痉挛为基础,主要是由于高级中枢损伤,对低位运动中枢的兴奋抑制作用减弱或消失,使被抑制的、原始的低位中枢的各种原始反射"获释"或重现。有关中枢神经可塑性研究,早期多以脊髓损害为研究对象,脊髓是中枢神经最容易受到损伤的部分,受损后会使机体出现瘫痪,对脊髓损伤的可塑性研究具有现实意义。

脊髓可塑性表现为自发性可塑性和活动依赖性可塑性两种类型。在正常人体中,脊髓自发性可塑性主要存在于发育过程中,与神经细胞轴突的生长和数量的增加有关。在轴突找到了合适的生长方向和形成突触后,则主要表现为活动依赖性可塑性。活动依赖性可塑性强化那些常用的与行为和运动反应等有关的神经联系,其他不常用的则受到抑制,使机体的神经网络变得更有组织和规律。脊髓损伤后,脊髓可塑性由损伤和特殊形式的训练启动,表现为自发性可塑性(损伤诱导的可塑性)和训练任务依赖性可塑性两种类型。轴突芽生、潜伏通路重启、突触效率改变、脊髓神经元回路重组等多种形式,是脊髓损伤患者功能恢复的基础。

自发性可塑性是指脊髓损伤模型动物在伤后不接受任何干预的情况下可出现运动功能恢复。自发性可塑性由损伤诱发,并有多种表现形式,主要包括损伤部位周围正常轴突芽生、损伤轴突再生性出芽和突触数量增加。虽然损伤后脊髓可表现出自发性可塑性,但这种可塑性存在时间和程度的限制。一般来说,自发性可塑性在伤后几分钟到几小时便可出现,可持续到伤后1年,1年以后,脊髓运动神经元便出现蜕变。同时,由于损伤后不同时期脊髓内环境的变化使这种自发性可塑性受到限制,如急性期的继发性损伤、炎症因子、髓磷脂释放的轴突生长抑制因子、瘢痕形成等。因此,在合适的时间内采取有效的治疗策略增强脊髓的自发性可塑性,有助于功能恢复。

训练任务依赖性可塑性是中枢神经系统的独特表现。这种可塑性依赖于特殊的训练方式启动,并需要持续不断地刺激维持。节律性交互刺激、减重步行训练(body weight support treadmill training,BWSTT)、机器人驱动的减重步行训练、功能性电刺激等均显示出训练任务依赖性可塑性的作用。训练任务依赖性可塑性主要表现为中枢模式发生器(central pattern generators,CPG)重新激活和/或脊髓神经元回路广泛重组。

CPG重新激活是指脊髓内特殊的中间神经元回路,具有独立于脊髓上输入和感觉传入,而自我维持运动样神经活动的特性。这些中间神经元与特殊的感觉信息互相作用,激活运动神经元,并接受脊髓上输入的控制和反射的调节,产生运动输出。BWSTT对脊髓损伤患者步行功能的改善作用间接证实了人类可能存在CPG,也说明BWSTT改善脊髓损伤患者步行功能的机制可能是重新激活CPG。

研究表明,在进行BWSTT过程中,美国脊髓损伤协会损伤分级(AIS)C级和D级患者主要通过肩、臂、躯干的代偿重新获得运动功能,损伤越严重,需要的代偿越多;AIS A级和B级患者也表现出此种代偿机制。进一步的研究发现,在进行BWSTT时,患者足的空间运动轨迹与正常人一致,但不同的下肢关节活动时相关和记录的大部分肌肉的活动模式与正常人不同,说明患者是通过脊髓内广泛神经元重组,依靠不同肢体和身体节段活动的生物力学耦联机制获得理想的足运动学特征。与此一致的是,在步行过程中,不同程度脊髓损伤患者,其脊髓运动神经元池激活模式不同。在正常人的一个步态周期中,腰骶膨大的头侧和尾侧分别在站立相和摆动相被激活,而在时相转换时,活动从一处转移至另一处。在不完全性脊髓损伤患者中也可见到与正常人一样的特征,不同的是,在站立相腰骶膨大的头侧和尾侧共同激活,其波幅较正常人低。完全性脊髓损伤患者则明显与正常人不同,出现更广泛的电静息或低波幅区域。无论是完全性还是不完全性脊髓损伤患者,时相转换时出现包括颈、胸和腰段脊髓的轻快激活。正常人的CPG可能位于腰骶膨大周围,BWSTT可使脊髓损伤患者脊髓神经元回路发生重组,表现为激活方式和涉及范围的改变,以新的方式参与步行能力的控制。这种重组几乎从脊髓的颈段到骶段均有存在,重组后形成的新的脊髓神经元回路可产生节律性活动,非重新激活损伤前的CPG所致。

因此,脊髓内广泛神经元重组(或CPG重新激活)是脊髓训练任务依赖性可塑性的表现,是脊髓损伤患者步行功能恢复的核心。CPG或脊髓内神经元回路与脊髓下行传导束、节段性感觉输入的内在联系可能是其重组的解剖基础。更为重要的是,特殊的刺激如BWSTT能通过调节脊髓内的轴突导向分子、神经递质和神经营养因子的表达、分泌促进其重组。通过增强自发性可塑性最大限度地促进神经细胞轴突再生;通过训练任务依赖性可塑性促进再生的轴突与脊髓神经元回路重组。所以,应该将不同的策略有机结合,不断促进脊髓功能的恢复。

中枢神经的可塑性是中枢神经损伤后功能恢复的重要理论依据,也是近30年来神经生物学最重要的研究成果之一,为神经系统疾病的康复奠定了科学基础。实验也证明:影响可塑性的因素除了自身性功能重组外,还会因受到外部条件的影响而改变,如药物、功能训练、电刺激等物理因子疗法、环境和心理因素等。中枢神经的可塑性理论为脑和脊髓损伤后的康复提供了巨大的可能。功能训练是其中一个非常重要的影响可塑性的因素。功能训练是通过重新学习以恢复原有功能的过程,中枢神经系统的恢复和功能训练密不可分,无论在中枢神经损伤的早期、中期、还是晚期,都有着极其重要的意义。机体必须通过反复学习和训练,学会如何接受和利用各种感觉反馈,才能更好地促进人体功能的恢复。

（陈朝晖）

第五节　脏器康复的理论基础

案例分析

　　患者李某,男性,41 岁,2020 年1 月以"胸痛3 小时"为主诉收入心血管内科。既往高血压病史5 年,高脂血症病史3 年,喜烟酒,入院心电图提示前壁心肌梗死,即刻予冠状动脉造影检查,发现左前降支闭塞,行左前降支支架植入术。术后患者坚持抗血小板聚集、调血脂、降压等药物治疗。患者因心肺功能下降,导致日常生活明显受限,活动后心悸、气促,常常自觉乏力,无法回归工作岗位。针对这类病残患者存在的问题,通过脏器康复,有助于改善患者的心肺功能,提高日常生活能力和生存质量。

　　结合该病例请思考:如何理解、掌握脏器康复的理论基础,并灵活运用于患者的康复治疗?

　　脏器康复作为康复医学的重要内容,随着康复医学学科的不断发展,越来越受到临床的重视,在我国脏器疾病的诊治中发挥了重要作用。脏器康复理论基础主要是运动康复与各脏器之间的生理关系。脏器康复涵盖器官较多,如循环系统、呼吸系统、消化系统、泌尿系统、内分泌系统等。其中,呼吸系统与循环系统的康复起步较早,其他系统的康复也逐步发展。本章节主要介绍三大内容:①呼吸系统康复的理论基础;②循环系统康复的理论基础;③其他系统康复的理论基础。

一、呼吸系统康复的理论基础

（一）运动与细胞呼吸

　　维持生命活力所需的能量来自代谢底物的氧化作用。其中,氧是底物释放高能复合物的氧化过程中的质子受体,是代谢底物释放能量的关键。高能复合物中的能量在高能磷酸键中,其中主要是腺苷三磷酸（ATP）,它可以在肌原纤维中通过酶促反应来调节高能磷酸键的分解,释放出的能量再转化为肌肉收缩所需的机械能。在运动时,首先需要 ATP 释放出其末端的磷酸键以满足肌肉运动时的能量所需。ATP 可以通过三种机制产生:①糖类和脂肪酸的有氧氧化;②磷酸肌酸（phosphocreatine,PC）的无氧水解;③糖原或葡萄糖的无氧氧化。

　　糖类和脂肪酸的有氧氧化是产生 ATP 的主要能量来源,也是持续的中等强度运动时的能量来源。在健康个体中,约有 5/6 的能量来自糖类的有氧氧化,1/6 的能量来自脂肪酸的有氧氧化。为了维持一定水平的运动,呼吸系统必须做出充分的反应提供氧气,产生 ATP 以备体力活动所需。这个过程对于正常的运动来说至关重要,在整个生物能学反应过程中发挥着重要作用。该过程也充分显示了呼吸与运动之间密不可分的关系。

PC 储备在肌原纤维中,是高能磷酸键的一种来源。PC 可被肌酸激酶快速降解而生成肌酸和无机磷酸,同时释放出的能量可产生 ATP。在运动初期,同有氧训练充分的个体相比,在同一给定的运动强度下,有氧训练不良个体的 PC 或降低的速度更快。PC 的变化情况常常被看作是运动早期肌肉氧耗的一个指标。

糖酵解过程中,烟酰胺腺嘌呤二核苷酸(nicotinamide adenine dinucleotide,NAD^+)被还原为还原型烟酰胺腺嘌呤二核苷酸(reduced nicotinamide adenine dinucleotide,NADH)。若 NADH 未在线粒体用氧位点被再氧化,则可通过无氧方式被丙酮酸再氧化($NADH+H^++$丙酮酸→NAD^++乳酸)。因此,在细胞极度缺氧时,丙酮酸可作为磷酸氧化剂促进 NAD^+ 的再生,而 $NADH+H^+$ 再氧化为 NAD^+ 也是糖酵解过程所必需的。每消耗一个 6 碳单位的糖原或葡萄糖时可产生 2 分子乳酸,运动期间转化为无氧糖酵解在有关酸碱平衡以及气体交换方面具有重要的影响。

因此,ATP 再生的三条途径可通过不同方式影响气体交换,从而维持生命及不同体力活动所需,也是维持运动康复的能量基础。

(二)运动与呼吸调控

随着运动康复的强度加大,机体为了适应能量供应的需求,需要消耗更多的氧气和排出更多的二氧化碳。表现为呼吸加深加快,肺通气量增加。肺通气量在运动时除了量上的变化,还会有速度的变化。在运动开始后,通气量会立即快速上升,随后在前一上升的基础上,出现持续的缓慢上升;运动结束时,肺通气量同样是先出现快速的下降,随后缓慢地恢复到安静时的水平。运动中的呼吸调控与神经调节和体液调节密不可分。

1. 神经调节

(1)条件反射的影响:在进行运动时,与运动有关的语言信号和周围环境中的各种因素,因为经常与肌肉活动时呼吸的变化相联系,多次重复即形成了条件反射。以后有相应的刺激出现时,就可引起呼吸功能的相应变化。

(2)大脑皮质运动中枢的影响:运动时肺通气量的增强是由大脑皮质运动区的神经冲动刺激呼吸中枢所引起的。在大脑皮质发出神经冲动使肌肉收缩的同时,也发出冲动到达脑干呼吸中枢,使之发生兴奋,从而增强呼吸。

(3)本体感受性反射的影响:在肢体做活动时,位于肌肉和关节处的本体感受器可受到牵拉刺激,产生的冲动传到呼吸中枢,从而引起肺通气量的增加。

2. 体液调节

(1)二氧化碳增加对呼吸的影响:当健康人在不断增加工作负荷时,肺通气量可以 5~15 倍地增加,而动脉血二氧化碳分压却没有变化。这就说明,如果动脉血二氧化碳分压没有相当数量的变化,那么二氧化碳就不可能是引起运动时呼吸增加的主要刺激因素。

(2)缺氧对呼吸的影响:通过测量在运动期间平均动脉血的氧分压发现仅有很小的变化,而颈动脉体和主动脉体中氧的化学感受器对这些很小的变化是不敏感的。所以认为运动时的呼吸增加不会是由低氧刺激所引起的。

(3)氢离子浓度增加对呼吸的影响:当进行轻度或者中等强度运动时,机体由有氧代谢供给能量,此时通气量的增加可以满足氧气的需要,代谢产物为二氧化碳和水,pH 值保持正常的稳定,这时氢离子浓度很低,对化学感受器的刺激可以忽略不计;当进行强度较大的运动时,通气量的增加不能满足机体对氧气的需求,有一部分能量需要靠糖的酵解来供给,这就产生了乳酸的积累。但血液中碱性缓冲物质可在一定范围内将乳酸中和缓冲。因此,只

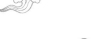

有在进行剧烈的运动过程中,即储备的碱性缓冲物质过多消耗后,氢离子浓度上升,血液的pH值才会有所下降。

我们可以发现,运动过程中的呼吸调控,主要以神经调控为主,体液调控为辅,相互结合,维持我们身体运动所需的通气量。如肺通气功能下降,也会反作用于神经、体液调节,导致运动中的呼吸调控功能障碍。

(三)运动与气体交换

气体交换为运动中肺的主要功能。运动可增加呼吸容量,改善氧气的吸入和二氧化碳的排出。在摄氧量能满足需氧量的低或中等强度运动中,只要运动强度不变,即能量消耗恒定,摄氧量能保持在一定水平,该水平称为"稳定状态"。但在运动的起始阶段,因呼吸、循环的调节较为迟缓,氧在体内的运输滞后,致使摄氧量水平不能立即到位,而是呈指数函数曲线样逐渐上升,称为"非稳态期",这一阶段的摄氧量与根据稳定状态推断出的需氧量相比,其不足部分即无氧供能部分,称为"氧亏"。当运动结束进入恢复期时,摄氧量也并非从高水平立即降至安静时的水平,而是通过快、慢两个下降曲线逐渐移行到安静水平,这一超过安静状态水平而多消耗的氧量即为"氧债"。一般来说,"氧债"与总的"氧亏"是等量的。

运动时消耗的能量随运动强度加大而增加,以中等强度的负荷运动时,在到达稳定状态后持续运动期间的每分摄氧量即反映该运动的能量消耗和强度水平。

(四)失用症对呼吸系统的影响

失用症是因疾病导致持续安静卧床、不活动、功能受限等状态引起的病理状态,失用症可以影响到全身各部位。下面我们简述失用症对呼吸系统的影响。

胸廓运动、膈肌活动受限,从而导致每次换气量、肺活量及每分通气量均降低,影响通气功能。尤以肺后段明显,因为肺部的血液易流到比心脏低的区域,肺后段血流量增加,出现肺淤血;此外,肺后段受肺脏自身压迫,肺泡容易出现塌陷;肺后段容易出现气道分泌物蓄积,下肺容易出现末梢气道闭塞。肋椎关节或胸肋结合点的活动度减少,横膈和肋间肌肌力下降,肺不张或吸入性肺炎的发生率提高。肺泡换气减少、肺血流量增加,引起换气血流比例失调,导致低氧血症。

1. 呼吸肌肌力下降 膈肌、肋间肌、腹肌等呼吸肌不活动后,同骨骼肌一样,会出现失用性改变。膈肌失用综合征由使用人工呼吸机或慢性阻塞性肺疾病、不活动等原因引起。慢性阻塞性肺疾病可导致肺组织进行性过度充气,进而引起横膈膜下移、肌纤维长期处于短缩状态,导致横膈膜肌力下降。人工呼吸机可以在短时间内对呼吸肌产生影响。肋间肌肌力下降,则是由长期卧床、肌肉松弛药、镇静药等的长期应用及慢性阻塞性肺疾病或胸廓变形等疾病引起。慢性阻塞性肺疾病时,由于肋间隙扩大,肌纤维处于过度伸展状态。腹肌的肌力下降会引起呼气时气流减少、声音变小、咳嗽及咳痰困难等症状。

2. 胸廓各关节活动度减小 肋骨与后方的椎骨和前方的胸骨形成关节,不活动会引起各关节活动度减小。吸气时,胸部的脊柱生理弯曲伸展,呼气时该弯曲加强,但绝对卧床时该生理弯曲减小。

3. 肺功能变化 肺容量中,肺总容量和残气量受吸气肌和呼气肌的直接影响。这些肌力下降,会引起肺总容量减少、残气量增加,最终导致肺活量下降。不活动时,由于肺的伸展性几乎不变,引起胸廓各关节活动度受限,胸廓伸展性也降低,导致肺容量减小。

综上所述,我们可以发现,呼吸系统的功能与运动之间存在密不可分的关系,呼吸系统的功能好坏可以直接影响我们机体的能量供给,与神经、体液调控相互作用,影响我们运动中的气体交换。失用症后,肺功能、机体能量、神经调控、体液调控、气体交换能力会产生明显下降。呼吸系统康复是我们一切康复治疗的基础之一,良好的呼吸功能是我们耐受一切运动康复的基石。

二、循环系统康复的理论基础

(一)运动与冠状动脉血流量

冠状动脉血流:安静状态下,冠状动脉血流量约占心排血量的5%,健康成年人约为250ml/min[70~90ml/(min·100g)]。运动过程中,冠脉血流可以提升至安静状态的6~7倍。冠状动脉血流量主要由冠状动脉压(冠状动脉灌注压)及冠状血管阻力(紧张性)决定。心收缩期内,主动脉压及左心室壁张力相等,灌注压差为零,进而导致左心室心肌内分布的血管在收缩期内被周围心肌压迫,血流中断。舒张期内,主动脉及心肌内压力之间产生压力差,进而产生灌注压,导致舒张期心肌对血管的压迫被解除,恢复血流。与其他脏器不同的是,冠状动脉血流只产生于舒张期。

冠状血管的紧张性:血管通过分泌和生成血管舒张因子和收缩因子,调节血流量。正常情况下,冠状血管的阻力是由阻力血管的紧张性决定的,特别是直径 $150\mu m$ 以下的细小动脉,50%以上的冠状血管阻力来源于此。细小冠状动脉的紧张性由代谢、神经等多种因素调节。其中,代谢性因素主要有腺苷、组织低氧、酸中毒等。

冠状动脉受交感神经及副交感神经支配,其紧张性随机体活动情况而改变。自主神经兴奋时,心肌的耗氧量会产生变化,起到调节冠状动脉血流量的作用。交感神经兴奋时,会引起血管收缩。心率增加导致心肌收缩性增高,进而引起心肌耗氧量增大,在代谢等因素诱导下血管扩张,最终引起冠状动脉血流量增加。另外,迷走神经兴奋时,虽然引起血管扩张,但由于心率减少,心肌收缩性下降,心肌耗氧量和冠状动脉血流量均减少。血管内皮是覆盖在血管内侧的一层细胞层。近年来,随着研究的深入,人们逐渐认识到血管内皮细胞能产生和释放多种物质,在血管紧张性的调节中起重要作用。来源于血管内皮的血管扩张因子主要包括一氧化氮、前列环素和内皮衍生的超极化因子等,而血管收缩因子主要为内皮素。

关于冠状动脉压(冠状动脉灌注压)的变化,冠状动脉自身具有一定程度保持冠脉血流量的能力,也称为自主调节。心肌氧耗量不变的情况下,冠状动脉压维持在70~140mmHg,冠状动脉血流量保持相对稳定。冠状动脉压下降时,首先引起心内膜侧血流减少,随后引起心外膜侧血流减少,而心内膜更容易受缺血的影响。血管内压升高时,细小动脉收缩,而血管内压下降时,细小动脉舒张(肌源性反应)这一机制对自主调节过程至关重要。此外,一氧化氮及ATP敏感性钾通道也参与自主调节。

(二)运动与心排出量

心脏通过反复、规则的收缩及舒张运动,将维持生命活动所必需的血液运送至末梢组织,又称心脏的泵血功能。心排出量直接影响运动心肺功能与运动耐力。心脏收缩时称为收缩期,而舒张时称为舒张期,这种周期性活动称为心脏搏动。心脏每分钟的搏动次数称为心率(次/min),正常人心率为60~100次/min。心率高于正常范围称心动过速,低于正常范围称心动过缓。正常人的心率主要受以下因素调节:①心脏内分布的神经(神经性调节);②内分泌激素及电解质(体液性调节)。

支配心脏的神经分为交感神经、迷走神经(副交感神经),交感神经兴奋时心率升高,而迷走神经兴奋时心率降低。此外,影响心率的主要激素(如肾上腺素、去甲肾上腺素等)均由肾上腺皮质分泌,它们同交感神经一样会引起心率加快。血浆中的电解质同样会影响心率,例如,血钾浓度升高时心率降低。

一次心脏收缩泵出的血液量称为每搏量。每搏量为心室舒张末期容积与收缩末期容积之差。正常成年人舒张末期心室容积为 120~130ml,其变化与静脉回流量即前负荷密切相关,而在收缩末期只有部分血液被泵出,心室内仍残存 50~60ml 血液,两者之差约为 70ml,即为正常成年人的每搏量。收缩末期心室容积的变化与心肌收缩力及动脉压密切相关。高动脉压提示末梢血管阻力(后负荷)增高,收缩末期左心室内残存的血液量增加,收缩末期心室容积增加,进而引起每搏量减少。

心排血量(L/min)是指左心室 1 分钟的射血量,等于每搏量(L/次)与心率(次/min)的乘积。因此,心排血量由心肌收缩力、前负荷、后负荷及心率共同决定。这些影响因素对末梢组织代谢反应敏感,通过相互作用调节心排血量,使其保持相对稳定。

(三)运动与心肌收缩力

心脏的收缩能力受机体自身状态及周围环境的共同调节,能够维持末梢组织代谢所必需的心排出量。生理范围内,心肌收缩力会随着肌节初长度的变化而变化。例如,静脉回流量(前负荷)增加、心肌伸长时,心肌收缩力增强,导致每搏量增加。与此相反,静脉回流量减少、心肌缩短时,血管舒张末期心室容积减少,导致每搏量减少。前负荷决定心肌收缩力的大小,为心血管肌自身的内在性调节机制。

同时,心肌收缩力还受外在性机制的调节。支配心脏的神经即心交感神经及副交感神经,通过调节心率影响心肌收缩力,前者使心肌收缩力增强,后者使心肌收缩力减弱。肾上腺皮质分泌的肾上腺素、去甲肾上腺素等,同交感神经一样会引起心率加快。血浆中的钾离子、钠离子浓度升高时心肌收缩力减弱,与此相反,钙离子浓度升高时,心肌收缩力增强。

(四)运动与心肌氧耗量

有氧状态下,心脏的心肌氧耗量为 8~15ml/(min·100g)心肌。心肌的能量来源:空腹时为脂肪酸,摄食后为葡萄糖,而运动时乳酸也提供部分能量。心肌氧耗量与心肌的重量、心壁张力、心肌收缩性、心率等因素相关,临床上用心率与收缩期血压的乘积表示。安静状态下,心肌冠状动脉的氧摄取率就高达 70%,而在运动等心肌氧摄取增加的状态下,因为血液中的含氧量(血氧饱和度)不能相应增加,所以只能通过增加冠状动脉流量来满足心肌氧耗需要,即心肌氧耗量增加时,冠状动脉血流量呈线性增加。

冠状动脉循环中,当心肌氧耗量增加时,冠状动脉血流量可达到安静时的 5~6 倍。生理状态下,心肌氧耗量与冠状动脉血流的氧气供给维持平衡,保证心肌组织不会出现缺氧(缺血)。但是,如果冠状动脉出现器质性狭窄,心肌氧耗量增加时冠状动脉血流量增加受阻,会引起组织缺氧。因此,在进行康复训练时,充分了解心肌氧耗量及冠状动脉病变相关的信息至关重要。

(五)运动中的循环调控

1. 神经调节 支配内脏器官的神经与支配骨骼肌的躯体运动神经不同,一般情况下不受意识支配,故称为自主神经。心肌和血管平滑肌受自主神经支配。自主神经可分为交感神经和副交感神经两类。内脏器官大多接受交感和副交感神经的双重支配,且它们对同一器官的作用时常是相互拮抗的,使得内脏器官的功能可以随着机体代谢的需要而发生相应调节。通常当运动时交感神经活动加强,会伴有肾上腺髓质激素分泌活动增强,因而常常将交感神经和肾上腺联系在一起,合称为交感肾上腺系统。

心血管中枢是指与心血管活动有关的神经元集中的部位。心血管中枢广泛分布于脊髓至大脑皮质的各级水平,但最基本的心血管中枢在延髓。延髓有心交感中枢、心迷走中枢和交感缩血管中枢,对血压、心输出量和器官血流量分配起着重要作用。延髓以上的脑干、大脑和小脑中也有与心血管活动有关的神经元,它们主要进行心血管活动和其他器官功能之间的复杂整合,对心血管活动做精细调节。

2. 体液调节 心血管活动的体液调节是指血液和组织液中的某些化学物质对心肌和血管平滑肌活动的调节作用。这些体液因素中,有些是通过血液携带,可广泛作用于心血管系统;有些则是在组织中形成,主要作用于局部组织。

肾上腺素和去甲肾上腺素:肾上腺素和去甲肾上腺素同属儿茶酚胺类激素,主要来自肾上腺髓质。二者均能使心脏的活动加强,心输出量增加。人体在情绪激动、劳动或剧烈运动时,交感神经兴奋,继而导致肾上腺髓质兴奋,肾上腺素和去甲肾上腺素释放入血,引起心率增加,心肌收缩力量加强,心输出量增加,血压升高;同时,使皮肤、肾、胃肠道的血管收缩,骨骼肌、肝脏、心脏等部位血管舒张,血液发生重新分配,以保证更多的血液流向代谢旺盛的组织。

肾素-血管紧张素系统:肝脏合成的血管紧张素原在肾合成的肾素作用下水解,形成血管紧张素Ⅰ。血管紧张素Ⅱ是目前已知的最强的缩血管物质,可使全身小动脉收缩,血压升高;也能使静脉收缩,增加回心血量。近年来,随着分子生物技术的发展,在心肌、血管平滑肌、骨骼肌、脑、肾等多种器官和组织中均发现有肾素和血管紧张素原的基因表达,它们通过旁分泌和自分泌的方式直接调节心血管活动,改变血管张力和局部器官的血流量,参与局部组织和血管内皮的结构重塑。

(六)失用症对循环系统的影响

循环系统的失用症产生的不良后果主要表现为循环血流量减少、直立性低血压、心功能减退、静脉血栓和肺栓塞。

1. 循环血流量减少 站立位时下肢流动的血液,在卧床时会回流到右心房及肺部。也就是卧床会导致静脉回流量增加,心房压力感受器一直处于刺激状态。卧床导致的血管血流量增加,起初会引起心率和每搏量增加,之后由于右心房压力感受器的作用,导致抗利尿激素分泌受阻。卧床休息数日,过度利尿导致循环血流量减少,之后每搏量和心排血量逐渐减少。循环血流量减少时,起初血浆量减少大于红细胞减少,导致血液黏滞度增加,容易形成静脉血栓。卧床1周血浆量减少10%,4周血浆量减少15%,之后会继续减少,最多可减少70%。而红细胞数在卧床2~4周以后开始减少,循环血流量最终为正常值的60%。运动可一定程度预防血浆量、血浆蛋白含量的减少。研究表明,卧床期间的等长运动可有效维持血浆量。

2. 直立性低血压 从卧位到站位的过程中,1~2分钟约500ml血液流向下肢,约200ml流向盆腔。这样会导致静脉回流减少,每搏量减少。正常人此时会由于压力感受器的刺激引起交感神经兴奋、心排血量增加及末梢血管阻力增加,而下肢肌肉泵的作用同样会抑制静脉流量的减少。因此,正常人在站立位时血压不变或者轻微升高。长期卧床的患者,由于压力感受器反射敏感性降低,加之下肢肌萎缩引起肌肉泵作用减弱,容易诱发直立性低血压;长期卧床伴随的心功能减退及循环血流量减少,也会促进直立性低血压的发生。直立性低血压症状包括收缩期血压降低(20mmHg以上),站立时头晕、眩晕、恶心、出汗、心悸等。重度患者会出现晕厥和心绞痛。直立性低血压一般在卧床 3~7 日后才会出现。其恢复需要卧床时间的 2 倍以上。而老年患者、全身性疾病患者及重度外伤患者,可在卧床后 2~3 日出现症状。预防直立性低血压,需要早期离床,如果病情不允许离床,应尽早实现坐位。

3. 心功能减退 长期卧床会导致静息心率增加,每搏量减少,运动时心率容易增加。这种心率增加会导致心脏舒张期缩短,冠状动脉血流量增加受限,对于本身存在冠状动脉疾病的患者而言,更容易诱发心绞痛。最大运动负荷时心率虽然没变化或轻度增加,但每搏量减少,最终导致最大运动负荷时的心输出量减少约 26%。此外,卧床 20 日,VO_{2max}(运动耐受力指标)平均减少 27%。这一系列的结果最终导致心输出量减少、循环血流量减少及末梢循环氧利用率降低。

4. 静脉血栓和肺栓塞 卧床时容易出现静脉血栓。其产生原因包括:下肢肌肉泵作用减弱引起静脉淤血、循环血流量减少导致血液黏滞度增加和凝血功能亢进。静脉血栓多发生在卧床后 1 周内。

静脉血栓的临床症状及体征主要为局部水肿、疼痛、发热、霍曼征阳性(直腿伸踝试验:被动屈曲距小腿关节时,出现腓肠肌疼痛)。但下肢或骨盆的深静脉栓塞时,局部症状不明显,常因静脉内生成的栓子脱落随血液流动至动脉,导致肺动脉栓塞而引起注意。

肺动脉栓塞主要表现为急性循环功能不全、气体交换障碍等引起的呼吸困难。如果栓子导致末梢肺动脉完全闭塞,会引起肺组织坏死,导致肺梗死。肺动脉栓塞导致肺梗死的概率约为 20%。主观症状表现为急性呼吸困难、气短、胸痛、胸闷、背部疼痛、不安、咳嗽、咯血、晕厥、神志不清、冷汗、心悸、呼吸加快、下肢疼痛等。此外,客观体征主要有低血压、心动过速、心动过缓、肺部杂音、发绀、颈静脉怒张、水肿、下肢肿胀、无感染症状的发热等。很多致死性肺动脉栓塞会在无前期症状的情况下引起急性休克,需高度重视。

静脉血栓的诊断包括凝血和纤溶系统标记物异常(D-二聚体增高)、彩色多普勒超声、CT 造影、静脉造影等。肺动脉栓塞的诊断包括肺血管造影、胸部 CT 造影、肺通气灌注显像、心电图、心脏超声、动脉血气分析(低氧血症)、胸部 X 线检查等。确诊需通过肺灌注成像及肺血管造影。早期离床、积极运动是预防静脉血栓的基本措施。

血液循环是指血液在心脏和遍布全身的血管中循环不息地流动。心脏不断收缩和舒张,是血液流动的动力。氧气从肺泡弥散到血液里,其中一小部分可溶解于血浆,其余大部分是通过与循环系统中的血红蛋白结合运输到全身,从而维持机体供氧。这与循环系统中冠脉血流量、心排出量、心肌收缩力、心肌耗氧量、神经调节、体液调节密切相关,强大的循环系统可以维持生命正常运作。循环系统的康复是维持机体生命活力的基础。

三、其他系统康复的理论基础

(一)运动与肾脏功能

慢性肾脏病(chronic kidney disease,CKD)目前发病率逐年增高,为了防止 CKD 的进行性发展,其治疗的当务之急是有效地延缓透析治疗的导入。由于 CKD 患者合并体液异常、贫血、血流动力学异常导致心功能减低,及长期静息状态导致运动量减少,从而引起显著的进行性肾功能低下。虽有一些指南指出了运动疗法对 CKD 患者的重要性,但是合理的运动疗法并没有被最终确定。

静息状态时心排血量的 1/5 通过肾,肾单位重量组织的血流灌注量要比其他器官多,但运动时为了维持骨骼肌、肺、心脏的充足血量,肾血流量(renal blood flow,RBF)相对减少。肾功能中肾血流量受运动影响最显著,与运动强度、心排血量等呈逆相关。当剧烈运动时,肾血流量降低可达50%~70%。短期运动时尿蛋白排泄量增加,肾血流量、肾小球滤过率(glomerular filtration rate,GFR)减少,运动强度过高会引起肾功能受损、肾病恶化的危险性增加。肾血流量降低的机制为肾上腺髓质分泌的儿茶酚胺、肾交感神经兴奋引起肾血管收缩。一些未达到透析标准的肾功能不全患者的病例,因剧烈运动使肾损害急剧恶化,可能导致运动受限。

但是,肾功能不全患者日常社会生活活动过度受限、长期卧床时,即使生存质量(quality of life,QOL)没有大的损害,运动量下降、胰岛素抵抗的增强也会增加心血管系统并发症,甚至可能加快肾损害的发展速度。

（二）运动与消化功能

运动对消化系统的整体功能有提高作用。可加强胃肠蠕动,促进肠道内消化废物和毒素的排出。能预防和改善胃食管反流,促进排便,改善便秘。

规律的运动锻炼能使固定肝、胃、脾、肠等内脏器官的韧带得到加强,有效防治胃肠下垂病症。胃肠蠕动的加强又能积极地消耗胃肠外壁的脂肪组织,缩小腹型、降低腹腔内的压力,解除腹内压力对肝、肾、脾等重要脏器的不良作用。运动锻炼能促进消化液分泌和脂肪代谢,增强消化道对食物的消化吸收能力。肝脏的脂肪代谢在运动锻炼的作用下变得活跃,因此,脂肪肝可以在运动锻炼的作用下得到有效防治。目前,运动锻炼已是被公认的防治脂肪肝的切实有效的方法之一。

但是剧烈运动会引起过度疲劳,对消化系统产生不良影响,亦会导致胃黏膜缺血、降低胃黏膜的防御能力、减少胃液分泌、削弱消化和吸收等。

（三）运动与内分泌功能

1. 运动对儿茶酚胺的影响 儿茶酚胺包括去甲肾上腺素、肾上腺素和多巴胺,由肾上腺髓质分泌。在运动应激下,儿茶酚胺分泌量升高,其升高程度与运动强度呈正相关。长期系统的运动锻炼会使儿茶酚胺的分泌产生适应性,这种适应性表现为随着机体运动训练水平的提高,在相同运动负荷刺激下,儿茶酚胺分泌量升高的幅度越来越小。这种适应性会使儿茶酚胺分泌的贮备能力增强。运动时儿茶酚胺的分泌对运动能力的提高有很好的促进作用,若在完成同等负荷时儿茶酚胺的分泌量降低,则其分泌量上升的空间更大,最终所能完成的最大负荷量也将随之上升。

2. 运动对下丘脑-垂体-肾上腺轴(HPA轴)的影响 HPA轴的作用是参与应激应答,其中,起主要作用的激素为糖皮质激素(GC)和促肾上腺皮质激素(ACTH)。运动过程中,以上两种激素的分泌量都会大幅度增加,ACTH的分泌量可超出安静水平时的2~5倍。GC的分泌与运动强度呈正相关,小强度运动时GC分泌量变化不大,完成力竭运动时GC分泌量达到最高。GC分泌量的升高可以促进肝脏的糖异生活动,促进体内非糖类物质生成葡萄糖,增加机体的产能底物。

3. 运动对抗利尿激素(ADH)及盐皮质激素的影响 ADH由神经垂体分泌,盐皮质激素由肾上腺皮质释放。这两种激素均参与体内水盐代谢的调控过程。运动时,人体大量丢失水和电解质,会刺激ADH、盐皮质激素的分泌,减少泌尿系统对水、盐的排泄,起到保持体内电解质平衡、维持体液容量的作用。

4. 运动对生长激素(GH)的影响:GH由垂体分泌。运动时血液中GH浓度升高,其升高幅度也与运动强度呈正相关。此外,运动时 GH 的升高幅度也与运动功能水平有关。在完成相同运动强度时,身体功能较好者血液中的 GH 浓度低于身体功能较差者。在力竭运动后,身体功能较好者 GH 浓度下降速度快于身体功能较差者。

5. 运动对胰岛素及胰高血糖素的影响　胰岛素的分泌会引起细胞消耗的葡萄糖增多,导致血糖水平降低,还可抑制肝脏释放葡萄糖入血。胰高血糖素的作用正好与胰岛素相反,可加速肝脏糖异生过程,促进脂肪组织释放脂肪酸。运动会使胰岛素分泌下降,胰高血糖素分泌增加。

（四）失用症对其他系统的影响

1. 代谢和内分泌系统

（1）氮平衡:绝对卧床伴随着肌肉质量和脂肪以外的体重减少而脂肪含量增加,体重变化不大。但是,食欲缺乏伴随蛋白质摄入减少、体重下降,导致低蛋白血症,肌肉数量的减少伴随尿中氮排泄增加。这种负氮平衡,在卧床 5~6 日后开始出现,2 周左右达到峰值。即使开始肢体活动,负氮平衡也不会立即改善,需 2 周左右才能逐渐开始恢复,之后为了补偿丧失的部分,尿中氮排泄量比正常值低（正氮平衡）,需 6 周时间才能恢复正常。

（2）钙平衡:卧床后,骨骼承担的重力及通过肌腱施加到骨骼肌的应力减少,导致骨吸收增加、发生骨质疏松,容易出现病理性骨折。骨吸收增加伴随尿和粪便中钙排泄增加。甲状旁腺激素分泌增加,引起高钙血症。青年人容易出现高钙血症。脊髓损伤等外伤后 2~4 周,出现食欲缺乏、恶心、呕吐、腹痛及意识水平下降等症状。

（3）其他电解质平衡:长期卧床会引起磷、硫、钠、钾、镁、锌等减少。持续低钠血症,会引起食欲缺乏、困倦、痉挛等症状。

（4）内分泌障碍:卧床会引起糖耐受障碍,主要由骨骼肌胰岛素感受性下降引起,常伴随高胰岛素血症。这也与胰岛素受体数量或亲和性变化导致组织出现胰岛素抵抗增加有关。骨骼肌糖摄入量在卧床 3 日后减少 20%,14 日后减少 50%。此外,肾上腺素、生长激素、雄激素等也会出现变化。

2. 肾、泌尿系统　卧床引起尿中钙和磷酸排泄增加,容易出现尿路结石。卧床时,容易出现尿潴留、尿液由膀胱向输尿管逆流等。此外,膀胱储存的尿液不能完全排出,出现剩余尿,容易导致肾结石和膀胱结石的形成。此外,剩余尿增加是膀胱扩张或感染、尿失禁等的原因之一。膀胱尿液淤滞后,尿液分解出的细菌繁殖导致氨浓度增加,尿 pH 升高,钙和磷酸容易沉淀,生成膀胱结石。膀胱结石刺激膀胱黏膜或引起黏膜损伤,进一步促进细菌增殖。细菌引起尿素分解,尿中 pH 升高,促进钙盐和镁盐沉淀。因此,卧床引起的钙平衡变化,与剩余尿、感染、结石形成密切相关。神经源性膀胱是尿路感染和结石形成恶性循环,并引起进一步加重的原因。此外,留置尿管是细菌感染和结石形成的原因之一,应尽量早期拔除。

3. 消化系统　长期卧床会导致食欲缺乏（特别是高蛋白食物）、营养吸收减少,结果导致低蛋白血症。此外还容易出现便秘,其产生原因是交感神经兴奋引起消化道蠕动减少和括约肌收缩,考虑与卧床引起的循环血流量减少而出现的脱水有关。而且,胃液 pH 降低,胃内容物停留时间延长,容易出现反流性食管炎。

（赵斐然）

第六节　中医康复学的理论基础

案例分析

　　患者王某,男性,61岁,既往有慢性支气管炎病史10余年。2005年12月20日,以"咳喘反复发作10余年,加重伴双下肢水肿2天"为主诉收住呼吸内科。入院诊断:慢性阻塞性肺疾病伴感染,肺源性心脏病(心功能Ⅲ级)。患者入院后予以系统抗菌消炎、解痉平喘、化痰止咳、利水消肿等临床药物综合治疗。患者咳嗽、咳痰、气喘症状明显减轻,双下肢水肿消失,病情好转出院。回顾其病史,患者慢性支气管炎病史10余年,每年反复发作一两次,且逐渐出现右心功能不全的临床症状。发作时,均是临床对症治疗和病因治疗,以缓解症状。平素缓解期,咳嗽、咳痰症状间歇发作,机体抵抗力较弱。患者因心肺功能下降,日常生活能力明显下降,爬一两层楼便出现胸闷、气喘。另外,因其长期受疾病的困扰,心情抑郁,对生活信心不足,生活质量明显下降。对于这些问题,中医康复学有着丰富的、疗效确凿的康复方法,能有效改善患者的心肺功能,提高日常生活能力和生存质量。

　　结合该病例请思考:如何理解、掌握并灵活运用中医康复医学的基本观点和康复方法?

　　中医康复学作为中医学的重要组成部分,以中医学理论为指导,在我国疾病临床康复中发挥重要作用。中医康复学理论与临床都贯穿三个基本理念:①整体功能康复观;②辨证康复观;③康复预防观。这三个基本理念是前人经过长期的康复医疗实践逐步总结出来的,对中医康复的临床实践具有重要的指导作用。"正气为本""杂合而治"则是三个基本理念在方法论上的进一步体现。

一、整体功能康复观

　　整体功能康复观是中医康复学理论体系的重要理念,是中医整体观、恒动观在中医康复学的具体体现,是将中医学基础理论与现代康复医学以功能障碍为核心的观念相结合而产生的理念。认为中医康复以人为整体,以功能为核心,与自然环境、社会环境相统一。

　　中医学从整体观念出发,认为人体是一个有机的整体,人体与自然环境及社会因素有着密切的关系,因而人体康复是通过指导或帮助康复对象顺应自然、适应社会,从而达到构成人体的各组成部分之间协调统一,形体与精神协调统一,人体与自然和社会环境协调统一。

　　中医的恒动观念认为人体的生理功能是一个不断运动变化的平衡协调过程,生理功能的主要物质基础——精、气、血、津液也处于恒动变化之中。其中,精气是构成生命的物质基础,人的四肢、五官、九窍、内脏活动及精神意识、思维活动,都是以精气为源泉和动力的。中医认为精气流通是生命活动的基本特征,人体精气有规律地流通畅行,正常地升降出入,生命活动才得以正常运行。人体新陈代谢的过程,实际上是精气流通、升降出入的过程。若精气流通一旦停止,新陈代谢的生理活动亦即停止,人体的生命活动也就中断。正如《素问·六微旨大论》所说:"出入废则神机化灭,升降息则气立孤危。故非出入,则无以生、长、壮、老、已;非升降,则无以生、长、化、收、藏。"运动与功能训练有利于提高新陈代谢,促进精气流通。因而人体康复当注重以功能障碍为核心，通过功能训练，运动形体，促使整体精气流通，不仅使脏腑组织的生理功能得以协调正常，而且使患者最大限度地恢复适应个人生活、家庭和社会生活以及职业工作的能力，从而达到人体与自然和社会环境之间的协调统一。

中医认为人是一个有机的整体，形体、精神、自然、社会和谐统一是康复的基础。在康复过程中，以病变脏腑、功能障碍为核心，运用功能锻炼，促进整体精气流通、升降出入正常、脏腑生理功能整体协调，同时注重恢复日常生活、社会生活、职业工作能力，顺应自然、顺应社会的康复思想成为整体功能康复观。此观点要求康复医务工作者在着眼于某一器官和组织具体的生理功能的同时，从总体上重视患者日常生活和职业工作能力的恢复。

整体功能康复观主要包括人体各部分以及形体与精神康复相统一、人体康复与自然环境相统一、人体康复与社会环境相统一、恢复脏腑组织生理功能和恢复生活及职业工作能力相统一等内容。

（一）人体各部分以及形体与精神康复相统一

人体是由脏腑、经络、肢体等组织器官所构成的，任何一种组织器官都不是孤立存在的，脏腑之间、经络之间、脏腑经络与肢体之间都存在着生理功能或结构上的多重联系，这就使人体各部分形成一个完整统一的有机体，以维持正常而协调的生理活动。其实人体是以五脏为中心，配以六腑，联系五体、五官、九窍等组织器官的各部分协调统一的整体。人体各部分之间在病理上也往往相互影响，人体某一部分的病理变化，都与身体其他部分，甚至全身脏腑、气血、阴阳的盛衰有关。正是由于人体各部分之间在生理、病理上的相互联系，决定了康复医疗时对局部的问题也必须从整体出发，采取适当的康复医疗措施。

此外，中医康复学强调形体与精神的密切统一。形体与精神之间是相互联系、相互依存的，健全的形体是精力充沛的物质保证，乐观舒畅的精神状态又是形体强健的根本条件，形体与精神之间的这种相互统一的关系是生命存在的重要保证。这种关系若被破坏，就会导致疾病，甚则危及性命。康复医疗当然也离不开从形体与精神两方面进行调理。一切病证所导致的残疾，不外乎或重在伤形体，或重在伤精神，或由形体伤及精神，或由精神伤及形体。其康复医疗的原则就是恢复形体与精神的协调统一关系，促使人体恢复健康，益寿延年。正如《素问·上古天真论》所说："形与神俱，而尽终其天年。"中医康复学极其丰富的理论认识与众多的治疗措施，均不外乎调整形体与精神之间的关系，使形体健壮以促进精神康复，精神健旺以利于形体康复，两者相辅相成，相得益彰，从而使患者能重返社会，达到形体、精神、职业的全面康复目的。因此，恢复人体形体与精神的统一，是中医康复遵循的重要原则。

（二）人体康复与自然环境相统一

中医康复学的整体观念强调人的生理活动、病理变化均受自然环境的影响，如《灵枢·岁露论》指出："人与天地相参也，与日月相应也。"因此，促使患者康复的重要途径是要顺应自然环境的变化，包括顺应季节气候的变化及地理条件的差异等。

自然界气候变化对人体康复有较大影响，在康复医疗过程中，因时制宜是一个重要的原则。人体功能与自然界气候变化相适应，随四时阴阳之气的消长、寒热温凉的变化，脏腑功能、气血运行、精神活动等都随之作出适应性的调节。五脏的功能活动与四时阴阳相适应，如《素问·金匮真言论》所说："五脏应四时，各有收受。"气血运行随季节气候的变化而异，天气炎热则气血易于畅通运行，天气寒冷则易于瘀滞、凝涩。精神活动也与四时气候的影响有关，故《素问·阴阳应象大论》指出："天有四时五行，以生长收藏，以生寒暑燥湿风，人有五脏化五气，以生喜怒悲忧恐。"人体的康复也与自然界气候的变化影响密切相关，要顺从四时气候的变化规律来调理脏腑，调畅气血，调摄精神，以适应自然界的生、长、收、藏的变化，保持人体内外阴阳的相对平衡，从而达到康复的目的。

具体地说，人体康复与自然环境相统一，要求康复工作者在认识康复对象时注意其所处的自然环境，包括季节气候及地理条件对其病理变化的影响，康复医疗时确定顺应自然的康复医疗原则。顺应自然有两层含义：①适应自然，做到四时制宜，因地制宜，从而尽可能地避免、预防疾病发生与发展，即康复预防，这亦是中医"治未病"思想的重要体现，突出了"天人合一，以人为本"的整体观念。如《灵枢·本神》中就强调"顺四时而适寒暑"。②人们在认识自然的基础上，能动地利用自然条件与方法为康复医疗服务。例如，春季精神疾患复发率较高，在临床康复医疗中就应特别注重春季的精神调摄和心理康复；再如近代名医秦伯未擅长利用四时气候的正常转变来调养和治疗疾病，主张利用夏季阳气旺盛的时期以温阳药调养脾胃阳虚、痰饮凝聚之咳喘，利用冬季阴盛之时以滋补之品调养血虚肝旺之眩晕，临证每多良效，这些都是中医"治未病"思想在中医临床康复实践中的重要体现。又如，在临床康复实践中可利用自然界的泥土、香花、泉水、日光、空气等自然条件，作为多种康复方法以促进人体的身心康复。

（三）人体康复与社会环境相统一

社会环境常带给人体不同的感受，影响着人体的生理功能及病理变化，良好的社会环境，有利于身心健康，不良的社会环境，则可成为致病因素。如《素问·疏五过论》所说："暴乐暴苦，始乐后苦，皆伤精气，精气竭绝，形体毁沮"，即为其例。从临床实际来看，高血压、心肌梗死、脑卒中、消化性溃疡、支气管哮喘等疾病的发生，常与社会心理紧张因素有关。因此，康复医疗必须注意社会环境的影响，改善患者对环境的适应情况。

社会环境包括人在社会中的地位、职业、经济状况、文化程度、语言行为、与亲友或同事等的人际关系，以及整个社会能为康复医疗提供的条件和帮助等方面。社会能为康复医疗提供条件的优劣和帮助的多少，往往直接影响着患者是否可以顺利回归家庭、回归社会。个人地位的高下、经济状况贫富的变化、个人欲望的满足与否，以及人际关系等都直接影响着人体的精神活动，产生喜怒哀乐等情志变化，进而影响脏腑气血的生理功能及病理变化。因而，医务人员在进行康复医疗活动时，必须注意这些因素的影响，使患者保持一个良好的精神状态，促进气血调畅，脏腑功能恢复，进而使机体渐趋康复。《素问·疏五过论》指出："圣人之治病也……从容人事，以明经道，贵贱贫富，各异品理"，《素问·著至教论》强调："而道上知天文，下知地理，中知人事"，都要求医师在诊治患者时要注意观察其地位高下、家境贫富、人际关系变化等社会因素对人体的影响，在康复医疗中综合考虑，并采取适宜方法促进患者回归家庭和社会。

（四）恢复脏腑组织生理功能和恢复生活及职业工作能力相统一

疾病过程中，机体阴阳失去平衡，脏腑组织功能失调。经过临床治疗，扶助正气，祛除邪气，机体阴阳基本恢复平衡，脏腑组织功能失调的状况也初步得以改变。但对于康复医疗阶段的患者，大多仍存在病后余邪未尽，正气尚虚，脏腑组织功能尚未完全恢复正常的情况。这就要求在康复医疗中，重视针对患者气血衰少、津液亏虚、脾肾不足、血瘀痰阻的病理特点，采取综合措施，促进脏腑组织功能尽快恢复正常。例如，冠心病急性期，患者常表现为痰瘀痹阻心脉的症状，以标实为先，治疗以活血化痰，芳香开窍为主；但在冠心病康复期，患者往往表现为气阴两虚，痰瘀痹阻的病机特征，本虚标实，虚实夹杂，且常以本虚为主，所以康复医疗当以补气养阴、扶正为主，兼以活血化瘀、健脾化痰，从而调整心脏及血脉的生理功能。古今众多临床医家都十分重视病后调理，强调祛其余邪，复其正气，就是这个道理。

如清代医家黄凯钧就主张"治病虽愈,善后不可缺","大病久病愈后,必当随时调理,方为无弊"。

从康复医学的角度来看,所谓功能,除上述脏腑组织的生理功能之外,更重要的是指患者在日常生活和职业工作中,为了达到一定目标而可以调控的行为或行动,也就是患者的日常生活能力和职业工作能力。由此可见,在康复医学范畴内的功能活动,并不是单指某一脏腑器官的具体生理功能,更主要的是从总体上看,综合生理、心理、智能的因素,看适应个人生活、家庭和社会生活以及职业劳动的能力如何。也就是说,康复医学不单是从器官和组织的水平评价功能活动,更主要的是从个体生活、家庭生活、社会生活、职业劳动的水平评价机体的功能活动。恢复日常生活活动能力,主要是指通过多种功能训练恢复日常生活活动所必需的衣、食、住、行及个人卫生等基本动作和技巧,恢复职业劳动能力则主要是指通过功能训练,恢复职业工作所必需的体力、技能、智能及心理等方面的条件。

整体功能康复观的意义在于,以脏腑病变、功能障碍为核心但不仅着眼于此,同时强调患者日常生活能力和职业能力最大限度的提高,以助其回归家庭和社会。注重采取多种方式进行功能训练,保存和恢复其身体运动、感知、言语交流、生活和职业等方面的功能。通过功能训练,运动形体,使精气流畅,不仅脏腑组织的生理功能得以逐步恢复,且其日常生活及职业工作能力也能得到最大限度的恢复。例如,传统体育康复法中的五禽戏、易筋经、八段锦、太极拳等广泛被采用,实际也包含了日常生活及工作能力训练的一些内容。

进行功能训练时,应注意综合考虑患者年龄、职业以及身体条件等具体情况。例如,对中青年患者应重视多训练其参加社会生活和工作、学习的能力;对幼年患者则应重视对其发育、学习和将来就业有利的训练。对于脑力劳动者要注意肢体功能的锻炼,特别是肌力、肌耐力及关节活动功能的训练;而对体力劳动者则当重视智能方面的训练。通过适当有效的功能训练,促使患者取得不同程度的功能恢复和重建,以便重新参加社会生活,履行社会职责,并享有社会应有的权利。

二、辨证康复观

辨证康复观是中医学辨证论治理念在中医康复学中的具体体现,是一种根据临床辨证结果确定相应的康复医疗原则,并选择适当的康复方法促使患者康复的思想。它强调辨证与康复之间密切的关系,辨证是决定康复的前提和依据,康复则是根据辨证的结果,确定相应的康复原则和方法,辨证与康复治疗,是中医康复临床过程中相互联系、不可分割的两个方面,类似于现代康复的评估与训练。

辨证康复观主要包括病同证异、康复亦异,病异证同、康复亦同,辨证与辨病相结合指导康复医疗等观念。

(一)体质异同,辨证康复

辨证是从整体观出发,对病变本质的揭示。同一疾病,由于患者体质的差别、致病因素、季节、地区的不同,以及疾病所处的不同阶段等,可产生不同的病机变化,从而出现不同的证候。临床就要辨别这些不同的证候,进而确定适当的康复原则,选择有效的康复方法。例如,同为偏瘫,有的表现为肝肾亏虚证,伴有腰酸腿软、耳鸣眩晕、舌红苔少、脉弦细等症;有的则表现为脾虚痰湿证,伴有形体肥胖、胸闷腹胀、食欲缺乏、倦怠乏力、大便溏薄、舌淡、苔白腻、脉弦滑等症。在康复医疗中,前者应以补养肝肾、疏通经络为原则,当选用具有补肝肾、通经络功用的康复方法;后者则宜取健脾化痰、疏通经络的原则,选用具有健脾胃、化痰湿、通经络功用的康复方法,这就是病同证异,康复亦异。又有异病同证者,病虽不同,而病机变化则一,临床往往可出现相似的证候。例如,偏瘫和腰痛是两种不同的疾病,但都可以出现肝肾亏虚证,至康复阶段只要证候表现一致,则可采用基本相同的中医康复原则和方法,这就是病异证同,康复亦同。

（二）病证结合,辨证康复

中医临床康复不仅重视辨证,也很重视辨病,主张辨证与辨病相结合,从而不仅从横向分清不同的证候类型,还可从纵向辨别疾病不同阶段的病机变化及其临床表现。辨病不仅要辨识中医诊断,也要明确西医诊断,同时应结合病史、病程及现代的理化检查。在康复阶段,往往辨病与西医诊断已较明确,临床应在辨病明确的基础上进行辨证,从而正确把握患者内在的病机变化,选择正确的康复原则与方法。

中医辨证康复观实际上是着眼于内在病理机制的异同,相同的证候往往有相同的病机,则可采用基本相同的康复原则和方法;不同的证候有不同的病机,就必须选用不同的康复原则和方法。所谓"病同证异,康复亦异","病异证同,康复亦同",实质上是由于"证"的概念中包含着病机在内的缘故。中医康复要取得预期的效果,辨证是前提,只有辨证准确,选用的康复原则与方法才不致出现偏差。若只知患什么病用什么康复方法,而不讲究辨证,则往往难以收到预期效果。这就是中医辨证康复观的重要意义,也正是中医康复学的特色所在。

三、康复预防观

康复预防观是以中医学"治未病"思想为基础,早在《黄帝内经》中就已提出"不治已病治未病"。这就要求人们不但要治病,还要防病,不但要防病,还要注意阻止病变发生的趋势,并在病变未产生之前就想好能够采用的救治方法。只有这样,才能掌握治疗疾病的主动权,达到"治病十全"的"上工之术"。

康复预防观主要包括未病先防、既病防变和瘥后防复。

（一）未病先防

未病先防的主要内容是"保养正气"。"正气"是指人体反抗病邪的实力和机体康复、维持正常活动的动力。《黄帝内经》指出:"正气存内,邪不可干。"一般状况下,人体正气旺盛,邪气不易侵扰,人们就会少生病,或病情较轻;相反,"正气"较弱,就易患病。

《黄帝内经》云:"久视伤血,久卧伤气,久坐伤肉,久立伤骨,久行伤筋。"提示应当劳逸结合、锻炼适度,才能气血调畅、疏郁散结、脏腑得养、阴阳互守。中医康复提倡适当的运动能使周身的血液畅流不息,不致瘀滞,有助于改善人体各系统的生理功能,保证脏器正常活动,促进人体新陈代谢,使人体保持旺盛的活力,维持正气经久不衰。

（二）既病防变

既病防变的主要内容是"扶正祛邪,防止疾病传变"。汉代张仲景所著《金匮要略·脏腑经络先后病脉证第一》中所述:"问曰:上工治未病,何也? 师曰:夫治未病者,见肝之病,知肝传脾,当先实脾,四季脾旺不受邪,即勿补之。"提示我们治疗疾病过程中,需要固摄尚未发生病变脏腑的经气,防止疾病的传变与发展。

中医康复不仅要重视改善患者脏腑功能,还要攻补兼施,增强正气,防止传变,协调整体阴阳、气血、脏腑平衡,切断病邪在机体脏腑之间所造成的连锁病理反应,从而达到消除病邪、预防传变的目的。

（三）瘥后防复

瘥后防复是指在疾病初愈的康复阶段,要采取各种调摄措施,防止疾病复发。由于疾病初愈之时,往往正气未复,邪气未尽,如果调摄不当,很容易导致复发或产生后遗症。如《素问·热论》曰:"病热少愈,食肉则复,多食则遗,此其禁也。"即强调在热病将愈之时应忌食肥甘厚味以免助长热邪,导致热病迁延不愈。所以在疾病初愈时期,仍需要关注脏腑功能,适当接受治疗,巩固疗效,同时配合饮食调养,注意劳逸得当,生活起居规律,避免疾病复发。否则,若适逢新感病邪,饮食不慎,过于劳累,均可助邪伤正,使正气更虚,余邪复盛,引起疾病复发。如中风患者疾病初愈,除改善脏腑及肢体功能之外,还需注重调理情志、内守精神、三因制宜、合理饮食,适当服用活血化瘀药物预防复发与致残,这些措施均属于康复预防的内容。

中医康复预防观认为,在康复过程中,除了要关注脏腑功能、生活能力、社会参与能力等内容之外,预防致残性疾病的发生和将残疾及其影响降到最低的程度同样重要,这与现代康复中残疾预防的思想不谋而合。

四、正气为本

中医学认为,人体的健康状态,应是正气充沛,脏腑各项功能正常运转。《黄帝内经》有"正气存内,邪不可干",正气是指人体的机能活动和抗病、康复能力。因此要增进健康,最大可能地促进伤病患者脏腑功能康复,就必须强调"正气为本",即充分发挥、调动和强健脏腑气化功能,使精微物质生生不息,糟粕废物排泄有序,人体功能协调统一,从而保障脏腑气血充盈、阴阳平衡。

（一）培补正气,脾肾为要

中医康复针对的是脏腑功能虚损,即脏腑功能低下或迟缓。在临床上,应辨证论治,有针对性地培补脏腑正气,改善脏腑功能,促使机体康复。"先天之本在肾,后天之本在脾",脾、肾两脏产生的营养精微,是全身脏腑功能活动的动力。因此,正气为本的观念在中医康复学领域中,则主要是强调脾、肾两脏的精气培补和功能协调。培补精气是补肾的关键,增强运化是健脾的关键,两者还有相互促进、相互补充的作用。在所有的中医康复活动中,脾肾功能的维护和促进是不可忽视的重要内容。

（二）顺性补虚,平衡为度

脏腑的功能特点有别,要想充分发挥其功能,就必须顺应各脏腑的特性,所以在康复实践中,在强调正气为本时,尚不可忘记"顺性补虚"。所谓"顺性补虚",顺的是脏腑特性,即根据脏腑的能动表现,调补阴阳、调畅气机。同时,还要以平衡为度,重视阴阳平衡、脏腑平衡、动静平衡和功能平衡。顺性补虚的目的就是要充分调动和发挥脏腑自身的调节功能和抗病功能。

顺性补虚、平衡为度,主要表现在以下几个方面:①在补充精微物质的同时,加强虚损或病损脏腑功能的发挥,在治疗期间使病变脏腑与未病变脏腑功能趋于一致,防止外邪传变和病理产物的形成;②补充精微物质吸收的动力,要使精微物质与脏腑功能相辅相成,把握清补、润补、温补等方法的力度和选择;③脏腑间的相互关系要求每一脏腑的物质和功能必须与其他脏腑进行交换,"顺性补虚"需要加强脏腑"升降出入"的气机运化,符合中医的整体运动观;④在补充精微物质的基础上,需要充分调动相应脏腑功能的发挥,但要避免功能过用而反耗精微的弊病,要动静结合,加强"阳化气,阴成形"的物质生化过程。

总之,"顺性补虚"是一种正确体现脏腑动态平衡特性的康复理念,也是积极体现"正气为本"思想的中医康复原则。

五、杂合而治

"杂合而治",要求康复措施要以辨证论治为基础,采取综合手段。随着我国老龄化问题日益加重,整个社会的慢性病、老年病发病率逐年增高,病情趋于多样化、复杂化,常常表现为多因素致病、多病理改变、多层次受累、多功能改变,因而需要康复与疗养兼顾,这就越来越显示出中医学"杂合而治"的价值。"杂合而治"的运用早在《黄帝内经》中就已开始,如:药物与食疗结合治疗疾病,《素问·五常政大论》"大毒治病,十去其六;常毒治病,十去其七;小毒治病,十去其八;无毒治病,十去其九。谷肉果菜,食养尽之,无使过之,伤其正也。不尽,行复如法"。又有针刺与汤液或热饮结合治疗疾病,如《素问·评热病论》对风厥的治疗为"表里刺之,饮之服汤";针砭与药物、灸法结合运用,如《灵枢·禁服》"代则取血络且饮药","紧则灸刺且饮药","不盛不虚,以经取之,名曰经刺……所谓经治者,饮药,亦曰灸刺"。"杂合而治",并非治疗手段在形式上的堆砌,而是根据病情需要及各种疗法的作用,合理搭配,从而达到治疗疾病的目的。

"杂合而治"的优势主要体现在以下几个方面:

（一）"杂合而治"有利于整体康复

人是一个有机整体,康复的对象不应该是局部器官和肢体,而应是体现阴阳平衡的整个人体。生理功能减退、慢性病残、老年病残多病情复杂,且该类患者往往同时患有多种疾病,辨证常属阴阳失衡、脏腑失调、虚实夹杂等复合病机。因此,单一的康复方法多难以奏效。"杂合而治"从整体观念出发,充分注意病残者的整体状态及病机特点,运用综合性的康复治疗手段,可形神兼顾,标本同治。

（二）"杂合而治"更切合个体实际状态

中医的辨证论治原则非常注重个体差异,要求因人、因时、因病制宜。康复的对象往往个体差异较大,如体质的强弱、肥瘦,生活经历的变迁,精神状态等均有不同。因此,固定而单一的方法多难以奏效。"杂合而治"可充分注意因地理环境、气候条件、风俗、饮食习惯等所形成的个体差异,集"五方之法",分别选用药物、针砭、艾灸、导引、按摩疗法,"杂"中选优,针对性强,最能切合病残者的实际情况。

（三）"杂合而治"最便于疗与养的结合

中医康复的对象大多以精气神不足、脏气衰弱、阴阳俱虚、功能衰退为特征。调理、康复的周期长,获效慢。因此,必须注意练养相兼,疗防结合。"杂合而治"可集疗与养于一体,许多方法都具有"有病治病,无病健身"的综合功效,如健身药物、药膳、太极拳、保健气功等,都能发挥人体自我调节能力和自我修复能力,将自疗与医疗有机结合起来,是家庭化、社区化中医康复的理想手段。

总之,中医康复学必须以辨证论治为基础,从整体观念出发,防、治、康、养结合,"杂合而治",使丰富的中医康复方法"各得其所"。

（赵斐然）

复习思考题

1. 骨形态结构的功能适应性是什么？影响因素有哪些？
2. 简述中枢各水平反射发育的时间顺序和种类。
3. 神经系统各部位是如何精细调控人体正常姿势的维持以及各种动作的完成的？
4. 运动中的呼吸调控主要包括哪些内容？
5. 分析失用症对循环系统的影响。
6. 中医康复学的辨证康复观主要包括哪些内容？

第三章

康复医疗的工作内容与工作方式

📐 学习目标

掌握康复医疗的工作内容和方式;康复评定的概念、康复功能评定的分期及流程、康复评定的常用方法。

熟悉康复预防的概念及三级预防的含义。

了解康复医学教育与科学研究的基本知识,常用康复治疗方法及其侧重点,康复医疗团队工作模式。

🩺 案例分析

患儿施某,男性,2 周岁,2004 年 8 月主因"发现不能站立行走、言语不清 1 年余"求治于康复科。患儿入院时表现:不能独立坐、站、翻身、爬行、持物和行走。四肢肌张力异常,上肢屈肌张力、下肢及躯干伸肌张力高(双下肢为甚)。双上肢屈曲、伸展不协调,双手抓握不够灵活,手眼协调性较差;双下肢内旋并拢,在扶持下可脚尖站立;流涎,言语不清,构音困难。足抓握反射、非对称性紧张性颈反射、对称性紧张性颈反射、巴宾斯基(Babinski)征等均为阳性,坐位平衡反应、倾斜反应、立位平衡反应等异常。根据其症状及体征,结合相关实验室检查及量表评估结果,患儿初步诊断为小儿脑性瘫痪(痉挛型、双侧瘫痪)。

结合该病例请思考:针对该患儿应如何开展康复评定和治疗工作? 康复医疗专业人员在该患儿的康复过程中应发挥什么样的作用和承担什么职责?

第一节　康复医疗的工作内容

康复医疗的工作内容包括康复评定、康复治疗、康复预防、康复医学教育与科学研究等方面。

一、康复评定

和其他医学专业一样,康复医疗实践是建立在科学严谨的检查评估之上的,康复治疗以准确的功能评估和对功能障碍的正确描述为基础。康复评定贯穿康复医疗工作的全过程,因此,可以说,康复医疗工作"起于康复评定,止于康复评定"。

（一）康复评定的概念

康复评定（rehabilitation evaluation）是对康复患者的功能状况进行定性描述和/或定量测量的过程。通过收集病史与相关信息，采用观察、检查与测量等方式，对功能障碍的种类、性质、部位、范围、程度、预后等进行描述与解释，为制订康复治疗计划和判断预后提供依据。康复评定具有注重功能、综合性、跨学科性等特点。

（二）康复评定的作用

康复评定贯穿于康复医疗工作的始终，康复评定的作用也体现在康复医疗服务的各个方面。

1. 客观准确地描述与判断功能障碍的性质、部位、范围、程度等，确定尚存在的功能与代偿能力。

2. 提出合理的康复目标，为制订康复方案提供依据。

3. 判断与评价康复治疗效果。

4. 判断预后。

5. 分析评估卫生资源的使用效率。

（三）康复功能评定的分期与流程

康复评定作为康复医疗工作流程的重要内容，贯穿于康复医疗的始终（图3-1）。在康复医疗工作中，常常需要进行多次功能评定，这些评定可分为初期功能评估、中期功能评价及末期功能评定。

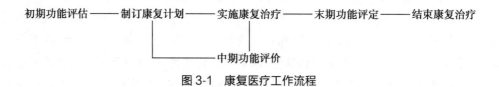

图3-1 康复医疗工作流程

1. 初期功能评估 是开始康复治疗前的第一次评定，一般在康复治疗1周内完成。初期功能评估的目的在于掌握功能障碍的情况，发现患者现阶段存在的主要问题，形成功能诊断，了解康复潜力与预后，为制订康复目标与康复方案提供依据。

2. 中期功能评价 是在经过一段时间的康复治疗后对患者进行评价，一般在康复治疗2~3周后完成，可根据情况多次进行。中期功能评价的目的在于通过比较治疗前后患者的功能状况变化，了解康复治疗的效果，判断康复治疗方案是否合适，为调整和制订新的康复目标与治疗方案提供依据。

3. 末期功能评定 在患者康复治疗结束时或出院前完成。末期功能评定的目的在于为患者受损的功能做出终末功能状况评定，为进一步康复处理、回家后的功能锻炼或重返社会提供康复治疗依据。随着社区康复、居家康复、远程康复的发展，越来越多的功能障碍者可以在社区或家庭获得长期甚至是"终生"的康复服务与照料，对于这部分患者来说也就不存在绝对意义上的末期功能评定。

（四）康复评定的工作内容

目前，康复评定工作普遍采用 SOAP 法则，包括：主观资料（subjective data，S）、客观资料（objective data，O）、功能评定（assessment，A）、制订康复计划（plan，P）四个部分。

1. 主观资料 主要指患者的详细病史，包括：主诉、现病史、功能史、既往史、系统回顾、个人史、社会史、职业史、家族史等。主观资料常通过与患者或其家属、照料者的交谈获得。

2. 客观资料 指体格检查发现的客观体征与功能表现。康复医师收集客观资料的过程与临床体格检查接近,其内容包括患者的生命体征、一般情况、各系统体格检查、药物记录、实验室及其他诊断检查等。

3. 功能评定 功能评定的内容十分广泛,通常可分为躯体功能评定、认知语言评定、心理功能评定、心肺功能评定、活动和参与能力评定、生存质量评定等方面。

4. 制订康复计划 制订康复计划是康复评定工作的最后阶段,包括两个内容。

(1)以功能评定结果为依据,确定康复目标:康复目标是康复医疗的"灵魂"。康复目标包括远期目标与近期目标。近期目标通常指一至数周内计划达到的目标。远期目标可以是治疗结束的目标或出院目标,也可以是计划 3 个月或者更长时间后达到的目标。制订康复目标时,应遵循 SMART 原则,即特异性(specific)、可测量(measurable)、可及性(achievable)、相关性(relevant)和时间性(time limited)。

(2)依据功能评定结果和康复目标,制订康复治疗方案:康复治疗方案应对康复治疗做出具体安排,包括治疗种类、部位、方法、设备或用具、参数剂量、治疗时间、治疗频度、治疗次数、注意事项等内容。

(五)康复功能评定的类型、方法与质量要求

1. 类型 功能评定是对功能障碍情况作出判断的过程,可分为定性评定、半定量评定和定量评定。

(1)定性评定:通过观察和调查访谈获得,可以大致判断患者障碍程度,如对偏瘫患者进行的运动模式评定、异常步态的目测分析等。优点是操作简便、快捷,无须仪器设备。不足之处是评定者带有一定主观性,评定结果不是很准确。

(2)半定量评定:将定性评定所描述的内容分等级量化,即用等级赋分法。如徒手肌力检查采用 0~5 级评定、平衡功能采用 0~3 级评定等。其优点是评定标准统一且操作简单,易于推广,是临床康复中最常用的评定方法。

(3)定量评定:将评定对象以数量化的形式说明问题的方法。其优点是评定结果精确,有利于提高康复医疗质量,如将平衡功能以重心移动轨迹长度(mm)、重心移动轨迹面积(mm^2)来表示。不足之处是需要仪器设备、费用贵、耗时长。

2. 评定方法 包括观察法、调查法、量表法、仪器测量法。

(1)观察法:观察者通过感觉器官或其他辅助工具,对患者进行有目的、有计划的观察。属于定性评定,具有一定的主观性。

(2)调查法:以提出问题的形式收集被检查者有关资料的方法。分为问卷法和访谈法。

(3)量表法:应用标准化量表对患者功能进行测评的方法。常用等级量表法(如徒手肌力评定)和总结量表法(如 Barthel 指数)。

(4)仪器测量法:借助于仪器设备对被试者某一功能变量进行实际、客观的直接测量的方法,如等速肌力测定法等。

3. 质量要求 康复评定是康复治疗的基础,应尽量做到科学合理、准确可靠。无论何种评定,其工具均应满足信度、效度、敏感度与统一性等条件,才能在临床推广应用。

(1)信度:又称可靠性,指不同评定者使用同一评定方法的一致性水平,反映相同条件下重复测量结果的近似程度。

(2)效度:又称有效性,指评定方法所测试的结果与其希望测量对象结果的近似程度。

（3）敏感度：指当测试对象发生变化时，测试结果对变化作出反应的敏感程度。

（4）统一性：评定方法的统一性，保证了康复数据的可比较、可交换，有利于学术交流与科学研究。

（5）其他因素：包括康复评定方法的简便性与评定结果的可分析性等。

（六）康复评定会

康复评定会是康复评定工作的一种重要形式。一般由康复医师作为组长主持召开会议，参加人员包括评定组长、患者主管医师及其上级医师、康复治疗师、心理医师、护士、护士长等。在会上，各成员对患者的功能障碍性质、部位、程度、发展、预后及康复目标充分发表意见，提出各自领域的诊疗对策、康复目标、治疗计划和方案，并对治疗计划执行情况进行评定、修改、补充。治疗中期和出院前再召开评定会，对康复疗效进行总结并为下阶段治疗或出院后康复去向提出建议。

（七）康复功能评定方法的选择原则

没有一种评定方法或工具能够适用于所有患者或所有功能障碍。因此，临床选择功能评定方法时应遵循一定原则。

1. 选择信度、效度高的评定工具；

2. 因地制宜、因人而异，根据实际情况选择具体评定方法；

3. 根据评定目的选择评定方法；

4. 考虑评定方法与训练方法的一致性，以免评定与训练脱节；

5. 根据功能诊断选择具有专科特点的评定方法；

6. 选择公认的、与国际接轨的评定方法；

7. 考虑时间因素，选择操作相对简单、所用时间合理的评定方法。

（八）康复评定的注意事项

为保证康复评定的完整性、针对性、准确性以及评定过程的安全性，在康复评定工作实施过程中，应注意以下几点。

1. 康复评定方法很多，在选择使用过程中，既要全面，又要有针对性。

2. 评定前需向患者及其家属说明评定目的、方法、要求、过程等，获得其积极配合。

3. 熟悉评定方法，缩短评定时间，减少由于患者疲劳等给评定带来的影响。

4. 评定过程由一人完成，确保评定的准确性。

5. 有些情况下，需进行健侧与患侧的对照。

6. 评定过程中，如患者出现异常情况，应及时终止。

7. 评定应与康复治疗相结合，评定服务于治疗，治疗基于评定。

二、康复治疗

康复治疗是康复医疗的重要内容，是使功能障碍者实现功能改善或恢复的重要手段。应用于康复治疗的手段和方法很多，本节主要介绍一些常用的康复治疗学中的技术，包括物理治疗、作业治疗、言语治疗、吞咽治疗、中国传统医学治疗、心理治疗、康复工程等。

（一）物理治疗

物理治疗（physical therapy，PT）是指利用各种物理因子作用于人体，以促进、维持、恢复人体最佳功能的治疗方法。临床上物理治疗一般分为两类。一类以力学因子为主要治疗手段，称为运动疗法；另一类以电、光、声、磁、水、冷、热等物理因子为主要治疗手段，称为物理因子治疗。

1. 运动疗法（kinesiotherapy）　又称治疗性运动（therapeutic exercise），是以生物力学和神经发育学为基础，采用徒手方式或借助器械，指导训练对象进行运动，或给予手法操作，以改善功能的治疗方法。运动疗法是物理治疗的主要组成部分，手法治疗可以视为运动疗法的特殊形式。

运动疗法的内容丰富，分类方法较多。从临床应用角度，可分为以下几类：肌力训练、关节活动度训练、软组织牵伸训练、耐力训练、平衡训练、协调性训练、步行训练、神经生理学疗法、运动再学习法和牵引疗法等。

（1）肌力训练：以增强肌肉随意收缩力量为主要目标的运动治疗方法。适用于各种原因导致的肌力减弱、肌肉萎缩、健康人的健身性运动、运动员的肌力增强训练。根据肌力下降的程度，肌力训练可分为被动运动、助力运动、主动运动、抗阻力主动运动等多种形式。

（2）关节活动度训练：是指利用特定方法，改善由各种因素引起的关节活动障碍的运动治疗方法。可用于预防和治疗各种原因所致的关节僵硬、活动受限，关节、骨骼、软组织损伤后疼痛等。治疗方法包括主动关节活动训练、主动助力关节活动训练、被动关节活动训练等多种形式。

（3）软组织牵伸训练：是拉长挛缩或短缩软组织的治疗方法。用于改善或重建关节周围软组织的伸展性、调节肌张力、改善关节活动度、防止不可逆的组织挛缩，预防或降低肌肉肌腱活动时的损伤。常用方法包括器械被动牵伸、手法被动牵伸、自我牵伸等。

（4）耐力训练：包括肌肉耐力训练和心肺耐力训练。肌肉耐力是指人体长时间进行持续肌肉工作的能力，即对抗疲劳的能力。肌肉耐力训练与肌力训练的方法有共同之处，只是负荷量相对较少，重复次数较多。心肺耐力，即呼吸系统摄入氧气、心血管系统运输氧气和肌肉组织利用氧气的能力。改善心肺耐力最好采取大肌群参与的有规律性的有氧运动，如步行、慢跑、骑自行车等。科学的运动处方是获得良好心肺耐力的关键，包括运动类型、运动强度、运动持续时间、运动频率等。

（5）平衡训练：以恢复或改善身体平衡能力为目的的康复训练方法，适用于各种神经系统疾病与外伤引起的平衡功能障碍。可以对与平衡相关的感觉如视觉、前庭觉、本体感觉、触觉进行训练，也可利用平衡板、平衡木或在窄道上步行、身体移位运动、平衡运动等多种方式优化患者的平衡控制能力。其训练原则是，由静态平衡到动态平衡，从睁眼到闭眼，支撑面由大到小，由稳定到不稳定，身体重心由低到高。还可利用平衡仪进行生物反馈训练。

（6）协调性训练：是令患者在意识控制下进行训练，使神经系统能够形成自动的、多块肌肉协调运动的记忆印迹，从而使患者恢复平稳、准确、流畅、高效的运动能力的训练方法。适用于中枢及周围神经疾病和运动系统疾病引起的协调运动障碍。训练时一般遵循卧位、坐位、站立位、步行和增加负荷步行的顺序，从单块肌肉逐步过渡到多块肌肉的协调动作。从简单动作开始，逐步增加复杂性。先做容易完成的大范围、快速动作，再做小范围、缓慢动作的训练。

（7）步行训练：是指通过学习步行动作以恢复步行功能的运动训练，适用于各种原因导致的步态异常及步行能力下降。步行训练包括：①针对影响步行的因素，如关节挛缩、肌无力、肌痉挛、平衡能力降低、协调性差等问题，进行针对性训练；②根据对患者步态的分析，对站立相和迈步相丧失的成分进行分解训练；③将分解动作按顺序结合起来，进行行走练习；④借助减重设备如减重架、悬吊装置、水疗等开展早期步行训练。

（8）神经生理学疗法：神经生理学疗法（neurophysiological therapy，NPT）是根据神经生理学的原理和神经发育的规律，以治疗神经肌肉损伤，特别是中枢神经系统损伤后运动功能障碍的一类治疗方法，也称为易化技术或促通技术。包括 Bobath 疗法、Brunnstrom 疗法、Rood 疗法、本体感神经肌肉易化法（proprioceptive neuromuscular facilitation，PNF）等。

1）Bobath 疗法：强调正常运动发育顺序和平衡反应的建立，认为正常的运动模式可以通过大量重复学习得到易化（促通），不正常的肌张力和反射需要被抑制，以形成正常运动模式。适用于小儿脑性瘫痪、成人偏瘫的康复治疗。

2）Brunnstrom 疗法：Brunnstrom 通过对偏瘫患者的观察，发现并总结出了脑卒中后运动恢复的 6 阶段理论。认为偏瘫后出现的联合反应和协同动作是运动功能正常恢复过程中的一个必然阶段，应予以利用而不是加以抑制，一旦这些异常运动能随意和自由地进行，再对其进行修正，可逐渐过渡至正常运动模式。适用于脑卒中偏瘫各期的康复评定和治疗。

3）Rood 疗法：强调有控制的感觉刺激。常用的感觉刺激方法包括触觉刺激、温度刺激、本体感觉刺激、特殊感觉刺激等。适用于脑性瘫痪、偏瘫、脑损伤运动控制障碍等中枢神经病变各个时期的治疗。

4）PNF 技术：利用牵伸、关节压缩和牵引、施加阻力等本体刺激，以及应用螺旋、对角线状运动模式来促进训练对象运动功能的恢复。共有 91 种基本运动模式，包括 15 种手法治疗技术，如节律性发动、节律性稳定、反复收缩、保持-松弛（也称为自体抑制）、慢逆转、慢逆转-保持等。适用于神经系统疾患及肌肉骨骼损伤的治疗。

（9）运动再学习法：运动再学习法（motor relearning program，MRP）把中枢神经系统损伤后运动功能的恢复训练视为一种再学习或再训练过程，以神经生理学、运动科学、生物力学、行为科学为理论基础，以脑损伤后的可塑性和功能重组为理论依据。MRP 强调训练对象的主动参与与反复训练，治疗师只是辅导者。其训练分为 7 部分，包含了日常生活中的基本运动功能，分别为：上肢功能、从仰卧到翻身到床边坐起功能、站起与坐下功能、坐位平衡功能、站立平衡功能、行走功能、口面部功能。7 个部分相对独立，治疗师可根据训练对象存在的具体问题选择最适合的部分开始训练，并自行安排训练顺序。

（10）牵引疗法：是根据力学中作用力与反作用力的原理，应用牵拉力以牵伸软组织，促使关节面分离的一种疗法。根据牵引力来源分为手法牵引、自身牵引、机械牵引、电动牵引等；根据牵引时间分为连续牵引、持续牵引和间歇牵引；根据牵引体位分为坐位牵引、卧位牵引、斜位牵引、直立位牵引；根据牵引部位分为脊柱牵引和四肢关节牵引。临床上应根据患者病情及治疗的目标选择最佳的牵引方法。适用于椎间盘膨出或突出、神经根压迫、关节活动范围减小、亚急性关节炎症、肌肉痉挛等。

2. 物理因子疗法　物理因子疗法（physical modality therapy）是指以电、光、声、磁、热、冷、水等物理因子为主要治疗手段的康复方法，简称理疗。物理因子作用于人体后，即能被人体吸收并发生能量形式的转换，引起一系列物理和化学变化，产生局部或全身性的生理效应，从而起到镇痛、消炎、缓解肌肉紧张、改善循环、松解粘连、锻炼肌肉等作用。

（1）电疗法：利用不同类型电流和电磁场治疗疾病的方法，是最常用的物理因子治疗方法。包括直流电疗法、直流电药物离子导入疗法、低频脉冲电疗法、中频电疗法、高频电疗法等。近年来，经皮神经电刺激（transcutaneous electrical nerve stimulation，TENS）、功能性电刺激（functional electric stimulation，FES）、肌电生物反馈、经颅直流电刺激（transcranial direct current stimulation，tDCS）等方法在临床应用日益广泛。

（2）光疗法：应用各种光源的辐射作用治疗疾病的方法称为光疗法（light therapy）。常用的光疗法包括红外线、可见光、紫外线和激光疗法。

（3）超声疗法：超声波是每秒振动在20kHz以上的机械振动波。以超声波治疗疾病的方法称为超声疗法（ultrasound therapy）。

（4）磁疗法：应用磁场作用于人体以治疗疾病的方法称为磁场疗法，简称磁疗。包括静磁场疗法、动磁场疗法、电磁场疗法、磁化水疗法等。近年来，经颅磁刺激治疗（transcranial magnetic stimulation，TMS）在临床精神心理疾病、神经疾病及康复领域获得越来越多的认可。

（5）传导热疗法：以传导方式将热传输给人体的治疗方法称为传导热疗法（conductive heat therapy）。常用方法包括石蜡疗法、泥疗法、蒸汽疗法、湿热罨包法等。

（6）冷疗法：应用制冷物质和冷冻器械产生的低温作用于人体以治疗疾病的方法，称为冷疗法（cold therapy）。常用方法有冰块按摩法、冰袋敷贴法、冰毛巾冷湿敷法、局部浸泡法、全身冷水浴、氯乙烷喷射法和冷气喷射法等。

（7）水疗法：是指利用水的温度、流体静力压、浮力和水中所含的化学成分以不同方式作用于人体以治疗疾病的方法。包括水中运动治疗、步行浴、漩涡浴、喷射浴、气泡浴、碳酸浴等多种水疗方法。其中，水中运动治疗是一种以水为媒介的运动疗法技术，包括水中太极、Halliwick疗法、Watsu训练、Bad Ragaz训练、水中步行训练、水中跑步、水中瑜伽、治疗性游泳和其他类型的水中有氧运动等。

（二）作业治疗

作业治疗（occupational therapy，OT），是指有选择性和目的性地应用与日常生活、工作、学习和休闲等有关的各种活动来改善患者躯体、心理等方面功能障碍的治疗方法。其目的是使患者最大限度地恢复或提高独立生活和劳动能力。人-环境-作业模式（person-enviroment-occupation model，PEO）是作业治疗实践中的常用重要模式。作业治疗的常用技术包括以下几种。

1. 日常生活活动训练 日常生活活动（activities of daily living，ADL）是人们为了维持生存及适应生存环境而进行的一系列最基本的、最具有共性的活动。包括基本日常生活活动（basic activities of daily living，BADL）和工具性日常生活活动（instrumental activities of daily living，IADL）。ADL训练是作业治疗的重要组成部分，是患者回归家庭、回归社会、提高生活质量的基本保证。

（1）基本日常生活活动训练：包括床上训练、转移训练、进食训练、修饰动作训练、如厕训练、更衣动作训练等。

（2）工具性日常生活活动训练：①家务劳动训练和指导；②使用钱和购物训练；③打电话、使用电脑、网络训练；④服药训练；⑤使用交通工具训练；⑥处理突发事件训练；⑦休闲活动训练。

2. 感知训练 包括感觉训练、知觉训练。感觉训练是对周围及中枢神经系统损害患者进行浅感觉、实体觉、运动觉、感觉运动觉的训练；知觉训练是针对各种知觉障碍如失认症、失用症、单侧忽略等开展的训练。

3. 认知训练 认知障碍是大脑和中枢神经系统受损而导致的认知功能异常，可表现为注意、记忆、理解、定向、抽象思维、推理、判断等多方面的功能障碍。临床常用的认知训练包括注意力训练、记忆力训练、思维能力训练、职业能力训练等。

4. 康复辅助器具使用指导与训练 作业治疗师指导患者选购并使用各种自助具及康

复辅助器具,如轮椅、拐杖等;与康复工程师沟通,为患者特制矫形支具和假肢,指导其穿戴,并帮助其充分利用支具或假肢完成各种日常活动。

5. 以任务为导向的作业治疗　基于运动控制、运动发育和运动学习等理论,治疗师根据患者的角色表现和作业表现,确定患者最重要的角色及作业表现限制,采用任务分析法来确定个人或环境中的哪些子系统限制了作业表现,进而规划出有意义和激励性的治疗方案。

6. 其他作业治疗　在专业的康复医院、残疾康复机构,可延伸开展职业康复(职业评定、职业咨询、职业训练和就业指导)、文娱康复、环境改造等。

（三）言语治疗

言语治疗(speech therapy,ST),又称言语-语言治疗(speech-language therapy,SLT),是针对各种疾病如神经系统损伤、头颈部肿瘤、先天性缺陷所致言语障碍、语言障碍、交流障碍进行治疗或者矫治的方法。常见的言语/语言障碍包括语言理解、表达和学习获得障碍,如失语症、语言发育迟缓以及口语发音障碍,如构音障碍、口吃等。通过评定,鉴别言语或语言障碍类型,给予针对性练习,如发音器官练习、构音结构练习、单音刺激、物品命名、阅读练习等,以恢复或改善患者交流能力。针对重度患者,可根据其语言和非语言水平进行言语代偿交流方法训练,如交流板、交流册等。

1. 治疗方法　包括训练和指导、手法、物理因子、辅助器具、增益和替代性沟通等。

2. 治疗过程　由治疗人员给予某种刺激,使患者作出反应,正确的反应要强化(正强化),错误的反应要加以更正(负强化),反复进行可以形成正确反应,纠正错误反应。包括评估与分型、设定训练课题、制订训练程序、刺激与反应、强化与反馈、升级与降级等。

（四）吞咽治疗

针对各种原因导致的吞咽障碍(麻痹性吞咽障碍或者假性吞咽障碍)进行治疗的方法。常用治疗方法包括:

1. 间接吞咽训练法　从预防失用性功能低下、改善吞咽相关器官的运动及协调动作入手,为经口腔摄取营养做必要的功能性准备,一般先于直接训练进行。常用方法包括:口唇闭锁练习、下颌运动训练、舌部运动训练、冷刺激、构音训练、声带内收训练、咳嗽训练、声门上吞咽训练、促进吞咽反射训练、K-Point 刺激等。

2. 直接吞咽训练法(摄食训练)　如患者意识状态清醒、全身状态稳定、能产生吞咽反射、少量吸入或误咽能通过随意咳嗽咳出时,可采用直接训练。训练时应选择既有代偿作用又安全的体位,一般让患者取躯干 30°仰卧位,头部前屈,偏瘫侧肩部用枕头垫起,辅助者位于患者健侧。食物的形态应根据吞咽障碍的程度及部位,本着先易后难的原则来选择。摄食时,选择最适于患者吞咽的每次入口量,指导患者以较常人缓慢的速度进行摄食、咀嚼和吞咽。一般每餐进食时间控制在 45 分钟左右。可训练患者通过空吞咽、交互吞咽、侧方吞咽和点头样吞咽等去除滞留在咽部的食物残渣。

（五）心理治疗

心理治疗(psychological therapy)是运用心理学原理和方法,对患者认知、情绪、行为等方面的功能障碍进行干预的过程。心理医师一般通过观察、谈话、实验和心理测验法等对患者的心理异常进行评估和诊断。心理治疗的常用方法包括支持性心理疗法、暗示疗法、认知行为疗法、脱敏疗法、放松疗法、音乐疗法等。心理治疗的目的在于改变患者存在的对健康不利的观念、态度和行为,使患者以积极、主动的态度参与康复治疗,回归家庭和社会生活。患者的精神和心理状态在很大程度上影响其整体功能的恢复程度、预后和生活质量,康复医专业人员应重视每一位患者的心理评定和治疗。

（六）中国传统医学治疗

中国传统医学治疗是在中医理论指导下,以功能观、整体观和辨证观为核心,于伤病早期介入,以保存、改善和恢复患者受伤病影响的身心功能,提高其生活质量为主要目的的一系列传统治疗方法和措施,包括中医针灸、推拿、熏蒸、中药内外治法以及太极拳、八段锦等健身气功。

1. 针灸疗法　是采用针、灸、火罐等方法刺激人体经络、穴位,通过疏通经络、调和阴阳、扶正祛邪,达到治疗疾病、恢复患者功能目的的方法,是中医治疗的重要手段。

2. 推拿疗法　推拿又称按摩,是在中医理论指导下,运用手法或借助一定工具作用于人体特定的部位或穴位,以达到防病治病、改善和恢复人体功能目的的治疗方法。临床常见的推拿手法包括摆动类、摩擦类、挤压类、振动类、叩击类、运动关节类手法等。这些手法既可以单独使用,也可以将两种手法结合起来组成复合手法。

3. 气功疗法　古称"吐纳""导引""按跷""服气",主张调意识以养神,调呼吸以练气,再以气导形,通过调控心理活动、呼吸和身体的姿势、动作为一体,达到百脉通畅,脏腑协调,强身保健的目的。按练功时肢体运动与否,气功可分为静功、动功和动静功。动功也称外功,是以调身导引、肢体的运动为主,具有外动内静的特点,如太极拳、五禽戏、八段锦等。

4. 中药疗法　是应用中草药对功能障碍者的脏腑、气血、阴阳、虚实进行调治,以促使身心康复的一种治疗方法。根据给药方式和途径的不同,中药疗法可分为中药内治法与中药外治法。中药内治法可以概括为"汗、吐、下、和、温、清、消、补"八法,中药外治法主要包括热敷法、熏蒸法、熏洗法、敷贴疗法、敷脐疗法和膏药疗法等。

（七）康复工程

康复工程(rehabilitation engineering)是工程技术人员在全面康复和工程学理论指导下,与各领域的康复工作者、功能障碍者及家属密切合作,根据功能障碍评定结果,按照代偿和/或适应的原则,应用工程学技术,设计生产适用产品或改造环境,以帮助功能障碍者最大限度地发挥潜能,恢复其参与社会能力的一门学科。康复工程的服务对象主要是各类功能障碍者及老年人。在临床中,康复医师、康复治疗师与康复工程师密切配合,共同帮助其消除移动、交流、听力、视力、认知等方面的功能障碍,最大限度恢复、代偿或重建患者的躯体功能,提高其独立生活能力,更好地融入社会。目前在康复医学领域,最常见的康复工程产品为假肢、各类矫形器、助行器、生活自助具等。

1. 假肢　是使截肢者重新获得功能和正常外表形象的装置,是为弥补截肢者肢体缺损而制造装配的人工肢体。

2. 矫形器　是指装配在人体四肢和躯干等部位,用于改变神经肌肉和骨骼系统的功能特性或结构的体外装置,如踝足矫形器等。

3. 助行器　是指辅助人体支撑体重、保持平衡和行走的工具,也称为步行器、步行架或步行辅助器,如框式助行器、腋拐、肘拐等。

4. 自助具　也称为生活辅助具,是一类利用患者残存功能,无须外界能源的情况下,凭患者自身力量即可独立完成日常生活活动而设计和制作的辅助器具。按用途可分为进食类辅助具、穿衣辅助具、个人修饰与卫生辅助具、阅读与书写辅助具、家务料理类辅助具、记忆与认知辅助具等。

三、康复预防

康复预防是指基于康复医学理论,采取有效措施,预防损伤、功能障碍、活动受限和社会参与局限性的发生和进一步加重。在临床实践中,防范身体结构和功能损伤、活动受限和参与局限性的出现,以及在损伤的早期通过积极有效的干预阻止其发展成永久性功能障碍是康复医疗工作的重要内容。

康复预防可分为三个层次。

1. 一级预防　又称初级预防,指预防身体结构与功能的损伤,是防范功能障碍最有效的措施。康复医疗措施在一级预防中发挥了重要作用,如增加社区适老设备,降低老年人跌倒风险;鼓励运动和健康生活方式,降低患心脑血管疾病的风险等。

2. 二级预防　是在身体结构与功能的损伤发生后,通过早期积极合理的治疗干预,限制或逆转由伤病造成的功能障碍。康复治疗可以减轻和防止伤病带来的继发性问题,如脑卒中后尽早开始康复治疗,可防止或减轻偏瘫、失语和吞咽功能障碍等,帮助患者提高生活自理能力及生活质量。

3. 三级预防　在功能障碍已经出现时,通过综合康复措施,减轻功能障碍给个人、家庭与社会造成的影响,防止功能障碍加重并发展成参与受限。此阶段康复治疗的重点在于:提高患者的社会适应能力,减轻功能障碍的影响,促使患者回归社会。

世界卫生组织提出,要实行"预防性健康策略",目前这一提法已得到全世界的高度重视和普遍接受。从预防角度看,功能障碍具有可预防性。即在很多情况下,功能障碍并不是注定要发生的。康复预防对于减少和降低功能障碍的发生率具有重要意义。

四、康复医学教育与科学研究

(一)康复医学教育

教育狭义上指专门组织的学校教育,它是根据一定社会的现实和未来的需要,遵循人类身心发展的规律,有目的、有计划、有组织、系统地引导受教育者获得知识技能、陶冶思想品德、发展智力和体力的一种活动。广义上的教育是指影响人的身心发展的社会实践活动,对教育最本质的理解,就是社会对人们思想的知识灌输和行为指导。在康复医学发展与实践中,教育具有两方面的含义。

1. 康复医学人才教育与培养　推进康复医学事业发展,人才供给是关键。康复医学人才是康复团队的重要组成部分,是贯穿落实临床康复服务流程各环节的核心力量。系统、科学、规范地建设康复医学人才队伍、提升其服务水平是满足人民群众日益增长的健康需要的着力点之一。

康复医学是一门独立的医学学科。无论是在治疗技能和方法方面,还是医学思维与路径、追求的目标和结局方面,康复医学和临床医学都不尽相同。康复医学包含康复基础医学、康复临床医学和康复治疗学。近年来,为保证康复医学人才供给与需求之间的平衡,康复医学人才教育,尤其是康复治疗人才教育的规模获得了飞速发展,出现了康复教育多元化、多层次发展趋势。为进一步完善康复医学人才培养教育体系,未来的康复教育应逐步建立完善的标准导向机制,动态调整高校学科专业设置、培养层次、招生规模,构建康复医学人才教育标准,在硬件、师资上严格准入,规范康复医学课程设置,做好执业资质认定,把好入口与出口质量控制,提升康复医学及康复治疗教育质量,为国家康复医学发展培养一批高质量康复人才。

2. 康复科学普及教育　科学普及简称科普,又称大众科学或者普及科学,是一种社会教育,指利用各种传媒以浅显的、通俗易懂的方式,让公众接受自然科学和社会科学知识,从而推广科学技术的应用、倡导科学方法、传播科学思想、弘扬科学精神。2021 年 6 月 25 日,国务院印发的《全民科学素质行动规划纲要(2021—2035 年)》中提出推动设立科普专业。

康复科学普及是康复医疗实践活动中的重要组成部分,通过有计划、有组织、有系统的普及教育,可以传播康复理念、推广康复医学技术、让康复群体更好地接受康复医学知识。在临床康复实践中,对功能障碍群体开展针对性、个体化康复知识普及教育,可以促进其与康复医师、治疗师更好地配合,有助于提高康复治疗效果。对于社会大众而言,康复科普教育的核心是教育人们树立主动康复意识,使人们自觉地采纳有益于身心健康的行为和生活方式,消除或减轻影响功能恢复的危险因素,预防功能障碍的发生发展,提高生活质量。

康复医疗从业人员肩负专业技术人才教育培养和康复知识科学普及教育双重使命,应不断提高自身素质,广泛开展康复教育及科普服务活动,持续提升康复教育及科普工作能力。

(二)康复医学科学研究

医学科学研究是在医学专业理论的指导下,围绕人类身心健康,对尚未研究或尚未深入研究的健康相关事物、现象进行探讨,旨在揭示矛盾的内部联系与客观规律,从而比较客观、正确地提出新观点、新理论和新技术,并对其进行评价。它是提高对疾病、健康的认识和比较各种医疗保健方法效果的重要途径,其目的是为改进医疗和保健措施等提供科学依据。康复医学作为医学的重要组成部分,其科学研究属于医学科学研究范畴。

康复医学科学研究的最终目的是帮助患者预防和治疗功能障碍,提高生活独立程度和生活质量。康复医学科学研究的主要任务是发现和验证疾病及其功能障碍的病因和危险因素;探究功能障碍的发生机制及各种康复治疗技术的作用机制;明确各种疾病、损伤、衰老和功能障碍的诊断和评价方法的可靠性和准确性;验证和比较各种康复治疗方法的临床疗效;分析影响康复预后的因素,尽可能应用有力的循证医学证据,制订各种临床康复治疗决策方案;分析康复医疗成本-效益,以及探讨临床康复医学科学研究中的伦理问题。

康复医学在我国的起步较晚,与其他临床学科相比,康复学科基础仍然较为薄弱。康复医学科技创新能力弱、创新研究成果匮乏,明显制约了学科持续性发展和服务能力水平的进一步提升。学科的发展要靠科学研究来引领,要靠科技成果在本领域内的传播来推进。康复医学科学研究的发展,势必推动现代康复医学与多个学科的相互融合,推动康复预防、康复评定和康复治疗的机制探索、应用实践和技术研发,推动康复医学学科的高水平、可持续发展。

(三)学术交流

学术交流泛指以科学技术的学术研究、信息、学术思想为主要对象和内容以及与此有关的科学活动,也可理解为学术交流活动的简称。康复医学是新兴医学学科,临床及科研成果不断涌现。通过学术交流,可以传递康复医学理念、方法,普及康复知识;促进科学研究发展,传递科研成果,加速转化应用;推广康复适宜技术,促进康复技术水平均衡发展;交流学科发展经验,推进学科规范、高质量发展。近年来,康复医学学术交流的主要形式有期刊论文发表、学术论坛、专题讲座等,学术交流的规模和参与人数不断扩大,呈现出康复医学学术的繁荣景象。

学术组织是学术交流的主体力量。在我国,中国康复医学会、中华医学会物理医学与康复学分会、中国医师协会康复医师分会、中国残疾人康复协会及其各省市分支机构,以及其他学术组织所成立的康复分支机构等都在康复医学学术交流中发挥着重要作用。

第二节　康复医疗的工作方式

康复医学是以疾病、损伤等因素导致的躯体功能与结构障碍、个体活动及参与能力受限的患者为服务对象,以消除和减轻人的功能障碍、弥补和重建人的功能缺失、设法改善和提高人的各方面功能为目的的关于功能障碍预防、诊断、评估、治疗、训练和处理的医学学科。因此,在康复医疗工作中需要有多个学科、多个专业人员参与,采用团队工作模式即康复协作组或康复治疗小组的形式对功能障碍患者进行康复诊断、康复功能评估、康复治疗和训练、康复预防等。本节将对康复医疗合作模式及康复团队人员构成、职责等进行简要介绍。

一、康复医疗团队合作模式

康复医疗工作涉及不同专业技能和学科背景的工作人员的团队协作,强调多学科合作,主要有学科协作模式和跨学科模式两种模式。前者强调康复医学科内康复医师、康复护士和各专业康复治疗师之间不同知识与技能的相互交流、融合,即学科内合作。后者是指康复医学和其他学科之间相互合作,譬如和临床医学各学科、康复工程学、心理医学科、中医科等,即学科间合作。团队合作的优点是专业分工细化,综合处理的专业技术水准提升,康复医疗质量提高。

（一）学科间合作

康复工作中的学科间合作主要包括以下两个方面:

1. 康复医学与其他医学学科间的合作　康复医学与预防医学、临床医学、保健医学并称为"四大医学",它们既相互区别,又紧密联系,互相渗透,互相促进,共同构成全面而整体的医学模式。康复医学与预防医学相结合形成康复预防;与保健医学相结合形成康复保健;与临床医学相结合形成许多特色康复专科,如神经康复、骨科康复、心脏康复、呼吸康复、儿童康复等。由于患者的功能障碍大多由临床疾病造成,因此在解决患者功能障碍时,需要邀请相关学科专业人员进行会诊,构建临床康复协作团队,共同讨论并制订康复治疗方案。

2. 康复医学与非医学学科间的合作　康复医学与工程学、心理学、教育学、社会学等非医学学科间也存在相互联系,密切合作,甚至形成许多新的学科领域。比如康复医学与工程学结合形成康复工程学;与心理学结合形成康复心理学;与教育学结合形成特殊教育;与社会学结合形成社会康复学等。康复医学与诸多学科为实现全面康复的共同目标团结协作,使功能障碍者重返家庭、重返社会,提高生存质量。

（二）学科内合作

康复医学以功能为核心,面向各类功能障碍者。患者的功能障碍往往不是单一的,而是多种障碍共同存在,如脑卒中患者往往合并运动障碍、认知障碍、言语障碍和心理障碍等。另外,从功能角度而言,患者每一项看似独立的功能都需要多器官系统共同协作完成,如运动功能的实现需要神经系统、肌肉骨骼系统、心血管系统的相互配合。因此,在解决患者功能障碍时就需要多个相关康复专业技术人员的相互合作,发挥各自的技术专长,使患者的功能障碍得以最大限度地康复。

为达到"全面康复"的目的,康复医疗常采用学科内多专业联合的方式开展康复服务工作,各相关专业治疗师围绕一个共同目标,团结协作,充分发挥每一专业的技术特长,全面评估患者的功能障碍,制订并实施综合的康复治疗方案,促进患者全面康复。

二、康复团队人员结构

康复团队(rehabilitation team)指具有特殊专业技能的人员组成康复协作组或康复治疗小组,对功能障碍者进行康复评估和治疗,以达到使服务对象改善功能、融入社会、提高生活质量的目的。团队工作符合康复医学多学科性、广泛性、社会性的特点,充分体现了生物-心理-社会的医学模式。

在大多数医疗机构的康复实践活动中,一个配备完整的康复团队包括:康复医师(或受过康复医学专业训练的相关学科医师)、康复护士、物理治疗师(包括运动治疗师和理疗师)、作业治疗师、言语治疗师、心理治疗师、中国传统医学治疗人员、假肢与矫形器师等。通常由康复医师来统筹协调,其他专业人员在康复评定与治疗过程中相互合作,发挥重要作用。康复团队的成员组成是动态变化和不断调整的,近年来,随着康复医学亚专业的不断成熟和分化,在许多综合性康复医疗机构中出现了专科康复治疗师,如神经康复治疗师、肌骨康复治疗师、心肺康复治疗师、儿童康复治疗师等,他们也成为各专科康复团队的重要组成部分。在社区医疗机构,康复医疗工作由经过康复医学培训的全科医师负责,康复治疗由综合型康复治疗技术人员承担,因此其康复团队主要由全科医师和康复治疗师构成。在我国,专业残疾人康复机构还常配有职业咨询师、特殊教育工作者、文体治疗师、社会工作者、劳动就业部门工作人员(就业指导)等。

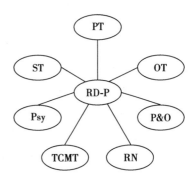

图 3-2　康复协作组的组成

P—患者;RD—康复医师;RN—康复护士;PT—物理治疗师;OT—作业治疗师;ST—言语治疗师;P&O—假肢与矫形器师;Psy—心理治疗师;TCMT—中国传统医学治疗人员。

此外,参与康复治疗的人员都可以是康复治疗小组的成员,不仅包括康复医疗专业人员,还包括患者、照顾者及其他对治疗有影响的人员。因此,从完全、系统的康复医疗工作来看,规范的康复治疗协作组应由以下成员组成:患者、康复医师、康复护士、物理治疗师、作业治疗师、言语治疗师、假肢与矫形器师、心理治疗师、中国传统医学治疗人员等(图 3-2)。

三、康复医疗专业人员职责

目前,我国康复医疗专业队伍建设已逐步完善,各类专业技术人员职责逐步明确。本节参考国内一些康复医院和综合医院康复科专业技术人员岗位职责,结合目前国内康复医疗人员实际情况,简要介绍我国康复医疗专业人员职责。

1. 康复医师　康复医师是康复医疗协作组的组长,主要围绕患者的功能障碍,全面协调、管理患者康复医疗的各个环节并统筹开展康复医疗工作。其主要职责如下。

(1) 接诊患者,采集病历及进行体格检查。经过功能评定后,确定患者有待康复的功能障碍,制订进一步检查、观察及康复治疗计划。

(2) 对门诊患者进行接诊、复查及康复处理,对住院患者进行查房或会诊,及时调整康复医嘱。

（3）指导、监督、协调各专业康复治疗工作的顺利开展。

（4）担任康复治疗小组组织者角色，组织开展病例讨论会、康复评定会、出院前分析总结会。

2. 康复护士　康复护士主要负责住院患者的临床康复护理，主要职责如下。

（1）执行一般护理任务。

（2）执行康复护理任务：①体位护理；②皮肤护理；③膀胱护理；④肠道护理（控制排便训练等）；⑤康复心理护理；⑥协助康复治疗部门开展延续性康复治疗，指导患者开展床边日常生活活动训练；⑦指导患者正确使用和保养矫形器、自助具和轮椅等；⑧指导和协助患者进行体位转移。

（3）密切观察患者住院期间生理、心理、生活各方面的情况，及时向康复医师反映，协助康复团队作出对患者的处理意见。

（4）对患者及家属进行康复知识宣传教育。

（5）作为患者与其家庭之间，患者与其工作单位之间，患者与其社区之间沟通的桥梁，反映患者的思想情绪、困难及要求。

（6）维护病房环境，保持病区整齐、清洁、安静，为患者营造良好的生理和心理康复环境。

3. 物理治疗师　在我国，物理治疗师主要包括运动治疗师和理疗师，在康复医师指导下执行运动功能训练及物理因子治疗。物理治疗师针对功能障碍患者，开展相关康复评定，运用各种物理因子及运动锻炼、手法等治疗技术，对神经、肌肉、骨关节和心肺功能进行评估与训练，以利于改善和提高肢体运动功能，帮助患者重获功能。其主要职责如下。

（1）进行运动功能评估，如对肌力、平衡能力和步行能力及步态等的评估。

（2）指导患者进行增强肌力和耐力、增加关节运动范围、改善平衡协调功能、改善步行能力等各种训练。

（3）指导患者进行各种医疗体操、有氧运动等，以增强体质，提高神经、肌肉、骨关节等的运动功能，调整内脏功能和心理精神状态。

（4）为患者进行关节松动、神经松动、筋膜治疗等各种手法治疗。

（5）为患者进行电疗、光疗、水疗、超声治疗、热疗、冷疗、磁疗、压力治疗、冲击波治疗等物理因子治疗。

（6）对患者进行有关保持和发展运动功能的健康教育。

4. 作业治疗师　作业治疗师通常着重于功能性活动，在康复医师指导下对患者开展有目的的作业活动，恢复或改善其生活自理、学习和职业能力。针对永久性功能障碍者，教会其使用各种辅助器具，或调整家居和工作环境条件，以弥补功能缺陷和不足。其主要职责如下。

（1）开展作业评估及作业活动分析。

（2）指导患者进行生活自理能力训练、感知觉训练、认知训练等。

（3）指导患者使用各种辅助器具、矫形器、自助具。

（4）指导患者开展各种手功能训练及精细运动训练。

（5）在有条件的康复机构，对有恢复职业能力需求的患者开展职业功能评估及模拟职业训练。

（6）为患者提供居家康复环境改造咨询。

5. 言语治疗师 在康复医师指导下执行言语治疗、构音及吞咽障碍治疗处方，以改善患者言语沟通、吞咽等能力。其主要职责如下。

（1）对言语、构音、吞咽等功能进行检查评估，如构音能力、失语症、听力、吞咽功能检查等。

（2）对由神经系统病损、缺陷引起的言语交流障碍（如失语症、口吃等）、构音障碍等进行训练。

（3）喉切除、舌切除手术前有关言语功能的咨询指导，并对由口腔缺陷（舌切除后、腭切除后）引起的言语交流障碍进行训练，改善构音能力。

（4）指导患者使用非语音性言语沟通器具。

（5）对有吞咽功能障碍者进行治疗和处理。

（6）对患者及其家人进行有关言语交流及吞咽问题的康复教育。

6. 假肢与矫形器师 在康复医疗机构或残疾人康复机构的辅具适配相关科室工作，接受康复医师或矫形外科医师介绍来诊的患者。其主要职责如下。

（1）假肢/矫形器制作前，对患者进行肢体测量及功能检查，确定制作处方。

（2）制作假肢、矫形器、自助具。

（3）指导患者如何使用和保养各种假肢、矫形器等辅助器具。

（4）根据患者穿戴使用情况及复查结果，对假肢/矫形器等进行修整。

7. 心理治疗师 心理治疗师在康复协作组内配合其他人员为患者进行必要的临床心理评估，提供心理咨询及进行必要的心理治疗，帮助协作组和患者本人恰当地确定治疗目标，以便从心理上促进患者全面康复。其主要职责如下。

（1）进行临床心理测验和评定：如精神状态测定（焦虑症、抑郁症等）、人格测验、智力测验、职业适向性测验等。

（2）根据心理测验结果，从心理学角度对患者总的功能评估及治疗计划提供诊断及治疗意见。

（3）对患者提供心理咨询服务，特别是对如何对待功能障碍，如何处理婚恋家庭问题和职业问题等提供咨询。

（4）对患者进行心理治疗，从心理上促进患者全面康复。

8. 中国传统医学治疗人员 是指在中医理论的指导下，运用中药、针灸、推拿等方法为患者解除病痛的专业人员，为我国康复医疗机构所特有。中国传统医学治疗人员参加康复协作组能使康复医疗贯彻中西医结合的原则，更好地利用传统中医学的优势。其主要职责如下。

（1）参加协作组会议，从中医观点对制订患者总的康复治疗计划提出建议。

（2）负责院内或协作组内的中医会诊，及时对需使用中医方法以促进康复的患者开出中医中药的医嘱、处方。

（3）在专业协作组中或根据医师转诊要求，经诊察后对相应患者运用中医传统康复技术（针灸、推拿、导引等）进行治疗，促进患者身心康复。

9. 专科康复治疗师 是在专科康复医师指导下执行专科康复治疗工作的专业技术人员，其主要职责如下。

（1）进行专科康复功能评估，与专科康复医师一起制订患者康复治疗计划。

（2）指导患者开展各种专科康复治疗。

（3）开展本专科重症、早期康复治疗。

（4）为患者进行专科康复所需的各种手法治疗及运动指导。

（5）对患者进行专科康复相关知识普及教育。

10. 康复治疗师　泛指在社区卫生机构及其他基层单位,无法按专科和亚专业分工,具备一专多能的康复治疗师。其主要职责如下。

（1）对患者进行基本的运动治疗、物理因子治疗、作业治疗,在需要时也可进行简单的言语矫治和心理治疗。

（2）对社区居民、患者及家属开展康复咨询、康复教育及康复预防工作。

（席家宁）

复习思考题

1. 康复预防的意义是什么? 三级预防的目的各是什么?

2. 康复功能评定是如何分期的?

3. 康复治疗学主要包括哪些治疗方法? 它们的治疗侧重点各是什么?

4. 如何理解康复医学的团队工作模式?

第四章

康复医疗文书与康复质控

　　康复医疗文书主要包括康复病历、康复治疗转介单、康复治疗处方、康复治疗记录等。

第一节　康　复　病　历

一、康复病历的作用

　　1. 记录与保存康复医疗信息及数据　康复病历完整地记录了患者的病史、临床表现、体格检查、化验结果、功能影像等检查、康复功能评定、临床诊断、康复功能诊断、临床诊疗方案、康复治疗计划、病情变化与治疗转归等信息，为康复医生、康复治疗师、临床医生等专业人员的日常交流提供信息，为医院管理保存了数据。

　　2. 康复医疗质控的重要环节　与其他临床专科病历一样，康复病历完整地记录了患者的医疗活动信息。通过康复病历的记录，可以很好地了解与评估康复医疗活动的各个方面，是康复医疗质控的重要环节。

　　3. 培养康复医生专业能力的基本手段　康复病历的书写，从病史采集、理化检查、康复评定、临床思维、预后分析、目标制订、康复计划与执行、康复治疗组的协作、文字表达等多方面对康复医生提出了要求，是培养其专业能力的基本手段。

　　4. 康复教学与科研的重要资料　完整的康复病历，可以为康复教学提供典型的病例资料，有助于学生更好地理解康复知识的临床应用，培养学生的临床思维能力。好的康复病历，甚至可以成为康复教学的另一本"教科书"。同时，完整的康复病历，也可为康复科学研究提供有效的数据，有利于通过统计、分析，总结经验，发现新的规律。

　　5. 相关责任与权利认定的重要依据　康复病历记录的内容，有时涉及与患者相关的法律责任、社会福利政策、医疗保险规定等，常可成为判断相关责任与权利认定的依据。同时，康复病历也是医疗责任认定的重要依据。

二、康复病历的特点

　　康复医疗在服务对象、服务手段、工作方式、治疗目的上的特殊性，决定了康复病历存在以下特点。

1. 体现基于国际功能、残疾和健康分类(International Classification of Functioning, Disability and Health, ICF)功能观的康复思维模式　这是康复病历有别于其他临床专科病历的最重要特征。康复医学的工作对象大多是功能障碍者,康复病历应从身体结构与功能、活动和参与3个健康维度对患者的影响与预后进行分析,并提出包含这3个维度的康复目标和治疗方案。

2. 重视康复功能评定　一般来说,其他临床专科病历对临床诊疗过程记录得非常详细;而康复病历则对康复功能评定很重视,主要表现在以下两个方面。

(1) 重视整体与全面的功能评定:康复病历除了重视对患者身体结构和功能(如运动、感觉、语言、认知等)的评估与记录外,也重视对患者活动和参与(如个人生活、社会交往、工作、学习、娱乐等)及其所处环境的整体与全面的评定与记录。

(2) 重视全程与动态评定:康复病历应及时记录康复治疗过程中的动态评定,即通过对初期、中期与末期评定的记录,指导与反馈治疗,调整与优化训练方案,以及指导患者出院后的功能锻炼,以利于患者回归家庭与适应社会。

3. 重视康复目标的设定与达成　多数临床专科的医疗文书,常常不会对治疗目标及其达成进行明确地设定、描述与记录。而康复目标,却是整个康复治疗工作的引领。重视对康复目标及其实现过程的管理与记录,是康复病历的重要特征。

4. 体现康复团队的协作　康复治疗组的工作方式,贯穿于康复医疗活动始终。这决定了康复病历的内容,必然会体现出康复团队的协作。比如康复病历中涉及部分吞咽、言语、认知、手功能等专项康复评定的记录,常常来自于言语治疗师与作业治疗师的工作;康复病历中涉及患者更多的细微功能改善,常常来自康复治疗师的描述与记录。好的康复病历,可以充分记录康复团队的协作在患者恢复过程中发挥的积极作用,体现康复治疗团队的工作水平。

三、康复病历的内容

康复病历体现了康复专科特点,包括住院病历和门诊病历。康复病历是对患者进行问诊、体格检查、功能评定、影像、功能与实验室检查、临床诊断、康复诊断以及临床与康复治疗的综合记录。康复病历由康复医师完成与记录。

(一) 康复住院病历

康复住院病历一般采用临床医学病历的基本格式,同时应反映出康复专科的特点。其内容和要求具体如下:

1. 入院记录

(1) 一般资料:包括患者姓名、性别、年龄、民族、婚姻状况、职业、籍贯、工作单位、住址、发病节气、入院日期、记录日期、病史陈述者及可靠性等。

(2) 主诉:主诉是患者感受最主要的症状或体征及其持续时间。主诉要求重点突出、高度概括、简明扼要,应提示是哪个系统的疾病,疾病的性质如何。主诉一般不能用诊断或实验室检查结果代替。症状、体征、时间描述应确切。通常不超过20个字。

(3) 现病史:围绕主诉叙述伤病或功能障碍的原因、时间、经过、演变,最主要症状出现的部位、性质、程度、变化趋势、伴随症状、功能障碍对日常生活和社会生活的影响、临床诊治与康复经过等。

(4) 既往史:包括患者既往的健康状况与其他疾病的诊疗经过,重点记录与当前疾病或残疾相关的病史。

（5）系统回顾：在标准的病史回顾基础上，着重回顾与功能障碍关系密切的神经系统、骨骼肌肉系统及心肺系统的伤病史。

（6）个人史：作为康复病历的个人史，应基于 ICF 的功能观，记录构成患者当前健康要素的主要背景性因素，如环境因素与个人因素，包括生活习惯、婚育史、月经史、饮食习惯、个人嗜好、文化程度、相关生活工作经历等。

（7）家族史：记录家族主要成员的构成及健康状况、家族遗传病史、生活方式、经济状况、患者本人在家庭中承担的责任与义务等。

（8）心理与社会环境史：患者的心理、社会生活与环境信息，主要包括相关的家庭变故、婚恋变化、事业挫折、人际关系，及生活、工作与家居环境（如房屋结构、卫生设施、家庭周边环境、交通状况、邻里关系、周边医疗和福利设施等）。这些信息是康复评定的重要内容，有助于从更广泛的意义分析伤病导致的功能障碍可能给患者带来的影响。

（9）体格检查：与临床体检相同，但在检查内容上更侧重神经系统、骨关节与肌肉系统、心肺功能等的查体。

（10）康复功能评定：针对不同的伤病及其造成的不同功能障碍，选择相应的康复评定方法。如对脑卒中伴有偏瘫和失语症的患者应进行偏瘫功能评定、日常生活活动能力评定、言语功能评定等；骨关节、肌肉或周围神经损伤的患者，应选择肌力评定、感觉功能评定、关节活动范围评定等；脊髓损伤患者应进行感觉功能、运动功能、二便功能等评定。

（11）诊断：包括临床诊断和功能诊断。临床诊断与临床各专科疾病的诊断依据相同。功能诊断的内容一般包括结构与功能、活动和参与水平。在实际工作中，临床诊断与功能诊断须基于医院信息系统的功能，并满足医保的政策要求。

2. 康复病程记录　康复病程记录是指康复入院病历后，由康复医生针对康复患者的病情与功能实施的康复诊疗过程进行的连续性记录。康复病程记录的内容包括患者的病情变化、功能改善、重要的辅助检查结果及临床意义、主要的康复功能评估结果与分析、上级医师的查房意见、会诊意见、康复治疗小组的讨论意见、所采取的康复诊疗措施及效果、医嘱更改及理由、向患者及其家属告知的重要事项等。康复诊疗计划指在临床诊断和功能诊断的基础上，根据临床检查与康复功能评定，确定康复目标，制订出针对康复目标的诊疗计划。康复诊疗计划包括"诊"与"疗"两方面。"诊"的部分涉及有待进一步完善的临床检查与康复功能评定，"疗"的方面包括临床治疗与康复治疗的计划，涉及临床用药方案与目的、康复治疗的主要内容与目的等。

3. 康复出院记录　康复出院记录是患者出院时，由康复医生完成的对患者住院康复全过程的书面总结。康复出院记录的内容主要包括：患者的基本信息、入院与出院日期、住院天数、入院时的病情与康复功能摘要、入院诊断、住院期间康复诊疗经过、住院过程患者的病情与功能改善情况、出院时存在的问题、出院诊断、出院注意事项、服药方案和康复建议等。

（二）门诊康复病历

通常按照门诊病历书写规范的内容要求，包括主诉、现病史、既往史、查体和专科情况、相关辅助检查、康复评定、临床诊断、功能诊断、临床与康复治疗方案、自主锻炼方法等内容。针对康复专病设置的康复门诊，可以设计与专病康复相适应的专病门诊康复病历，如吞咽障碍门诊康复病历、认知障碍门诊康复病历等。

笔记栏

第二节　康复治疗转介单

一、康复治疗转介单的作用

康复治疗转介单是由康复医生在完成临床资料的收集整理、初步康复评定、临床诊断与康复诊断、基本康复目标与治疗计划之后,形成的与康复治疗师工作交流的书面形式。其作用包括交流以下内容:患者的基本信息、医生完成的初步康复评估信息、基于主要问题制订的基本康复目标、基本治疗安排、与康复治疗相关的其他信息等。

二、康复治疗转介单的内容

1. 基本病史　包括患者的主诉与简要的现病史、相关既往史与个人史等。
2. 临床诊断　患者入院的临床诊断。
3. 初步的康复评定　康复医师已完成的初步康复评定。
4. 初步康复诊断　基于初步康复评定形成的康复诊断。
5. 康复目标　基于初步康复评定形成的康复目标。
6. 康复治疗安排　康复医生基于上述工作对患者做出的初步康复治疗安排,常包括物理治疗、作业治疗、言语治疗等。
7. 注意事项　康复医生基于患者的病史与目前情况,需要向康复治疗师特别交代的患者信息,如传染病史、手术内固定、心脏起搏器植入、继发癫痫史、静脉血栓脱落风险等。

康复治疗转介单一般涉及对患者的初步康复评定、基本康复目标与治疗安排,部分更具体的评定(如成套的失语症检查、构音评定等),常常由康复治疗师在之后的规定时间内完成,更具体的康复目标与康复治疗方案,可以在完整的康复评定完成后,经过康复医生与治疗师的沟通或小组讨论后形成。

第三节　康复治疗处方

康复治疗处方是康复医师向康复治疗师书面下达治疗指令的医疗文件。内容完善与明确的治疗处方,对于有效地利用各种治疗手段、达到治疗目标是十分重要的。

一、康复治疗处方的种类

1. 物理治疗处方
(1) 力学类物理治疗处方:主要包括运动治疗处方、牵引治疗处方、手法治疗处方等。
(2) 物理因子治疗处方:主要包括电疗、光疗、声疗、磁疗、水疗等治疗处方。
2. 作业治疗处方　进一步可分为作业治疗训练处方、自助具制作处方等。
3. 听力语言疗法处方　进一步可分为言语治疗处方、助听器选配处方等。
4. 文体治疗处方　进一步可分为球类文体治疗处方、游戏治疗处方、音乐治疗处方、舞蹈治疗处方、书法治疗处方等。
5. 心理治疗处方　基于常用的心理治疗方法,进一步可分为精神分析治疗处方、支持性心理治疗处方、行为治疗处方、森田疗法处方、认知疗法处方、催眠疗法处方等。

6. 假肢矫形支具与轮椅处方。

二、康复治疗处方的内容

康复治疗处方的主要内容通常包括患者一般情况、临床与功能诊断、主要的功能障碍与其评定、治疗目标、治疗参数(部位、剂量、时间、频率、次数等)、注意事项等。由于康复治疗的种类不同,治疗处方的书写要求也不尽相同。

康复治疗处方实例:男性患者,62 岁,退休教师。高血压病史 15 年,因左侧肢体活动不利 20 天入院,诊断为:右基底节区脑梗死,高血压 3 级。经神经内科治疗 19 天,病情稳定,转入康复科治疗。经过康复功能评定,制订运动治疗处方。

运动治疗处方

姓名:某某　　性别:男　年龄:62　床号:00　住院号:00

疾病诊断:1. 脑梗死　2. 高血压

康复诊断:1. 左侧偏瘫(弛缓性)　2. 左肩半脱位　3. 左侧忽略　4. 日常生活活动能力低下

康复评定:左侧肢体功能:Brunnstrom Ⅱ期(上下肢);肢体感觉左右对称;肌张力低;左肩关节活动度下降:前屈 100°(痛),外展 80°(痛),外旋 20°(痛);坐位平衡 1 级;站立未获;Barthel 指数:40 分。

运动治疗目标(1 个月内):

1. 改善坐位平衡,1 周后达 3 级;

2. 恢复站平衡,1 周后达 1 级;

3. 改善左侧肢体功能,渐至 Brunnstrom Ⅲ期;

4. 恢复持杖步行:监护下持杖步行超过 20 米;

5. 改善独立:轻度依赖,改良 Barthel 指数 90 分。

运动治疗方案:见表 4-1。

表 4-1　运动治疗方案

	治疗项目	时间	频度	备注
1	肢体运动功能训练	20 分钟	6 次/周	防跌倒
2	坐位平衡训练	15 分钟	6 次/周	防跌倒
3	站平衡训练	10 分钟	6 次/周	防跌倒
4	功率车训练	10 分钟	6 次/周	
5	关节活动度训练	15 分钟	6 次/周	肩前屈不超过 90°

第四节　康复治疗记录

康复治疗记录是由康复治疗师完成的治疗记录,内容包括患者的评估、治疗经过、治疗结果、相关情况等。康复治疗记录的常用形式有描述形式、问题导向式、SOAP 格式与功能性治疗结果报告等。其中,SOAP 格式是国际上最常用的记录格式。

一、康复治疗记录的内容

康复治疗记录应及时记录患者治疗的内容、治疗进展、治疗中的异常情况等,常包括以下内容:

1. **基本信息** 包括患者的姓名、性别、年龄、科室、床号、病历号等。

2. **相关康复评定** 包括意识水平、认知知觉、言语、吞咽、感觉、运动、日常生活活动能力及精神心理等评定。由康复治疗师完成与记录的评估结果,既可与之前的结果比较,也可与以后的结果进行对比,对患者存在问题的分析、指导康复治疗与评估康复治疗的有效性具有重要意义。

3. **主要问题分析(包括对前期康复的疗效分析)** 康复治疗师通过对主观和客观资料的分析,在结构和功能、活动、参与三个维度上,分析确定患者存在的功能障碍的部位、性质、程度、范围、影响因素、相互关系、发展变化、代偿适应、转归预后等,并据此形成完整的功能诊断。

对主要问题的分析与据此形成的功能诊断,是康复治疗师基于康复评估,从专业角度对患者目前状态做出的总结性判断,是对患者实施康复治疗的必要条件,是康复治疗师让患者与家属理解康复的价值和意义的前提,也是制订康复目标和基于康复目标制订康复计划的重要依据。

4. **康复目标(包括前期康复目标的达成)** 包括长期目标与短期目标(近期目标)。康复治疗计划中的长期目标,即预期的功能性治疗结果,是描述患者完成康复治疗后或者出院时所能达到的执行活动或工作的能力,以获得个人身体、心理及社会的健康,实现有意义的生活。康复治疗记录中的长期目标,一般采用可观察和测量的、以任务为导向的格式,如监护下持杖步行 30 米,独立完成个人卫生等。康复目标必须符合患者个人的实际需要,并能在合理的时间内达成。因此,康复目标的设定,应充分考虑到达成目标所需的时间,以及患者的经济状况。为了尽快达成康复目标,康复治疗师应基于循证医学的实践和患者的实际功能水平,选择更经济、有效的康复治疗方案。

基于康复过程相对较长的周期性,在制订了一个长期康复目标的同时,应设立一些更容易实现的小目标,即短期目标。在实现一个长期康复目标的过程中,通常包含着更多小的短期目标的实现。例如,制订一个脑卒中偏瘫患者的康复治疗计划时,若长期目标是患者可独立穿脱所有衣物,那么可设立一系列的短期目标为:①第一阶段,患者恢复维持床边坐位;②第二阶段,患者可坐在床边超过 10 分钟,并在具备维持动态坐位平衡的基础上,可用手取得衣物;③第三阶段,在少量口头提示下患者可坐在床边用一只手完成穿上与脱下开衫的上衣;④第四阶段,患者可在少量口头提示下完成穿脱套头衫与长裤。通过这个例子可以看出,每一个短期目标都是可观察与可测量的,并且是以任务为导向,上述四个短期目标的完成决定了长期目标的实现。短期目标应包括五个方面的成分:任务对象、任务内容、任务条件、任务达到的水平、达成任务的时间。

5. **康复治疗计划** 应包含患者在整个治疗过程中接受的所有治疗措施。这些措施可能有一个或多个,目的都是为了达到之前制订的康复目标。可以根据不同的治疗项目,设计不同种类的康复治疗计划执行单。

康复治疗计划的主要内容包括:治疗的项目、治疗次数、日期、部位、方法、剂量、时间与治疗中的异常情况等(如局部有肿胀、烫伤、过敏反应,以及心率、呼吸、脉搏、血压等全身异常反应)。完整的康复治疗计划还应包含:①治疗地点(治疗室、床边、病房走廊、医院楼梯、家中等);②治疗进程;③为准备出院回家实施的计划;④对患者及其家属的教育(如果可能,家庭训练计划应保留一份患者或家属已签名的副本附在记录中);⑤需要的设备和需要患者自己去购买的设备或用品;⑥为转诊至其他机构,提供给患者的治疗计划等。

6. 注意事项　包括患者治疗过程中可能存在的风险、对康复治疗的影响因素、康复治疗对其他治疗的影响、康复治疗过程中可能出现的禁忌证等。如是否有金属植入物、跌倒风险、医疗纠纷、患者心理状态、环境因素等。

二、康复治疗记录的要求

1. 准确性　准确是康复治疗记录的质量要求,也是最基本的要求。无论是主观资料还是客观测量的结果,都应予以真实准确的记录。治疗记录中的模糊、错误与猜测的信息,以及不正确的拼写、语法和标点符号等,都会降低治疗记录的价值,甚至带来医疗事故、纠纷的隐患。

2. 及时性　及时是康复治疗记录的工作要求。康复治疗师在检查或评估过患者后,应及时记录相关信息。阶段性治疗结束之后,也应及时完成相关记录。治疗记录的及时性,也为准确性提供了保证。

3. 完整性　完整是康复治疗记录的内容要求。康复治疗师按照治疗过程如实地完成记录,才能保证记录的信息完整。只有这样,才能体现治疗记录的价值、满足质控要求。反之,缺乏完整性的康复治疗记录,可能带来医疗事故、纠纷的隐患。

第五节　康复医疗文书与康复质控的相关性

1. 康复医疗的目的与结果导向　康复医疗的目的是使患者保持持久、实用的功能改善,改善其活动受限与参与局限,促进其回归家庭与社会。衡量康复医疗服务水平的基本标准,是康复治疗带给患者日常生活活动能力持久性改善的程度。所谓"持久性改善的程度",指患者出院后,其功能改善因具有实用性而能维持和保留下来,并改善了患者日常生活的独立性,甚至使其可以参加有意义的社会活动。康复医疗的这一特征,决定了康复医疗质量控制的结果导向性。

2. 康复医疗结果管理与康复质控　结果管理(outcomes management)是20世纪80年代美国学者提出来的,主要是以争取预期或良好的结果为导向,基于追求改善康复治疗的结果,加强对康复医疗过程的管理。结果管理采取的主要措施包括:第一,针对性地使用相关治疗指南或规范,帮助康复专业人员取得最好的结果。第二,在治疗过程中,针对相关疾患与残疾的指标数据,进行常规和系统地采集。第三,把治疗过程的数据和结果,与已有的大数据进行科学地对比分析。第四,基于分析结果,评估康复治疗,提出改进建议。可见,康复医疗结果管理的措施,是建立在康复治疗过程的数据管理之上的。

3. 康复医疗文书与康复质控　康复医疗结果的管理,是落实在康复治疗过程中的数据管理之上的。而康复治疗过程的数据管理,取决于康复医疗文书的完成质量。一个医疗机构的康复医疗质量,与康复医师人员的能力素质、机构条件、康复人员专业行为的管理、质量监控制度的执行等环节密切相关。除了作为"硬件"的"机构条件",专业人员的能力素质、行为管理与制度执行 3 个"软环节"都在相当程度上与康复医疗文书及其质量管理有关。康复医疗文书的质量,是康复医疗质量控制的重要抓手。

(余　航)

复习思考题

1. 课后请通过查找并分析一份案例,思考一份不合格的康复医疗文书,可能导致哪些法律后果。

2. 课后请找一份康复治疗记录,运用本章所学的知识分析这份康复治疗记录内容的完整性。

◆◆◆ 第五章 ◆◆◆

临床病症的康复治疗

ER-5-1

第五章
PPT

📌 **学习目标**

熟悉常见疾病的康复过程;康复方法的协同模式和过程;病症早期康复介入医学的理论依据、作用及原则。

了解临床康复的工作特点和工作模式;康复对老年慢性病患者生理因素、心理因素、家庭及社会因素的影响。

第一节 临床康复的实施

临床康复是综合采用各种康复治疗手段,对各类病、伤、残患者的病理和生理异常以及相应的功能障碍,进行针对性的康复治疗的过程,以功能康复、整体康复、重返社会为基本原则。与临床医学不同,临床康复有着自己的工作特点和工作方式,其最终目的是让患者回归家庭、回归社会。因此,针对因疾病造成的功能障碍,不仅要从躯体上和心理上进行康复,也要着眼于生活自理能力、家庭适应能力、社会适应能力及社会参与能力,进行全面康复。这就要求临床康复的实施不仅需要康复医学学科内不同康复理念和方法的协同合作,也需要康复医学学科与其他学科的协同合作。此外,康复提倡早期介入,有效的早期介入可大大减缓疾病进程、降低致残率,对功能的恢复有重大意义。

在临床康复的整个过程中,既要向患者提供科学的治疗手段,又要给患者提供医学人文关怀及社会关爱,时刻以人道主义精神对患者生命、健康权利、人格尊严给予真诚的关注和关心。

不同疾病进行临床康复的医疗流程是相似的。但是,随着康复医学的快速发展,各类涉及功能障碍的临床学科普遍都发展出了康复分支,相关康复指南亦随之而来。不同疾病的临床康复过程可能会因疾病特点、功能障碍类型和并发症的不同而有所差异,这就要求康复从业人员时刻更新康复知识。

一、临床康复的工作特点

临床康复学与临床医学有很大不同,从某种意义上讲,临床康复学是一种功能医学,它的主要任务之一是研究患者的功能障碍和残疾,以及如何去治疗(克服)残疾给患者带来的功能障碍。临床康复的工作方式多种多样,可以在医疗机构、患者家庭、社区环境中或提供远程康复服务。其工作特点主要有以下几点。

1. 以患者的功能恢复为目标 临床康复的主要任务之一是改善或恢复患者的生理功能和日常生活能力,使其能够尽量接近或达到正常人的水平。

2. 注重患者的参与感和自我决定权 临床康复尊重患者的个人意愿和自我决定权,鼓励患者参与康复计划的制订和执行,增强患者的自我管理能力。

3. 综合运用多种治疗手段 临床康复既可以使用药物治疗,也可以运用训练、康复器械、康复辅具、康复转介等手段。

4. 重视患者的整体发展 临床康复不仅关注患者的身体健康,也重视患者的心理健康和社会融合感。

5. 强调预防和保健 临床康复不仅关注患者的康复治疗,还强调康复预防和保健,避免功能障碍的发生或再次发生。

二、临床康复的工作模式

1. 个体康复模式 是指以患者为中心,根据患者的具体情况和实际需要,由临床康复医师为患者制订个性化的康复计划和康复方案,并在医疗机构内进行康复治疗。

2. 家庭康复模式 是指临床康复医师与患者家庭成员紧密配合,在其家庭环境中进行康复治疗,并协助家庭成员学习如何为患者提供康复支持。

3. 社区康复模式 是指临床康复医师与社区资源协同工作,在社区环境中为患者提供康复服务,帮助患者重新融入社会。

4. 集体康复模式 是指临床康复医师与多名患者一起进行集体康复活动,通过互动交流、集体训练等方式帮助患者提高康复能力。

5. 远程康复模式 是指利用信息技术手段,在医疗机构外为患者提供康复服务。远程康复模式主要有远程门诊、远程会诊、远程咨询等形式。

6. 康复训练中心模式 是指在医疗机构或社区内设立康复训练中心,为患者提供集中、系统的康复训练服务。

临床康复的工作模式并不是单一的,在实际工作中,常常需要结合不同模式来为患者提供康复服务。

三、临床康复过程

(一)临床康复的工作逻辑

1. 康复评定 根据患者的临床资料和检查结果,对其功能障碍和残疾进行评估,确定康复目标和可行的康复治疗措施。

2. 制订康复计划 根据患者的康复评定结果,制订康复计划,确定康复治疗的时间、地点、内容、方法和负责人。

3. 康复治疗实施 根据康复计划,采取多种治疗手段,如药物治疗、运动锻炼、手法治疗、康复器械、康复辅具、康复转介等,帮助患者提高康复能力和生活质量。

4. 康复治疗效果评估 定期评估患者的康复治疗效果,根据评估结果调整康复计划,保证康复治疗的有效性。

5. 康复治疗后患者的回归及去向 根据患者的康复治疗效果,决定患者回归何处,并提供后续康复服务。

6. 康复预防和保健 帮助患者避免功能障碍的再次发生,提供康复保健建议,保障患者健康。

（二）临床康复的一般过程

1. 收集资料、初期评定　收集有关患者的性别、年龄、病史、用药情况、护理记录、工作经历、兴趣爱好、社会背景等资料，为初期评定做好准备。收集资料后进行初期评定，一般在患者入院初期完成，目的是全面了解患者的功能情况和障碍程度、致残原因、康复潜力，并据此确定康复目标、拟定康复治疗计划。

2. 分析资料、发现问题　通过对收集的资料（病史和检查测量结果）进行归纳和分类整理。将患者存在的问题分为功能障碍、能力障碍及社会因素障碍三类。将临床资料进行分类的意义在于系统、全面地找出患者存在的问题，为选择和确定方案打下基础。在找出障碍点后，还应当通过分析检查结果确定患者仍保留哪些功能或能力。经过对资料的分析，明确患者主要的功能障碍和严重程度，这就为患者设定切合实际的短期目标和长期目标提供了可能。

3. 明确康复治疗目标　通过评定，了解功能障碍或残疾的部位、性质、范围、严重程度以后，康复治疗的目标即可明确。在实施康复时，常通过评定患者的功能是否达到短期目标和长期目标来验证康复成效。

（1）短期目标：是指经过康复专业人员和患者的努力可以很快达到的具体目标。短期目标通常在几天或1~2周内实现。例如，长期卧床患者的短期目标可能是由卧位到坐位的体位转变；颈椎或胸椎外伤致脊髓损伤患者的短期目标可能是重建膀胱功能或拔除尿管。

（2）长期目标：是短期内难以达到，需经过一段时间的积极努力才有可能达到的具体目标。例如，脑卒中偏瘫患者的长期目标可能是恢复行走功能；外伤致截瘫患者的长期目标可能是在助行器的帮助下辅助行走，提高生活自理能力等。实现短期目标是实现长期目标的前提和基础，若干个短期目标构成了长期目标。

4. 制订康复治疗计划　根据分期治疗目标，选择具体的、适宜的康复治疗方法。例如，为增强肩、肘伸屈功能，可以通过物理治疗训练肩肘关节的活动度和相关肌群的肌力；为增强手指精细活动功能，可以选择编织、捡豆子、插木钉等手功能训练；为纠正脑卒中患者的足下垂、足内翻，可以为患者配戴足托等。

5. 康复治疗计划的实施　治疗目标确定后，就可以实施治疗计划。康复计划的具体实施由治疗师完成。例如，脑卒中患者恢复期应注重运动功能的恢复，重点是抑制痉挛、原始反射和异常运动模式，进行肌力训练、协调性训练和精细运动训练、翻身、坐起和站起训练、步行训练，进而改善步态，恢复其步行能力，最大限度地恢复患者的日常生活活动能力。在康复治疗的过程中，康复治疗师要经常与患者沟通交流，了解病情，观察疗效，更好地发挥康复治疗的作用。根据患者的实际情况，细心观察治疗计划的可行性，不断完善康复治疗计划，及时对治疗计划进行调整。

6. 中期评定、修订治疗计划　中期评定是患者经过一段时间的治疗后，进行的再次评定。评定的过程同初期评定，但重点是对前一阶段的康复治疗进行总结，并判断障碍是否改善、改善的程度，以及治疗方案有无必要调整。一般在患者住院中期予以评定，也可以根据患者康复进展情况的需要组织多次评定。

7. 末期评定　末期评定要在康复治疗结束时进行。目的是经过整体治疗后，评定患者总体功能情况，评价康复治疗效果，是否达到预期目标，对遗留问题提出进一步的解决方法和建议。

8. 回归家庭及社区 患者出院后,为进一步提高患者的生存质量,更好地促进患者的康复效果,回归家庭及社区,应采取延续性护理模式。延续性护理模式是指为保证患者出院后能够获得针对性与连续性的健康照护而采取的一系列行之有效的措施,主要包括出院指导、转诊、回归家庭及社区的定期随访、健康宣教,以及相应的康复技能训练方法。

同时,还应建立以家庭为基地的康复,帮助患者具有适应家庭生活环境的能力。可对生活环境进行改造,例如,将家门口的楼梯改为斜坡,房间内采用无门槛通道,使用带扶手的马桶等,使患者家居环境无障碍,提高患者回家后的独立程度。可有效防止并发症的发生,提高生存质量。根据患者恢复情况,应进行力所能及的职业康复训练,使他们今后能返回适合的工作岗位,从而真正地回归社会,达到全面康复的目的。

●（胡笑桑）

第二节 病症早期康复介入

早期康复介入是指患者疾病发生后,康复医生从患者的疾病情况和心理等各方面对患者进行评估,制订治疗方案,尽早给予患者康复治疗及护理。其适应的疾病非常广泛,如神经系统疾病中脑卒中、脑外伤、脊髓损伤等造成的功能障碍,运动系统疾病中关节置换术后、骨折术后、关节脱位、截肢、手外伤、骨关节病、运动创伤等,以及呼吸系统、循环系统、泌尿系统的相关疾病均可进行早期康复介入。一般来说,只要患者生命体征稳定且病情允许的情况下,即可进行早期康复介入,康复介入的时机因人而异。

一、病症早期康复介入的重要性及理论依据

康复医学之所以能够实现病、伤、残者的功能和能力的恢复,是因为有康复医学的三大类伤病及其功能恢复的理论支持:神经系统伤病及其功能恢复理论、肌肉骨骼系统伤病及其功能恢复理论、心肺系统伤病及其功能恢复理论。有了这三大类基本理论的指导,康复计划的制订和实施就有了理论依据。

早期康复介入对于神经系统伤病及其功能恢复具有重要意义。神经生理学理论认为中枢神经损伤后,中枢神经系统在结构和功能上具有重新组织能力或可塑性,在条件适宜时,神经元可以再生。因此,早期的康复介入可抑制异常姿势,促进正常姿势的发育和恢复,达到运动功能最大限度恢复的目的。临床上神经内、外科患者发病1周内大都可以采用康复措施,例如运动再学习疗法、抗痉挛疗法等已经在神经康复领域应用得十分广泛。神经系统疾病遗留的后遗症,现在采用的康复手段较多,如针对运动功能障碍采用的 Bobath 疗法、Rood 疗法、Brunnstrom 疗法和 PNF 疗法,还有近年来提出的新方法,如减重步行训练、强制性使用运动疗法及经颅磁刺激等。

早期康复介入对于肌肉骨骼系统伤病及其功能恢复具有重要意义。运动生理学理论认为,在肌肉骨骼系统损伤发生后及时进行正确的康复治疗介入可以有效改善软组织的继发性变化、促进损伤组织修复、减少组织粘连与瘢痕、减轻疼痛、预防和控制感染,可以改善局部血液和淋巴循环,促进骨折愈合,防止关节挛缩,最终达到提高骨骼肌肉系统功能恢复程度的目的。

早期康复介入对于心肺系统疾病及其功能恢复具有重要意义。大量相关研究表明,早

期的心肺康复干预有助于病患心肺功能、运动耐力的恢复。在对心肺系统疾病患者进行科学的心肺康复训练后,绝大部分病患的症状可以得到缓解,生存质量得到不同程度的改善。其中,呼吸肌及呼吸功能的锻炼,可以改变患者的呼吸方式,改善肺功能;同时加强掌握有效咳嗽的方法,有效清理呼吸道分泌物;提高患者对于手术的耐受性,对预防肺部感染、促进术后恢复有重要作用。

早期的康复介入不但可以促进大脑皮质功能区模式整合的完成,在运动过程中协调性也可得到训练,肌肉和关节的运动反过来又向中枢神经系统提供了大量的深、浅感觉冲动的输入,起到激活作用,而且能有效地防止废用综合征的产生,避免肢体痉挛及非麻痹侧的肌挛缩,使患者的肢体运动尽可能达到协调和自然,提高患者的生活自理程度。

二、病症早期康复介入的作用和主要内容

案例分析

女性患者,63岁,因"右股骨颈骨折"入院。目前脊柱无畸形,活动度好,骨盆挤压分离试验阴性,右侧髋部肿胀,压痛明显,60°外旋畸形,活动受限,右下肢较健侧短缩约2cm,末梢血液循环良好。患者情绪焦虑,入睡困难。入院后考虑人工髋关节置换术。

这一病例让我们思考:我们可以采取哪些早期康复介入方法,早期康复介入有哪些作用?

（一）病症早期康复介入的作用

在疾病早期是否介入康复治疗对于预防功能障碍的发生、保存患者整体功能或促进病后功能最大限度的恢复起着关键作用。在临床治疗过程中,康复治疗介入越早,患者恢复的效果越好,功能障碍越少。因此,康复医学提倡早期康复的介入。

早期康复介入对于保留患者身体残存功能,促进功能障碍恢复,预防原始功能障碍及并发症,进而预防继发性功能障碍具有重要意义,为后期的系统康复打下基础,能极大提高疾病的康复率,显著降低致残率。

早期康复介入能有效预防疾病的复发。康复需要有良好的基础,早期介入康复对以后的训练起着奠基作用。如果前期基础没打好,不仅影响患者功能恢复,而且疾病也容易复发。

早期康复介入对于提高患者的生活质量也有显著意义,能缩短患者住院时间,降低医疗费用,优化医疗资源配置,帮助患者早日回归家庭和社会,同时减轻家庭和社会的负担,因而有巨大的经济效益和社会效益。

早期康复介入还可以增强患者康复意识和生活信心。大多数患者在发病后通常会出现焦躁、抑郁等负面情绪,对疾病的康复和生活丧失信心。早期康复介入可以关注患者的心理健康,增强患者康复信心,起到身心同时康复的作用。

（二）病症早期康复介入的主要内容

病症早期康复介入是为了消除患者顾虑,提高患者主动参与意愿,帮助患者恢复功能,是为后期系统整体康复奠定基础的关键环节。早期有效的功能锻炼对防止肌肉萎缩、关节僵硬、瘢痕粘连,以及促进肢体功能的恢复都有重要作用,主要目的一般是保持关节活动范围,预防关节僵硬挛缩和变形,防止肌张力异常以及预防各种并发症等,其主要内容有:

1. **良肢位摆放**　是早期抗痉挛的重要措施之一，又称抗痉挛体位，是指为保持躯体、四肢的良好功能而将其摆放在正确位置的姿势，具有预防畸形、减轻症状，使躯干和肢体保持在功能状态的作用，包括仰卧位、患侧卧位和健侧卧位三种模式。正确的良肢位摆放能促进受损运动神经元修复，促进运动功能恢复，是早期康复的重要内容。如脑卒中患者软瘫期正确的肢体摆放能够有效预防关节痉挛、关节半脱位和关节周围软组织损伤。

2. **体位转移训练**　体位转移指通过一定的方式改变患者姿势或位置的过程，如翻身、床上移动、站立与坐下等。任何一种体位持续时间过长都可能引起继发性损伤，定时变换体位有助于预防呼吸系统、泌尿系统感染和压疮等并发症。如教会偏瘫患者在床上进行从仰卧位到患侧卧位的翻身，患者掌握体位转移能力在预防并发症的同时也能极大减轻照护者的负担。

3. **运动治疗**　运动治疗是为了缓解症状或改善功能，根据伤病特点进行全身或局部运动以达到治疗目的的方法，在恢复、重建功能中起着极其重要的作用，是康复治疗的重要措施之一。如关节活动技术、肌力增强训练、牵伸、神经肌肉促进技术、步行训练等，可以起到维持并改善运动器官功能、强化心肺功能、提高神经系统调节能力等作用。如脑卒中患者在软瘫期时，需要治疗师进行被动关节活动训练，以诱发患者主动运动、维持关节活动范围并防止肌肉萎缩。

4. **预防并发症**　常见的并发症有压疮、排尿困难及尿路感染、深静脉血栓等。并发症还可能诱发其他病症，加大康复难度，甚至导致疾病陷入更加困难的境地。积极预防并发症能有效促进疾病康复，减少患者痛苦。如肩关节半脱位是脑卒中的常见并发症，因软瘫期未保证肩胛骨处于正确位置所致，而肩关节半脱位又容易导致肩-手综合征。

5. **物理因子治疗**　具有消炎、镇痛、抗菌、软化瘢痕、消散粘连以及兴奋神经-肌肉等作用。如周围神经损伤患者早期应用超短波、微波等疗法扩张血管，改善神经以及周围组织的血液循环和营养代谢以消除炎症、水肿。

6. **言语治疗**　语言功能是人类生活中必不可少的工具，是影响患者生存质量的重要因素。语言功能丧失不仅会降低患者生活质量，还可能会降低其融入社会的能力及意愿，甚至影响心理健康。尽早进行言语训练有利于保存并提高患者残存的言语功能，提高患者交流能力，促进康复全面发展。

7. **中医康复疗法**　中医学是我国传承数千年的文化精粹，中医康复疗法更是在中医学整体观、辨证观、功能观的指导下，运用针灸、推拿、中药疗法、中医传统功法等治疗手段，在疾病的康复中，起着不可替代的作用。如对于脑卒中急性期患者，可根据病情辨证选穴进行针刺治疗，达到疏通经络、醒脑开窍等作用；还可配合采用兴奋性推拿手法提高患侧肢体肌张力，促进随意运动恢复等。

8. **心理康复**　心理康复是运用系统的心理学理论和方法，对患者因功能障碍而产生的心理问题进行干预，以提高患者的心理健康水平。心理康复应贯穿康复全程。早期康复介入不仅是功能上的康复，还必须包括心理康复，帮助减轻患者顾虑，树立信心，促进身心全面康复。

由于每种疾病状态以及康复目的不同，早期介入的内容也不尽相同，需具体情况具体分析，根据疾病及患者情况制订相应的早期康复介入内容。

针对上述病例中右股骨颈骨折的患者，可以在人工髋关节置换术后进行如下早期康复介入：

1. 术前心理教育和康复训练指导

（1）心理护理：人工髋关节置换术属于骨科较大的手术，而且患者年龄偏高，花费较大，术后效果不能确定，给患者造成一定的心理压力。因此，在患者进入病房后，要热情接待患者，让患者熟悉病区环境，打消恐惧心理，并细致地向患者及家属讲解手术方法及术后康复早期介入的意义，消除其紧张恐惧的心理，取得患者的信赖。

（2）术前康复训练指导：术前适应性练习有利于患者术后关节和全身功能的恢复。术前康复训练内容主要包括学习良肢位摆放、床上活动及转移训练、床上排便练习、持续被动运动以及拐杖正确用法等。如指导患者进行直腿抬高锻炼，练习股四头肌收缩力量，为术后恢复打下基础；术前训练床上大小便，以适应术后床上大小便。此外，还可指导患者学会深呼吸及咳嗽、翻身，防止卧床期间并发症的发生。

2. 术后康复　对于后路髋关节置换术患者，应严格禁止 4 种危险体位：①屈髋超过90°；②下肢内收超过身体中线；③伸髋外旋；④屈髋内旋。所以体位摆放是术后康复早期介入的重要内容。患者仰卧位时，保持患肢外展中立位，用硬的三角枕固定在两下肢之间，患肢穿防旋鞋，避免髋关节极度屈曲内收、内旋造成髋关节脱位；搬动患者或使用便盆时，要注意将患者的整个骨盆及患肢托起。术后翻身时，两腿之间应垫软枕，防止髋关节过度内收，引起脱位。

3. 并发症的预防

（1）循环系统的并发症：严格控制输液量及速度，观察末梢血液循环、足部温度、足背动脉的搏动情况，有无血栓性静脉炎的征象，观察感觉及运动功能的恢复情况。

（2）预防术后低血压：术后由于麻醉引起下肢血管扩张导致血容量相对减少，加上术中出血、手术创口疼痛等原因，可能会出现低血压。患者进入病房后要严格观察生命体征变化，接好导尿管，记录每小时尿量并采取吸氧、保暖、止痛等措施。

（3）预防压疮的发生：术后 6 小时内，在患者制动的前提下，将髋部整个托起，使臀部离开床面，解除对骶尾部的压迫，并按摩压迫部位，每 2 小时一次。术后 6 小时后，可在两腿之间夹一软枕，向健侧侧卧，使平卧与侧卧交替进行。大小便后，要擦干局部，防止局部潮湿刺激，保持床面平整，无渣屑。

（4）防止呼吸道感染：保持室内空气新鲜，每日通风至少 2 次，每次 30 分钟，嘱患者深呼吸做有效咳嗽，轻拍背部以助排痰，痰液黏稠者可做雾化吸入，同时指导患者做扩胸运动、吹气球等锻炼。

（5）防止泌尿系感染：嘱患者多饮水，以增加尿量，达到冲洗膀胱的目的，留置导尿管期间要间歇性夹闭导尿管，以锻炼膀胱的收缩功能。保持会阴部的清洁，每日清洗 1~2 次，以预防泌尿系感染。

（6）防止下肢深静脉血栓形成：下肢深静脉血栓是人工关节置换术后常见的并发症。可将患肢抬高，高于心脏水平，促进静脉淋巴回流；向心性按摩双下肢，每日 4 次，每次 15~30 分钟，同时鼓励指导患者尽早充分地进行主动和被动运动。

（7）防止髋关节脱位：髋关节脱位是髋关节置换术后的常见并发症之一。人工关节活动范围有限，患者需特别注意以防关节移位。应正确进行术后搬运及体位摆放，一定范围地限制关节活动。

4. 营养支持　根据患者的进食状态可配制营养餐，必要时通过静脉注射、鼻饲管等方式保证人体的营养供给。

5. 术后肢体的康复锻炼 加强与患者的沟通,指导患者术后第 1 天开始进行患肢股四头肌、腘绳肌、臀大肌等静止性等长收缩,踝关节的伸屈运动;术后 3 天开始被动屈髋训练;术后 1 周可在床上进行屈膝和踝关节活动,指导患者床上翻身及转移训练;术后 10 天可指导患者下床,使用助行器进行活动。

三、病症早期康复介入的原则

(一)个体化原则

在康复评定后,治疗师和医师、护士等应共同组成康复小组,协同合作,在功能评定的基础上进一步制订切实可行的目标,根据不同患者的评定结果选择合理的介入时间,做到因人因病而异,采取个性化的治疗方案。如不同患者基础疾病不同,伴随的合并症不同,出现的功能障碍也不同,因此治疗方法也不尽相同。如脑卒中合并心理疾病患者,在接受运动和感觉障碍康复的同时,还需根据患者情况进行心理康复以获得全面康复。因此,临床中应根据患者的情况进行综合评估,确定个性化诊疗方案,做到更有针对性的治疗。

(二)渐进性原则

在进行各种治疗和训练的过程中,要遵循治疗时间由短到长、难度由简到繁的原则,使患者逐渐适应。渐进性原则使康复治疗更具有针对性,从而更加安全、有效。如一些脑卒中患者常伴有高血压、高脂血症、动脉硬化等并发症,在训练初期应根据患者身体情况进行可耐受的日常活动训练,随着患者身体状况的改善,可加大运动量和训练难度。以脑出血患者为例,脑出血病情稳定 48 小时后可以介入康复治疗,初期以被动训练、床上训练为主,在患者出血吸收后,可转为主动康复训练,训练强度逐渐增大,如从每日训练 1 次加大到每日训练 2 次,从每次 15 分钟加大到每次 30 分钟。切记不要过度训练,否则不仅对康复效果没有帮助,还可能存在风险。

(三)全面性原则

由于患者的功能障碍是多方面的,因此早期康复介入必须采取综合治疗方法,如运动疗法、物理疗法、作业疗法、言语疗法、认知功能训练、心理疗法、针灸疗法等。如髋膝关节置换术后患者,康复小组在治疗时,除通过上述方法综合治疗以恢复和重建已经丧失的功能外,仍需配合髋膝关节局部的康复训练、气压治疗预防深静脉血栓形成、肺功能训练预防急性肺炎等康复方法,以促进患者的全面康复,为今后的系统康复和回归社会打下基础、建立信心。

(四)选择适宜康复技术的原则

在康复医学的处理程序中,康复评定结束后,根据不同患者情况选择科学、安全、有效、经济、易行的技术至关重要。首先,从大的原则上应选择既能保证患者安全,又比较成熟有效的技术。其次,在康复治疗时间点及技术选择上,早期运动疗法主要是以床旁治疗为主,其中正确体位的摆放可在生命体征稳定后即刻进行;关节的被动活动、翻身训练可在生命体征稳定后 24 小时开始;传统康复的针灸、推拿等可以在生命体征稳定后即刻介入;角度渐进性坐起、角度渐进性站立、床站立等可在生命体征稳定后 1 周内开始;神经肌肉促进技术、加强健侧肢体的主动活动和肌力训练、躯干控制和转换、床上医疗体操、坐位平衡训练、器械活动等也可在生命体征稳定后 1 周内开始。应根据患者的情况个别对待,技术的选择应个体化、适时化。同时,技术的选择也要考虑到患者所处地域的经济情况及患者本人家庭的经济承受能力。最后,在康复治疗过程中,应密切观察患者对所选技术的适应性、依从性、积极主动配合性,若发现患者对所选技术出现不适应或排斥等行为,需及时与患者及其家属沟通,以调整为更合适的技术。

（五）从禁忌证看早期康复原则

早期康复治疗过程中,经常遇到各种康复意外事件发生,其中一部分与康复治疗师没有熟练掌握常见病症早期康复的禁忌证有关,凡是康复训练过程中可诱发临床病情恶化的情况都列为禁忌证。下面总结了常见病症早期康复的禁忌证,康复治疗人员应熟练掌握,安全有效地进行康复训练,避免康复意外不良事件发生。

1. 神经系统疾病早期康复的禁忌证　早期康复治疗对神经系统疾病患者肢体运动功能恢复和整体疗效都有着重要作用,可以最大限度减少功能障碍对正常生活的影响。但是一些过于严重或伴有严重合并症的患者早期康复介入可能诱发临床病情恶化,例如深昏迷、高热、严重意识障碍、血压过高、急性心肌梗死、心绞痛、颅内压过高、肝功能异常等。尤其当出血性卒中患者存在颅压过高、脑水肿、心率过快等症状;脑损伤患者生命体征不稳定、开放性颅脑损伤、颅内血肿进行性扩大、弥漫性脑肿胀、脑疝等;脊髓损伤患者损伤阶段造成二次损伤、术后未拆线、训练部位有剧烈疼痛等;小儿脑性瘫痪患者癫痫发作、凝血功能障碍性疾病或同时接受抗凝治疗者、严重过敏性体质、皮疹期等情况,不适合进行早期康复介入。

2. 骨关节疾病早期康复的禁忌证　早期康复治疗能够使得骨关节疾病患者消肿止痛、避免血栓形成、恢复肌力、避免相邻关节僵硬、减少肌肉萎缩及卧床并发症。但是部分骨关节疾病患者不适宜进行早期康复介入,例如骨折患者严重出血、骨折不稳定、局部感染;颈椎病患者中,脊髓型颈椎病脊髓受压明显,椎动脉型、神经根型症状严重且反复发作保守治疗无效;腰椎间盘突出症患者有明显的双腿麻木,通过长期保守治疗无任何缓解,且反复加重,存在马尾神经卡压、大小便失禁、性功能方面的问题,大小腿肌肉萎缩持续加重,有肿瘤或严重的腰椎滑脱症并伴有小关节骨折等;肩关节骨折未愈合及颈椎肿瘤者,不适合进行早期康复介入。

3. 心肺疾病早期康复的禁忌证　早期康复治疗能够提高心肺疾病患者心肺功能,改善患者不适症状,减少用药量,缩短住院时间,预防心肺急性事件,降低发病率及死亡率。但是有些心肺疾病患者不宜进行早期康复介入,例如患者伴有不稳定型心绞痛、急性心肌梗死后病情不稳定、心力衰竭没有控制住、严重房性或室性心律失常、血压异常、心源性休克有严重合并症,等等。尤其是确诊或疑似假性动脉瘤、动脉夹层术前、感染性休克及脓毒血症、心电图出现新的心肌缺血改变、患者不理解或是不配合康复治疗;高血压患者出现任何临床情况不稳定均为禁忌证,包括急进性高血压、高血压危象、恶性高血压、病情不稳定的 3 级高血压、运动中血压大于 220/110mmHg;慢性阻塞性肺疾病患者重度肺动脉高压、学习认知能力障碍、肝功能异常、严重肺部感染、心脏压塞、缺血性心脏病等情况,不适合进行早期康复介入。

（胡笑燊）

第三节　康复在老年慢性病人群中的作用

非传染性慢性疾病,简称慢性病,是指非传染性的、躯体性的慢性疾病,主要以心脑血管疾病、糖尿病、癌症、心功能障碍和呼吸系统疾患为主。国家卫生健康委员会在《健康中国行动(2019—2030 年)》中提出,慢性病已成为我国居民的主要死亡原因和疾病负担。而老年人群随着机体功能的衰退,是患慢性病的主要人群,如阿尔茨海默病、脑卒中、骨折、糖尿病、心脑血管疾病等,在经临床或手术治疗度过疾病急性期后,老年患者往往长期处于功能障碍或失能状态,活动能力、生活自理能力明显下降,慢性病已成为老年人的主要公共卫生问题。2020年,我国60岁及以上老年人已达到2.55亿,占全国人口的17.8%左右,这一数字到2050年将达到4.3亿,占比约为30%,并呈现乡多城少、东多西少、女多男少的结构特征。按照现有发病率来估算,如果不加以有效干涉,那么在未来30年内,我国将要面对2亿~3亿老年慢性病患者,将给个人、家庭、社会带来沉重负担。随着老年人群慢性病患病率的升高,康复治疗在其中的作用也备受关注。

一、康复对老年慢性病人群生理因素的影响

(一)老年慢性病人群生理特点及影响因素

由于老年人各种细胞器官组织的结构与功能随着年龄的增长逐年老化,因而适应力减退,抵抗力下降,慢性病的发病率增加。因此,应当对老年慢性病人群的生理特点及影响因素进行分析和研究,并对其实行对症康复,以达到延缓或改善病情的目的。

1. 生理特点

(1)身体成分的改变:体内脂肪组织随年龄增长而增加,而脂肪以外的组织则随年龄增长而减少,老年人身体成分的改变具体表现为以下三个方面。

1)细胞量下降:突出表现为肌肉组织的重量减少而出现肌肉萎缩。

2)体内水分减少:人体内的水分主要是在细胞内液,其次是组织液和血液,而骨骼和脂肪组织含水量很少。随着年龄的增大,人体内肌肉萎缩,肌肉量减少,组织液和血液也相应减少。

3)骨组织矿物质减少:尤其是钙含量减少,因而出现骨密度降低。骨密度是指单位体积或单位面积骨骼内骨组织的重量,正常人在成年后骨量仍可增加,至30~35岁时骨密度达到峰值,随后逐渐下降,至70岁时可降低20%~30%。因此,老年人易发生不同程度的骨质疏松症及骨折。

(2)代谢功能降低:主要体现在两方面。①糖、脂肪、蛋白质、无机物代谢平衡失调,机体对内外环境的适应能力下降、综合反映和自我平衡能力减退、基础代谢降低,基础代谢与中年人相比大约降低15%~20%。这与代谢速率减慢、代谢量减少有关。②合成代谢降低,分解代谢增高。合成与分解代谢失去平衡,可能会引发动脉粥样硬化导致的心脑血管疾病、痛风、糖尿病及各种并发症。

(3)消化系统功能减退

1)老年人由于牙齿的脱落而影响食物的咀嚼。

2)由于味蕾、舌乳头和神经末梢功能退化,嗅觉和味觉迟钝而影响食欲。

3)消化酶(胃蛋白酶、胰酶等)分泌减少、胃扩张能力减弱,肠蠕动及排空速度减慢使机体对食物的消化和吸收率降低,并有便秘现象产生。

(4)器官功能改变

1)肝肾功能降低:肝脏功能降低导致胆汁分泌减少、食物消化及代谢相关蛋白类酶合成减少,进一步降低老年人的消化能力和物质代谢。加上肾功能降低,影响到维生素D在肝脏和肾脏中的活化和利用。

2)胰腺分泌功能降低:胰腺分泌功能的降低,使老年人对糖代谢的调节能力下降。老

年人胰腺的外分泌腺功能下降,但胰淀粉酶、胰蛋白酶与年轻人相同,而脂肪酶减少,影响了老年人对脂肪的消化吸收,易发生脂肪泻。

3)免疫功能减退:机体免疫系统的完整性是保持身体健康的必要条件。免疫组织重量减少和免疫细胞数量下降使老年人免疫功能降低而易于罹患感染性疾病。老年人的免疫功能随年龄的增长而减退主要是由于老年人胸腺退化、免疫细胞绝对值降低、免疫细胞亚群减少、免疫细胞的活性降低等所致,同时,淋巴细胞对特异性抗原刺激的反应性下降,抗体效价降低。此外,老年人免疫应答能力低下,对细菌、病毒产生的抗体效价降低。由于老年人免疫功能减退,导致易患感染性疾病和恶性肿瘤,这也是当前老年人致死的两类主要疾病。

4)心功能减退:老年人心率减慢,心脏搏出量减少,血管逐渐硬化,高血压患病率随年龄增加而升高。老年人心脏增大,80岁时左心室比30岁时增厚约25%,心肌细胞纤维化,脂褐素沉积,胶原增多,淀粉样变,心肌的兴奋性、自律性、传导性均降低,心瓣膜退行性变和钙化,窦房结P细胞减少,纤维增多,房室结、房室束都有不同程度的纤维化,导致心脏传导障碍。

2. 影响因素　老年慢性病人群的影响因素主要集中在人口学因素、生活方式和环境因素三方面。

(1)人口学因素:包括城乡、年龄、性别、文化程度等。

1)城乡:农村老年人对慢性病及其危险因素的知晓水平很低,更易患慢性病,考虑与饮食卫生差、医疗卫生资源利用有限有关。

2)年龄:年龄是慢性病最主要的人口学因素,年龄结构与慢性病的流行病学改变密切相关。年龄越大,患高血压、糖尿病、冠心病等慢性病的可能性越大,二者呈正相关。

3)性别:女性的慢性病患病率明显高于男性,考虑与女性预期寿命长有关。某些慢性病的患病率存在性别差异,女性患高血压的危险性是男性的1.5倍。女性更年期前,男性则较女性更易患高血压和高脂血症,考虑与男性工作压力大、精神高度紧张和吸烟、饮酒等不健康生活方式有关。

4)文化程度:文化水平越高,患慢性病风险越高。文化程度与老年人心脏病患病相关,文化程度越高,患病风险越大。考虑高文化水平者在家庭、工作、社会中均承担着重要角色,生活和工作压力大,增加了患病风险。

(2)生活方式:不良的生活方式为慢性病危险因素的关键,包括吸烟、酗酒、不良饮食习惯、体力活动过少等。

1)吸烟:WHO指出,烟草的使用与全球许多慢性病的流行高度相关。烟雾中的物质几乎都是对人体有害的,仅目前查明的致癌物质就有40多种。吸烟是高血压、冠心病、脑卒中、动脉硬化等心脑血管疾病的重要危险因素。

2)酗酒:过度饮酒会导致多种疾病的发生。饮酒量与血压水平呈现剂量效应关系,酒精浓度过高会兴奋交感神经,刺激周围血管收缩,易引起血压急剧升高;饮酒会增加脑卒中患病风险,酗酒也可能导致骨质疏松、肝硬化以及呼吸系统疾病。

3)不良饮食习惯:包括高脂、高糖、高盐等饮食习惯。国内外学者指出,动脉粥样硬化、高脂血症的发生与脂肪摄入密切相关,尤其是饱和脂肪酸的摄入量,脂肪供能比越高,空腹血糖、血浆总胆固醇、血浆甘油三酯水平升高越明显;老年人味觉退化,更喜食含钠高的食品。研究显示,高盐饮食是高血压的危险因素,钾盐摄入量与血压水平呈负相关,膳食钠/钾比值与血压的相关性更强,适当减少盐的摄入量,可以有效降低收缩压。

笔记栏

4）体力活动过少：可能会增加慢性病的患病率。体育锻炼过少不利于提高机体的免疫力，易导致高血压、糖尿病等慢性病的发生。

（3）环境因素：随着社会生产的不断发展，城市人口和建筑密度不断增加，交通拥挤、"工业三废"和生活废物严重破坏大气、水、土壤等自然环境和生态平衡，使人们赖以生存的环境质量下降，对老年人的健康造成很大威胁，如老年人心脑血管疾病、呼吸系统疾病等与环境因素有密切联系。根据我国疾病监测资料显示，我国支气管肺癌患病率上升迅速，城市高于农村，高度怀疑与城市的高空气污染程度有关。另外，雾霾天气时吸入颗粒物增加，会加重气管及支气管黏膜的压力，导致慢性支气管炎的患病率提高。饮水和食物中的硝酸盐、亚硝酸盐和酰胺摄入量较高的人群，肝癌发病率也高。

（二）康复对老年慢性病人群生理因素的影响

缺乏运动和体力活动是衰老、体力下降和心血管疾病的主要原因之一。长期坚持运动康复训练可以延缓衰老。适当的康复锻炼能够使老年人减少某些疾病（如糖尿病、冠心病等）发病的危险因素；改善心血管系统功能，提高身体活动的耐力；改善代谢，有助于减肥和控制体重；增加肌力和肌肉活动耐力；改善关节肌肉柔韧性、协调性及活动的平衡能力；帮助消化，减轻便秘；改善骨代谢，预防和减轻骨质疏松；减轻或缓和应激影响，促进身心松弛；延缓性功能衰退过程；改善生活质量，改善一般健康状况。

1. 神经系统　康复训练可以有效改善大脑功能，保持全身各器官的正常功能状态；调整内脏神经系统功能；促使神经的再生和修复；延缓老年人思维能力的衰退，增强记忆力和分析功能，提高认知水平。

2. 呼吸系统　康复训练时呼吸频率加快，呼吸肌收缩力增大，故肺与外界的通气量大大增加，肺泡与血液之间的气体交换增加，使动脉血内氧含量上升，静脉血内二氧化碳增多。长期运动康复训练可增加肺活量及肺组织弹性，提升肺泡组织摄氧和排出二氧化碳的能力，使肺组织的换气能力加强。长期运动康复训练、戒烟或极少吸烟的老年人，肺功能测试结果通常较好，而且肺气肿的发生率也低，这显示出运动康复训练对呼吸功能有良好作用。

3. 运动系统　长期运动康复训练可使肌肉纤维变粗，改善弹性，增加肌力，提高肌肉收缩的反应性；增强韧带和关节强度，缓解或解除失用性的关节挛缩；促进骨骼中的钙磷代谢，增加钙吸收，减少生理性或失用性的破骨活动。因此，运动康复训练能有效地防止老年人常见的骨质疏松，减少老年人因腰背痛、步态不稳、应变力差、容易跌倒以致发生骨折的可能性。还可促进机体的代偿能力，减少因失用（如瘫痪后的不能活动、骨折固定后的活动不便）引起的功能减退，保持机体良好的功能状态。

4. 心血管系统　运动康复训练可使糖尿病患者血糖降低；降低血脂，防止动脉硬化的发生；对肥胖患者有明显的减肥作用；可以一定程度地降低高血压及冠心病的发病率。老年冠心病患者易出现耐力下降，功能受限及肌力下降，长期有氧运动能增加患者心输出量，增强运动耐力，降低心房颤动发生率。

此外，康复还能预防老年慢性病患者的并发症。例如，老年慢性病患者的呼吸速率降低，咳嗽能力变差，易发生呼吸系统感染等肺部并发症，以及尿路感染、骨与关节挛缩、骨质疏松或骨折、压疮、便秘等；还可发生坠床、跌伤、走失等意外。因此，应鼓励患者进行早期的离床活动，采取动静结合的休养方式，促进其血液循环，提高机体抗病能力。同时，护理人员还应注意做到老年人良肢位的保持和关节活动度的训练，以预防骨与关节挛缩；注意提高基础护理质量，如口腔护理、皮肤护理、导尿管的管理等，以预防呼吸系统和泌尿系统感染。

二、康复对老年慢性病人群心理因素的影响

（一）老年慢性病人群心理特点及影响因素

老年患者由于受到慢性疾病的影响，导致心理易出现异常，从而在一定程度上影响疾病的康复。对此，应当对老年患者的心理特点及其影响因素进行分析和研究，并实行对症康复，使其可以保持良好的心态。

1. 心理特点

（1）感情脆弱：老年人随着年龄增长、机体衰老、长期生病可出现不同程度的心理损害，导致感情脆弱，一句话或一件微不足道的事都可引起伤感。

（2）孤独寂寞：老年人年岁已高，体力精力明显衰退，做事常心有余而力不足，甚至做错事，但却不服老，久之不被社会及家庭理解，严重危害他们的自尊心，导致内心空虚，需要精神寄托。

（3）猜疑心理：老年人的心理防卫及应对能力随年龄增高而减退，对外界的耐受性及适应能力下降，容易发生情绪变化。特别是长期患病的老人，生活自理能力下降，对周围的一切事物非常敏感，如儿女、医务人员的言行表现出某些不尽如人意之处，易使老人产生猜疑。听不清别人交谈时，便认为自己的病情加重，引起无故的联想。

（4）恐惧心理：进入老年期，每个人都要面临生理、社会、家庭的种种变化，由于机体老化，易患各种疾病，不免对生命留恋，对死亡产生恐惧心理。得病后，求医心切，希望立即得到诊断及满意的治疗，对疾病的治愈期望很高。但有些慢性疾病病程较长，患者易产生焦虑和抑郁情绪，进而导致躯体因素与心理因素相互影响，并形成恶性循环。

（5）依赖心理：有些老年人患病后常有依赖感，表现为药物依赖，家属、医务人员依赖，周围环境依赖，认为只有贵药、新药才能治好，只有住进心目中好的医院才能康复。这些老年人对外界的适应性越来越差，耐受力下降，经不起病情的打击。

2. 影响因素

（1）社会环境：老年人不仅生活在自然环境中，还生活在特定的社会环境中。因此，自然环境、文化背景、教育、社会地位等因素对老年人的身心健康都会产生不同的影响。尤其是角色的改变，退休虽然是一种正常角色的变化，但不同职业群体的人，对退休的心理感受却各有不同。

（2）经济状况：经济状况不佳的老年人极易产生自卑心理，且直接影响他们的营养摄入、生活条件和医疗卫生服务的享受，从而影响其身心健康。

（3）家庭影响：许多老年人由于家庭小型化、丧偶、独居、夫妻争吵、亲友亡故、婆媳不和、突发重病等意外刺激，心理受到不同程度的打击。

（二）康复对老年慢性病人群心理因素的影响

焦虑、抑郁、孤独等异常心理状况是导致老年慢性疾病发生、发展，影响疾病治疗和预后的重要因素。而心理康复的介入可以让患者对自己的状况有一个全面、客观的了解，消除认识上的心理误区，减少患者的焦虑和抑郁情绪，增加患者对治疗的适应性，激发康复热情，树立康复信心，从而主动加强功能训练，促进神经功能的恢复。

1. 神经系统疾病　患神经系统疾病的老年人不仅会有记忆、认知、理解、逻辑推理、计算、抽象思维等功能的减退，而且会有人格、脾气等精神方面的功能障碍。例如，阿尔茨海默病患者的常见症状为失语、失认、记忆障碍、执行功能障碍、视功能障碍等，甚至发生人格、行

为变化,大大降低患者生活质量,增加死亡风险。对于该病患者而言,越早接受治疗效果越好。目前临床多采取药物治疗来控制病程进展,但由于患者发病诱因较多,单纯药物治疗效果不佳,且药物的副作用常导致患者对治疗失去信心。因此,临床通过康复手段,采取调整、适应、补偿和特殊关照的方法,帮助阿尔茨海默病患者减轻情绪障碍,改变不良行为方式,减少对他人的依赖,提高生活质量,进而使患者更加有效地处理生活中的问题。

2. 呼吸系统疾病 患呼吸系统疾病的老年人常伴有压抑、忧虑、较差的社会适应能力,这些可能是疾病进展造成的,也可能是心理障碍的结果。支气管哮喘在呼吸系统疾病中具有较高的发病率,哮喘急性发作过程中,会出现胸闷、咳嗽、气促、喘息等症状,本病受气候、过敏因素影响,易复发。患者长期受病症折磨,对治疗失去信心,有些患者还出现抑郁等表现,这些不健康的心理状态,严重影响治疗工作的开展。康复治疗在改善患者肺功能及生活质量的同时,还可缓解其身心不适感,进一步提升治疗效果。

3. 运动系统疾病 患运动系统疾病的老年患者,其心理康复与生活质量呈正相关。骨性关节炎是一种随年龄增长的慢性退化性骨关节疾病,患者因多年病史,反复疼痛、运动功能受限,心理压力大,表现出孤独、恐惧、顽固的心理特点。患者无法合理地了解疾病的预后情况,对疾病的未来和治疗失去信心。康复治疗使老年人认识到本病具有反复发作的特点,且发作频率与正确的运动方式、积极的预防和治疗方法有关,从而树立老年人控制疾病的信心,消除或减轻抑郁、焦虑、自卑等不良情绪,有利于疾病康复。

4. 心血管系统疾病 心理问题已被证实影响心血管疾病的预后。在日常生活中具有精神压力的人比无精神压力的人,患心肌缺血的风险要高2倍,而当抑郁症和心脏病同时存在时,将给患者带来更大负担。心脏康复治疗除能改善躯体症状外,还可缓解患者对心脏疾病的紧张情绪(焦虑、恐惧以及多重用药情况下药物对情绪的影响),减少抑郁症状,促进疾病康复。

5. 癌症 癌症现已是导致人类死亡最主要的疾病之一,且其发病率呈现逐渐上升的趋势。癌症患者的康复治疗是一种具有很好耐受性和极高安全性的辅助治疗方法,可以减轻患者的心理恐惧感,克服一些常见的肿瘤治疗的不良反应。癌症康复服务可以使患者在整个疾病治疗过程中连续长时间受益,在长期存活癌症患者和晚期肿瘤患者中的贡献越来越明显。

三、康复对老年慢性病人群家庭及社会因素的影响

(一)老年慢性病人群对家庭及社会的影响

一般而言,慢性病往往需要长期治疗,而疾病带来的痛苦与长期服药带来的心理压力不仅会影响到患者的生活质量,也增加了家庭的负担。长期的病程会增加家庭成员的心理压力,影响家庭的收入及支出,给家庭生活带来巨大压力。需要家庭成员的角色调整与适应,与此同时,慢性病患者与老年人群数量的增加,意味着需要有更多的社会资源去支持和解决这些人的医疗保障问题,使社会负担加重。

以神经系统变性疾病为例,这是一类好发于老年人,起病隐匿并逐渐加重的不可逆性神经系统疾病,代表疾病包括帕金森病、阿尔茨海默病等。这一类疾病的病程常常是以年计算,目前还难以找到治愈的办法。随着我国快速进入人口老龄化,神经系统变性疾病患者的数量越来越多,给家庭和社会带来沉重负担。因此,如何维持这些老年人的生活自理能力,提高其生活质量,是慢性病管理的重要内容,而康复恰恰是慢性病管理的重要组成部分。

（二）康复对老年慢性病人群家庭及社会因素的影响

康复治疗的介入，不仅能够改善患者日常生活活动能力，增强患者治疗疾病的信心，也能帮助患者早日回归家庭及社会，减轻家庭和社会负担。同时在患者的治疗过程中，也应充分调动家庭、社会各方面的力量，营造一个良好的社会康复环境，使患者在康复过程中更加充满信心和勇气，扩大社交活动范围，最大限度地发挥自身潜能，以减少和消除复发因素，加快康复进程。

一般而言，家庭是慢性病残者康复的最佳场所，也是最终场所。充分利用家庭资源，取得家庭的支持，能为伤残者功能恢复提供最佳环境。在社区或家庭进行康复活动，面对的都是熟悉的人和环境，患者心理、生理都可以保持在最放松、最舒适的状态，有利于增强康复效果。康复的最终目的是让伤残者回归家庭，重返社会。伤残者在接受社区或家庭康复服务的过程中，能较多地接触亲友、其他伤残者和正常人群，尽早熟悉并参与家庭和社会生活，这对于早期适应社会，进而回归社会具有重要意义。

（三）老年慢性病人群康复注意事项

1. 创造温馨、舒适、安全的环境　为老年患者创造宽敞、明亮的病室环境，医护人员主动热情接待，保持床铺及被褥干净、柔软、舒适，室内物品摆放整齐，避免障碍物绊倒患者。将患者常用的生活用品及药物放在易取的地方，减少引起老年患者担心的因素。

2. 加强饮食营养　老年慢性病患者往往身体抵抗力差，应在饮食方面加强营养，给予老年人营养价值高、清淡易消化的高蛋白饮食。老年人肠道蠕动减少，容易便秘，因此在补充营养的同时，要注意粗纤维食物及水分的补充。

3. 建立良好的医患关系　医护人员应热情地对待患者，主动找患者交谈，对患者要有耐心。患者悲观绝望时，医护人员要鼓舞患者，使之树立战胜疾病的信心。与孤独猜疑或自尊心极强的老年患者沟通时，要加倍关心爱护他们。对于心情急迫的老年患者，应细心讲解疾病的相关知识，使其能正视自身疾病，渐渐走向康复。由于老年人记忆力和视力等功能减退，接受能力相对较差，在与患者沟通时尽量避免用医学术语，尽可能用患者熟知的语言讲解，在讲解常用病症等抽象医学理论时要结合实际病例加以说明。

4. 做好老年患者的健康宣教　医护人员要在现有医学知识、操作技能的基础上，学习和把握多方面的心理科学知识，提高自身的语言修养及专业技能，用通俗易懂的语言生动形象地向老年患者讲解与疾病有关的知识及注意事项。在治疗过程中要把握患者年龄、职业、工作经历及家庭关系状况。全面了解疾病的病因，入院前治疗状况、体质状况及心理状态。在全面了解状况的基础上，分析确定可行的治疗方案。

5. 心理疏导，消除患者的焦虑心理　医护人员对老年人称呼要恰当，举止文明，耐心向患者解答治疗过程中遇到的问题。帮助患者消除一些内心的苦衷，以及家庭成员之间的隔阂和误会。向患者及家属告知疾病现状及治疗方案，对老年患者要细心、专心。由于老人记忆力、视力、听力等功能减退，文字理解能力相对较差，特别是患病后，易乱发脾气，此时需要我们给老年人多一份理解和关心，对他们要和气、温顺，多与其聊天，多听他们倾诉。医护人员要以高度的责任感，去关心爱护患者、耐心疏导和劝慰患者，主动与患者家属沟通，做好患者的思想工作，细心照看，减轻他们的心理压力，使其主动配合治疗，争取病情早日好转。

总之，老年患者因年龄增大，身体机能逐渐衰退，部分生理功能和社会功能丧失，常出现多疑、敏感、焦虑、恐惧、愁闷等心理问题。医护人员要了解他们的生理、心理特点，不断提高自身的专业技术水平，使老年患者正确认识疾病的发生、进展及预后，取得患者及家属的理解和配合,树立战胜疾病的信念,使疾病早日康复。

（李虹霖）

复习思考题

1. 临床康复常见的工作模式有哪些?
2. 康复方法的协同模式体现在哪些方面?
3. 早期康复介入的主要内容有哪些?
4. 你怎么理解病症早期康复介入?

◆◆◆ 第六章 ◆◆◆

功能评定与康复结局

📝 学习目标

掌握康复功能评定;熟悉康复结局的概念,康复治疗效果评价、康复预后的预测。

❤ 案例分析

男性患者,69 岁,既往高血压病史。因"突发左侧肢体无力 1 个月"由门诊入院,诊断为:脑出血恢复期(右侧基底节区)。入院时左侧上肢 Fugl-Meyer 运动功能评定量表(FMA)评分 18 分,左侧下肢 FMA 评分 11 分,平衡 FMA 评分 0 分,改良 Barthel 指数(MBI)评分 13 分,日常生活完全依赖。患者存在运动功能障碍、日常生活活动能力障碍、参与能力障碍。针对患者存在的功能障碍,康复医师拟订了治疗方案:以物理治疗、作业治疗为主的功能训练以保存患者残存功能,最大限度恢复其潜在的能力。患者住院期间日常生活由其配偶和一名护工照料,家属积极参与到患者康复治疗计划的制订和实施过程中。经康复治疗 45 天后,患者左侧上肢 FMA 评分 42 分,左侧下肢 FMA 评分 19 分,平衡 FMA 评分 9 分,MBI 评分 87 分,日常生活基本自理。

这一案例让我们思考:如何进行功能评估? 康复结局是什么? 临床康复中哪些因素会影响患者的康复结局?

第一节 功能评定

《国际功能、残疾和健康分类》(ICF)是一个基于对健康和健康相关状况的整体、多层面、跨学科的"生物-心理-社会"的理论框架和综合模式。健康状况是对功能与残疾问题的概括,即身体结构与功能、活动、参与的积极和消极方面,也是对疾病、障碍、损伤或创伤的概括性术语。健康状况还包括先天畸形、妊娠、老龄化与应激等状况。ICF 认为健康状况不仅只是疾病本身,更重要的是疾病带来的结果——功能与障碍,并与许多因素息息相关,如环境因素、个人因素等,健康状况是这些因素共同作用的最终结果。其总目标是要提供一种统一和标准的通用框架和语言来描述健康及健康有关的状况,促进以患者为中心的多学科医疗服务视角的形成,并且全世界不同文化和领域能够在此平台上进行有效交流。

世界卫生组织指出 ICF 中的功能仅适用于人类,且涵盖了人类所有的身体功能、身体结构、所做的一切事物(活动、任务及技能)及渴望成为的角色(父母、工作人员),是特定领域人类功能的集合。这些功能领域通过 ICF 分类的各个类目展现。

身体功能是身体各系统的生理功能(包括心理功能)。"身体"指作为一个整体的人的机体,包括大脑。因此,精神(或心理)功能也属于身体功能的亚类。

一、功能评定的目的与过程

（一）评定目的

1. 正确详细地掌握患者的病情和功能障碍;

2. 确定功能障碍对患者个人生活和社会生活带来的不利影响;

3. 确定患者残存能力与潜在能力;

4. 进行预后评估;

5. 设定康复目标,为制订切实可行的康复计划提供数据;

6. 评定治疗效果,比较疗法优劣,拟订进一步治疗方案;

7. 效益分析。

（二）评定过程

1. 接诊、问诊、检查、测量。

2. 分析研究,对上述方法取得的资料进行以下分析。

（1）生理、心理、运动、日常生活、社会活动等方面存在的问题;

（2）对问题的原因、病理作出解释,对程度进行估量,对预后作出估计;

（3）分析问题的因果关系和主次;

（4）将问题按残障的水平进行分类;

3. 设定目标(包括近期目标和远期目标);

4. 康复处方。制订康复程序,提出方法与注意事项。

（三）初期评定

1. 接诊　阅读病历,听取主诉,了解病史,进行问诊。

（1）一般资料:姓名、年龄、性别、民族、婚姻、籍贯、现住址、联系方式、就诊日期等。

（2）主诉:就诊时主要功能障碍及持续时间。

（3）现病史:①发病及致残时间,致残因素及诱因;②症状和残疾的发展经过及相互关系;③症状和残疾的部位、性质、程度、特点,缓解或加重的条件和伴随症状;④对日常生活的影响:如不能自理、部分自理、自理;⑤对职业、学业、社会功能方面的影响;⑥诊疗经过、矫治和适应状况。

（4）既往史:重点了解影响生长、发育、体质和功能的病伤、手术史等。

（5）生活史:饮食、生活、习惯、嗜好、学历、专业、职业、经济收入、家庭、居住条件、工作条件等。

（6）社会心理史:病残发生后心理反应及程度,平时性格、兴趣、社交等。

（7）家庭史:家庭构成及家人健康状况,有无遗传病,患者在家庭中的地位。

2. 检查和测量

（1）观察姿势,注意有无畸形;

（2）形态测量;

（3）生理功能检查:如心肺功能及感觉、反射、运动功能,或根据需要做某些临床检验及功能检查;

（4）运动功能检查：如肌力、肌张力、协调性、平衡、关节活动度等；

（5）心理、智力、言语等高级脑功能检查；

（6）日常生活功能检查；

（7）社会适应能力检查。

3. 问题小结　在问诊和检查结束后，将材料整理分析。按照医学诊断和康复评定相结合的原则，根据全面康复要求列出诊断（原发病、继发病、功能障碍、能力障碍、社会适应性障碍）作为有待解决的问题，写出问题小结。

4. 康复目标和处方　根据以上问题，分清主次、轻重、缓急及处理的难易程度。一般先处理主要、严重、容易的问题。

（四）中期评定

1. 急性期每 7~10 天评定一次，慢性期每 1 个月评定一次；

2. 了解治疗计划完成情况；

3. 比较症状、体征变化及治疗反应；

4. 评价治疗、训练效果；

5. 复核存在问题；

6. 修订治疗计划。

（五）末期评定

1. 根据医院康复治疗条件，确认患者康复恢复达到最大限度。在结束治疗、训练时，进行末期评定。

2. 同中期评定 2~5 项。

3. 决定患者去向　如转院、手术、转福利院、回家、复职、复学等。

（六）评定注意事项

1. 正确选定评定方法，使之有针对性和目的性。

2. 评定前向患者说明目的和方法，并取得患者充分信任与合作。

3. 检查手法熟练，动作迅速安全。

4. 检查时间以不引起患者疲劳和疼痛为度，必要时可分几次完成。

5. 应有单独的康复评定室（诊察室）。要求环境安静，温度适宜，光线充足，通风良好。

6. 以健侧和患侧进行对照。

7. 检查、检测一般需要做 2~3 次，取其均值。

8. 评定标准正确，要求可信度、有效度、灵敏度高。

9. 评定记录可采用量表的形式。

二、康复功能评定

由于康复的范畴涉及医疗、职业、教育、社会等诸多领域，因此，康复医学的功能评定内容也十分广泛，通常可分为人体发育评定、人体形态评定、身体功能评定、活动和参与能力评定、环境评定、生存质量评定、假肢和矫形器评定等方面。

1. 人体发育评定　主要包括神经反射发育的评定、婴幼儿运动发育的评定、儿童心理社会发育的评定等。

2. 人体形态评定　身体姿势评定、体格评定、体型评定、身体成分评定等。

3. 身体功能评定　精神心理功能、睡眠功能、感觉功能、平衡和协调功能、言语和语言功能、心肺功能、消化功能、排尿功能、肌肉骨骼和运动功能、皮肤功能评定等。

4. 活动和参与能力评定 日常生活活动能力评定、就业能力评定等。

5. 环境评定 主要包括生活环境、移动环境、交流环境、就业环境、文体环境、居家环境、公共环境等。

6. 生存质量评定 主要包括普遍适应性的生存质量评定,以及适用于特定疾病如脑血管病、癌症、糖尿病、冠心病、心力衰竭、慢性肾脏病、小儿脑性瘫痪等疾病患者的生存质量评定。

7. 假肢和矫形器评定 假肢的康复评定主要包括截肢前的评定、配制假肢前的评定、假肢产品和适配的评定、假肢的功能评定等。矫形器的康复评定主要包括配制矫形器前的评定、上肢矫形器的评定、下肢矫形器的评定和脊柱矫形器的评定等。

三、功能障碍评定

当本应具有的功能不能正常发挥时,即称为功能障碍(dysfunction)。

身体功能应包括:感觉功能和疼痛,如各种先天和伤病因素导致视、听、辅助感觉功能障碍以及疼痛的发生;神经肌肉骨骼和运动相关的功能,如中枢损伤后瘫痪可出现肌张力障碍、粗大运动模式、不自主运动、反射异常、平衡障碍、共济失调、姿势及步态异常等;心血管和呼吸系统功能,如高血压、慢性阻塞性肺疾病患者可出现心肺功能障碍;消化、代谢和内分泌系统功能,如脑损伤、脊髓损伤患者可出现二便功能障碍;精神功能,如各种因素所致的脑损伤可出现各种精神功能障碍。

尽管功能与健康状况有关,但是不能简单概括为健康状况导致的结果,而是由健康状况和背景因素(环境和个人因素)交互作用的结果。

与功能和功能障碍相对应的是:身体的功能和结构、活动和参与;当身体的功能和结构发生障碍时,即为残损或病损;当活动和参与有障碍时,即为活动受限与参与局限。

在全面了解评定对象的临床情况基础上,功能障碍的评定包括:确定现存的和康复所要求的功能水平、确定受限制的性质及其严重程度、确定受限制因素。

(一)确定现存的和康复所要求的功能水平

以日常生活活动能力(ADL)评定为例,在确定评定对象完成的项目后,通常康复专业人员会采用该对象易于完成的动作,例如髋部骨关节炎患者能从圈椅坐位站立但有困难,可以采用从高凳子坐位站立训练,而不要从未经改造的浴盆坐位站立。因此,必须弄清各种动作的难易度,而有些动作的难易需视疾病而定,比如骨关节炎患者可以行走但不能单脚跳,而截肢患者可以单脚跳却不能行走。只有了解评定对象现存的和康复(评定与治疗)所要求的功能水平,才能达到康复意义上的功能评定要求。

(二)确定受限制的性质及其严重程度

任何特定的功能限制均可以采用相应的量化指标进行评定。例如完成某项活动的时间、完成工作的数量等,评定内容还应包括所需要帮助的程度(如他人介入的程度、时间等)。对功能活动的帮助可采用自助具或他人(动物)相助,不应拒绝使用,自助具或他人帮助可以解决患者功能需要,但应在评定结论中注明。

各种评定量表是功能限制评定的常用工具之一。如被广泛采用的功能独立性量表(functional independence measure,FIM)可以灵敏和可靠地反映活动受限的性质与程度,为临床康复提供依据。

评定内容中依赖他人情况的准确反映,对于某些功能受限者的康复计划制订是十分重要的。例如,一个严重的关节炎患者要求其炎症关节独立活动是不可取的,但在此情况下依靠他人帮助过渡到完全生活自理则是可取的;应根据评定结果及时调整康复计划,以避免发生过度依赖他人的情况。

（三）确定受限制因素

限制因素影响功能的高水平发挥,弄清限制因素对临床康复具有重要意义,因为康复计划的主要目的之一就是帮助功能障碍者改变或克服这些限制因素。限制因素可以是内在的,也可以是外在的,内在的限制因素如病伤所造成的损害(如衰弱无力、运动受限),外在因素如环境(交通工具、上下阶梯、公共场所的无障碍设施、雇主的态度)以及对有能力工作的人的用工限制等。

需要注意的是,限制因素的矫治会暴露其他问题,如髋关节置换术可以消除上下阶梯的限制因素所导致的疼痛,但有可能出现原来还未认清的限制,如膝关节疼痛、劳累后心肺功能降低等。因此,限制因素的评定应有全方位的考虑。

（四）ICF 体系应作为功能障碍评定的基本框架

WHO 根据当代世界各国卫生事业发展的状况,从 1996 年开始制定了新的残疾与健康分类体系——《国际功能、残疾和健康分类》(ICF)。在 2001 年 5 月第 54 届世界卫生大会上,各成员国通过了在世界范围内的研究、应用《国际功能、残疾和健康分类》的决议,在全球实施。随着近年 WHO 的研究与推广应用,ICF 中文版已经与其他 5 种 WHO 正式文字版同时完成并出版发行,在世界上多数国家的康复评定架构中采用,并成为其他医学领域和康复专业人员沟通的桥梁。

1. ICF 的模式　ICF 建立在一种残疾性的社会模式基础上,它从残疾人融入社会的角度出发,将残疾性作为一种社会性问题,残疾性不仅是个人的特性,也是由社会环境形成的一种复合状态。因此,残疾包括从组织器官角度而言的功能障碍,也包括从个体水平而言存在的活动受限和社会参与局限,同时残疾本身也与环境因素有关,个体所处的环境可以是消除障碍的积极因素,也可能是构成障碍的消极因素。因此,残疾问题,包括残疾康复,需要综合性干预体系,不仅要求有医疗手段,也要求有社会行动,要求改造环境以促使残疾人充分参与社会生活。

ICF 将"疾病的结局"分类转变为"健康的成分"分类,是以健康新概念为基础的,即健康代表一种功能状态,体现个人作为个体和社会成员完成全部生活的能力,它把功能作为判断健康的主要因素。ICF 提出了功能与残疾模式,即功能分为身体功能和结构、活动、参与三个方面,当三者均正常时为健康状态;相反,当身体功能和结构受损伤和/或活动受限和/或参与局限时为残疾。因此,残疾可分为损伤、活动受限和参与局限三类或三个水平。

2. ICF 的基本概念　在术语的处理上,ICF 作为一种书面的分类将被翻译成多种文字。为了尽可能在每种语言中保持最好表达,保证内容及术语一致,达到准确性、可接受性和整体适用性的目标,ICF 对分类体系中的核心概念进行了定义。这些核心概念如下:

（1）与健康状况有关的概念

1）良好状态:是一种涵盖了人类生活各个领域的术语,包括可以构成"美好生活"的身体、心理和社会状况。健康领域是构成整个人类生活范畴的亚领域。

2）健康状况:是在 ICF 给定的健康领域内的功能水平。

3）健康领域:是指用"健康"观念来解释的生活范围,如从保健系统的目的出发,它们可以被定义为保健系统的基本责任。ICF并未在健康和健康有关领域之间划出固定的界限。依据健康和与健康有关因素的不同概念,可能存在一个灰色区域并且被标记在ICF领域上。

4)与健康有关的状况和与健康有关的领域:与健康有关的状况是在ICF给定的与健康有关领域内的功能水平。与健康有关的领域是与健康状况紧密相关的那些功能范围,它们尽管似乎不是保健系统的基本责任,但比起其他系统对整个良好状态贡献要大。在ICF中仅仅包括与健康有关的那些良好状态的领域。

5)健康情况:是对疾病(急性或慢性)、障碍、损伤或创伤的一个概括性术语。健康状况还包括妊娠、老年、应激、先天畸形或遗传变异等其他状况。健康状况用ICD-10进行编码。

6)功能:是对身体功能与结构、活动和参与的一个概括性术语。它表示在个体(在某种健康状况)和个体所处的情景性因素(环境和个人因素)之间发生交互作用的积极方面。

7)残疾:是对损伤、活动受限和参与局限性的一个概括性术语。它表示在个体(有某种健康状况)和个体所处的情景因素(环境和个人因素)之间发生交互作用的消极方面。

(2)与身体功能和结构有关的概念

1)身体功能:是身体各系统的生理功能(包括心理功能)。"身体"指作为一个整体的人的机体,包括大脑。因此,精神(或心理)功能也属于身体功能的亚类。

2)身体结构:是身体的解剖部位,如器官、肢体及其组成成分。

3)损伤:是身体结构或生理功能的丧失或异常。生理功能包括精神功能。

(3)与活动有关的概念

1)活动:是由个体执行一项任务或行动。它代表了功能的个体方面。

2)活动受限:是个体在进行活动时可能遇到的困难。活动受限根据在完成活动时的质和量或对没有达到健康状况者期望的程度,可以有从轻微到严重偏差的变化范围。

(4)与参与有关的概念

1)参与:是投入到一种生活情景中。它代表了功能的社会方面。

2)参与局限性:是个体投入到生活情景中可能经历的问题。是否出现参与局限性要通过比较个体的参与和在相同的文化或社会中无残疾个体所期望的参与来决定。

(5)与背景性因素相关的概念

1)背景性因素:是构成个体生活的全部背景,特别是针对在ICF中分类的健康状况及造成功能和残疾结果的背景性因素。有两类背景性因素:环境因素和个人因素。

2)环境因素:一种ICF的构成成分,它是指构成个体生活背景的外部或外在世界的所有方面,并对个体的功能产生影响。环境因素包括自然界及其特征、人造自然界、与个体有不同关系和作用的其他人员、态度和价值、社会体制和服务,以及政策、规则和法律。

3)个人因素:是与个体相关联的背景性因素,如年龄、性别、社会阶层、生活经历等。当前这在ICF中没有进行分类,但使用者可以在使用ICF中结合这些因素。

4)有利因素:是个人环境中的各种因素,通过其存在或不存在,可以改善功能或降低残疾程度。包括无障碍的自然环境、可以获得的相应的辅助技术、对残疾人积极的态度,以及旨在提高全部生活领域中存在健康状况的所有人参与的服务、体制和政策。

5)障碍因素:是个人环境中的各种因素,通过存在或不存在,限制功能的发挥和形成残疾。包括有障碍的自然环境、缺乏相应的辅助技术、对残疾人消极的态度,以及没有或阻碍全部生活领域中存在健康状况的所有人参与的服务、体制和政策。

6)能力:作为一项限定值,是显示个人在既定时刻在活动和参与列表的功能领域中可能达到最高水平的结构。能力可以在统一或标准的环境中进行测量,这样反映出个体在环境中的调节能力。环境因素成分可以用来说明这种统一或标准环境的特征。

7)活动表现:作为一项限定值,是描述个体在现实环境中做了什么,并按此种方式引到生活情景中个体参与方面的结构。现实环境也可以用环境因素成分加以说明。

3. ICF的应用领域　ICF具有广泛的可利用性,如社会保障、评估卫生保健管理以及在地方、国家和国际水平人口调查。它提供了一个概念性的框架以便收集相关信息,包括预防和健康促进在内的个人卫生保健,以及通过消除或减轻社会障碍及鼓励提供社会支持和便利来改进个体的社会参与。它还有助于对卫生保健系统的研究,用以评估和制定政策。ICF的应用领域可以归纳为以下五个方面。

(1)统计工具:用于数据的收集和记录(如用于人口研究和调查或用于管理信息系统)。

(2)研究工具:测量与功能、残疾和健康有关的结果、生活质量或环境因素。

(3)临床工具:用于需求评定,为特定状况选择治疗方法、进行职业评定、康复及其结果评估。

(4)社会政策工具:用于社会保障计划、赔偿系统和政策的制定与实施,以及评估等多方面。

(5)教育工具:用于课程设计和提高社会意识及采取社会行动。

尽管ICF原本只是作为一种健康和与健康有关问题的分类,但它也可以用于如保险、社会保障、劳动就业、教育、经济、社会政策和一般立法以及环境改造等方面。因此,它已经被接受作为联合国社会分类的一部分,并参照和具体体现了《残疾人机会均等标准规则》。因此,ICF为实施国际人权法案以及国家法律提供了一种适当的工具。

(五)ICF的具体内容

1. ICF的成分　ICF具有两部分,每一部分有两种成分。

第一部分:功能和残疾

(1)身体功能和结构

(2)活动和参与

第二部分:背景性因素

(1)环境因素

(2)个人因素

每一个成分均可用正面或负面术语表述,每一成分由不同领域构成,而在每个领域中,类目是分类的单位。个体的健康和与健康相关的状况可以通过选择适当的类目或编码并加上限定值进行记录,这些数字编码用以具体显示在该类目上功能或残疾的范围或程度,或显示环境因素是有利或障碍因素的程度。

2. ICF的编码　ICF在所有分类成分中,章代表第一级水平。为了编码,每一章又进一步依次分为二级、三级和四级水平类目。章和类目的编码构成了通用的分类语言,可用于不同国家、语言、文化及行业间的数据采集和比较。

ICF 运用了一种字母数字编码系统,由一个前缀和其后的数字编码组成。前缀包括字母 b(body)代表身体功能,s(structure)代表身体结构,d 根据使用者的选择可以用 a 或 p 替代,以分别显示活动(activity)和参与(participation),e(environment)代表环境因素。紧接这些字母的是用章数开头的数字(1 位数),后面是第二级水平(2 位数)以及第三级和第四级水平(各为 1 位数)。ICF 的类目是嵌入式的,可以使意义广泛的类目包含更详细的母类中的子类(如在活动和参与成分的第 4 章活动中,分别包括了站立、坐下、步行、搬运物体等类目)。简略版(简版)包含两级水平,而全文版(详版)则包含四级水平,但简略版和全文版的编码是一致的。

例如:

b2,感觉功能和疼痛(1 级水平类目)

b210,视功能(2 级水平类目)

b2102,视觉质量(3 级水平类目)

b21022,对比感觉(4 级水平类目)

3. ICF 的限定值　任何个体在每一水平上均有编码范围,它们是可以独立的,也可以是相互关联的。使用限定值是 ICF 编码的一个重要特点。ICF 编码只有再加上一个限定值后才算完整,限定值用于显示健康水平的程度(即问题的严重性)。限定值是在小数点后的 1 位、2 位或多位数字。使用任何编码应该至少加上一位限定值,没有限定值的编码没有意义。其中,身体功能和结构的一级限定值、活动和参与的活动表现和能力限定值,以及环境因素的一级限定值描述在各构成成分中出现问题的大小。ICF 各成分编码中限定值并非一致,例如:

身体功能:一级限定值,用于显示损伤的范围和程度。

身体结构:一级限定值,用于显示损伤的范围和程度。

二级限定值,用于显示身体结构各方面改变的性质。

活动和参与:一级限定值,即活动表现,指个人在现实环境中的问题。

二级限定值,即能力,指无帮助下活动受限情况。

环境因素:一级限定值,使用负性和正性量度法,分别显示障碍和有利因素的范围。有利因素用"+"号代替小数点。

对 ICF 三个构成成分(身体功能和结构、活动和参与以及环境因素)进行定量评定时,也使用限定值方法,对于不同结构下存在的损伤、受限、局限性或障碍等问题,使用下面括号中的恰当的定性词汇,并根据相关分类领域做出选择(×××表示二级水平的领域数)。对可以使用校正值或其他标准测量的大范围的实例量化其损伤、能力受限、活动表现问题或障碍。例如,当"没有问题"或"完全问题"被确定时,编码有 0 到 5% 的误差范围,而"中度问题"被确定时,编码的误差范围可达到完全问题者的半倍或一半程度。不同领域中的百分率要参照相应的人口百分率标准进行校正。

×××　0 没有问题(无、缺乏、微不足道……)　0% ~4%

×××　1 轻度问题(略有一点儿,很低……)　5% ~24%

×××　2 中度问题(中等程度,一般……)　25% ~49%

×××　3 重度问题(很高,非常……)　50% ~95%

×××　4 完全问题(全部……)　96% ~100%

×××　8 未特指

×××　9 不适用

4. ICF 的特点　ICF 在其理论架构及类目术语上建立了完备的术语系统,用于功能与残疾的分类。其特点如下。

(1) 广泛性:该分类系统可以应用于所有处于不同健康状态的人,而不同于以往将残疾人作为一个特殊群体加以分离的分类法。

(2) 平等性:强调促进残疾人充分参与社会生活,不同健康状态(身体和心理)均无活动或者参与的限制。

(3) 准确定义:在四个分类维度中,各个具体的类目均有操作性定义,并且给出了各类的基本属性、分界(使用包括与不包括术语)、测量方法以及具体实例。

(4) 类目使用中性词语:许多类别以及项目均使用中性词来说明每个维度的积极与消极方面,避免了过去使用的对残疾人带有贬义的消极词汇。

(5) 结构与功能分离:将身体结构与功能缺损分开处理,以反映身体所有缺损状态。

(6) 用活动代替残疾:活动是一个中性词,用活动取代了残疾,反映了目前残疾人对自己状态的新认识。该分类还使用严重程度指标,对限制活动的情况进行描述。

(7) 用参与代替残障:该分类系统还用参与(participation)代替残障(handicap),并列举了一系列环境因素以确定参与社会生活的程度。

(六) ICF 的应用

1.《国际功能、残疾和健康分类》检查表的应用　WHO 及有关机构为了推动 ICF 在临床和研究项目中的应用和发展,开发设计了《国际功能、残疾和健康分类》检查表(简称检查表)供临床使用。最新版本的检查表(临床版)包括 152 项类目,代表了 ICF 一、二级分类中最相关的维度。在所有 152 个编码中,列出了 38 项"身体功能"项目、20 项"身体结构"项目、57 项"活动和参与"项目以及 37 项"环境"项目。如果用户发现确定项目不在这 152 项的项目范围内,可以为每个成分最多追加 2 个编码,每个编码都可以加上相应的限定值加以限定。

ICF 检查表作为一种综合性的以及包括环境因素的检查表,有着不同于其他检查表的特点。检查表运用了多种信息来源,如自我报告、医学检查、临床记录、家庭成员的报告等。检查者要根据这些不同来源的信息做出临床判断。在填写调查表时要应用访谈程序。检查者希望使用一套从现象定义开始的标准描述语言,以相同的方式提出最初的问题,而后则由临床医师自由应用相关的技术进行评估和记录,检查者能评估多种来源的信息以作出判断。由于临床判断和自我报告都是调查表的完整组成部分,检查表并不是为受训练的受试者专门设计的。

与以往的检查表相比,ICF 检查表可以确定功能障碍程度(病损、能力和/或参与受限)以及环境因素的促进或阻碍范围。严重程度限定值区分为无、轻度、中度、重度、完全、未特指、不适用。对限定值的每一等级都给出了解释或同义词以及百分比范围。例如,"中度"一词通常用来表示中等的、平均程度的问题,意思是这一问题在特定时间内出现率在 50% 以上,在强度上影响了人们的日常生活,在最近 30 日内频繁发生。值得注意的是,为限定值划分的百分等级范围是各维度把人群的平均水平用一个百分等级作参照计算。这里要注意的是百分等级是一个统计学概念,不是百分率的概念。

ICF 检查表不同于其他临床专业领域所应用的量表或检查表。各专业领域的检查表所

笔记栏

检查的内容是与各领域或专业密切相关的,而 ICF 检查表由于涵盖了不同的领域,包括身体结构与功能、活动和参与以及环境因素等,它综合了不同领域的检查表的内容,同时又能在一个综合的理论基础上以一种综合的方法收集不同领域所涉及的信息内容,这样就达到了不同领域针对同一测评对象的数据进行交换的目的。

为了保障 ICF 在临床中应用的信度与效度,并且不至于被误用或滥用,WHO 提出了 ICF 临床应用的伦理道德原则,主要有以下两个方面:①临床医师应该尽可能向个体或个体的支持者解释使用 ICF 的目的,欢迎提出有关使用它对人的功能进行分类的适当性的问题;②对于其功能被分类的个体(或其支持者)应该有机会参与,特别是提出关于使用类目和评估适当性的意见并进行确认。

下面以脑卒中康复评定为例:评定时按照 ICF 检查表进行评定,即身体结构和功能、活动和参与,以及背景性因素(包括环境因素和个人因素)。应评定的内容如表 6-1 所示。

表 6-1　脑卒中患者 ICF 检查项目列表

项目	评定水平	评定内容
身体结构	身体水平	主要是脑卒中的病变部位和大小 脑的部位,如大脑、小脑、脑干等 脑血管,如大脑中动脉、大脑前动脉等 病变大小,如头颅 CT、MRI 测量的结果等
身体功能		主要涉及 ICF 所描述的精神功能、感觉功能、发声和言语功能、神经肌肉功能和运动相关功能等多方面的损伤
活动	个体水平	主要是评测日常生活活动能力 移动:床上的运动(如移动位置、翻身、坐起等)、转移、坐、站立、步行、与劳动有关的运动(如弯腰、跪、蹲、推拉、购物等) 生活自理:进食、修饰、洗澡、穿衣、上厕所、交流等 家务:做饭、家庭卫生、理财、购物、使用电话、药品使用、洗衣服、时间安排和交通等
参与	社会水平	工作、学习、社会生活等方面
背景性因素	环境因素	家庭和护理人员的特点,如是否可以从家庭成员中获得有力的支持 居住的环境和社区的特点,如家庭的居住条件、社区的便利程度等
	个人因素	本人方面的特点,如流行病学的一般特点(年龄、性别、教育水平等)、病前的功能水平、生活习惯、爱好、并发症等

2. ICF 核心分类组合应用　核心组合(core set)是指在特定疾病和特定环境下,选出尽可能少的与功能、残疾和健康相关的 ICF 条目,由世界卫生组织(WHO)与德国世界卫生组织国际分类家族合作中心 ICF 研究分中心开发。核心组合是 ICF 进入实际应用的关键措施,可以用于多种卫生保健情境(急性期、亚急性期和慢性期)和多种健康状况人群。目前,已经开发了 31 种 ICF 核心分类组合,如表 6-2 所示。

(1) ICF 核心分类组合的类型

1) 综合版 ICF 核心分类组合:包括了处于某种健康状况或特定卫生保健情境下,可能面临的典型问题的 ICF 类目。可以作为检查表指导进行功能评定,防止使用者遗漏某些重要的功能问题,提供了完整的跨学科功能评估。

表6-2　已开发的核心分类组合

急性期	亚急性期	慢性期
神经系统疾病	神经系统疾病	多发性硬化症
		脑卒中（同时作为心肺系统疾病）
		创伤性脑损伤
	脊髓损伤	脊髓损伤
心肺系统疾病	心肺系统疾病	慢性缺血性心脏病
		糖尿病
		肥胖症
		慢性阻塞性肺疾病
肌肉骨骼系统疾病	肌肉骨骼系统疾病	强直性脊柱炎
		慢性广泛性疼痛
		腰痛
		骨关节炎
		骨质疏松症
		风湿性关节炎
急性关节炎	老年患者	双相情感障碍
		抑郁症
		乳腺癌
		头颈部癌症
		手部疾病
		炎性肠病
		睡眠
	职业康复	

2）简明版ICF核心分类组合：来源于综合版ICF核心分类组合，适用于所有罹患某种健康状况的患者或患者所处的任何医疗情境，同时也考虑了患者的功能和残疾状况。其仅适用于需要进行简单功能评估的情况（例如初级卫生保健或单一学科环境），提供与疾病或某种医疗情境相关的临床资料。此外，该分类组合也是临床和流行病学研究中有效描述功能和残疾的最低标准。

3）通用版ICF核心分类组合：该组合使用了心理测量学研究的方法，组合中包括的7个ICF类目很好地区别所有卫生保健情境中任一健康状况的不同功能水平。它对卫生统计与公共卫生意义重大，仅使用少量关键的ICF类目，就可以比较不同健康状况、环境、情境、国家及人群的功能和健康状况。它实现了不同健康状况即不同疾病患者间功能的可比性。因此，在应用其他任何一种ICF核心分类组合时，都要联合使用通用版。

（2）ICF核心分类组合的应用举例：在康复治疗中，应首先对患者进行评定，这既是确立康复目标、明确治疗目的的基础，也是成功实施社区回归和融入计划所采取治疗措施的基础。在评估过程中，无论采取何种ICF核心分类组合，对患者功能的完整描述都有赖于全面整合其功能与所处环境的有关信息，在此基础上，治疗小组才有可能帮助患者实现其躯体和心理功能的最大恢复。ICF核心分类组合也将作为通用语言，为参与治疗的不同专业人员提供和分享有关患者功能水平的信息。

案例分析

患者,男性,25岁,骑摩托车发生交通事故,第6、7胸椎骨折导致脊髓损伤,伴有肺挫伤和右膝关节扭伤。外伤后即日行急诊手术以固定脊柱,并要求术后3个月内限制脊柱的任何旋转及屈曲活动以便促进骨折愈合。在急性期处理后,患者损伤平面(第6胸椎)以下的感觉、运动完全丧失。

外伤前,该患者担任快递员,接受过网上商城的销售培训。单身,未婚,与一位好友合住在一间公寓内,该公寓轮椅无法进入。业余活动包括骑摩托车、打篮球以及与朋友、家人交际。

病例描述至此,如何运用《国际功能、残疾与健康分类》(ICF)对其进行评定与确定治疗方案?

1) 选择适当的 ICF 核心组合:适当的 ICF 核心分类组合的选择取决于具体的医疗环境和核心组合的类型。

本案例患者因诊断为脊髓损伤,故选择脊髓损伤的 ICF 核心分类组合描述患者的身体功能水平。目前关于脊髓损伤,有适用于亚急性期以及长期医疗保健的 ICF 核心分类组合。脊髓损伤是神经系统疾病中唯一一个在亚急性期早期康复治疗阶段有专门的 ICF 核心分类组合的病种。

亚急性期 ICF 核心分类组合涵盖康复治疗的早期阶段,此时患者既有住院治疗的需求,也处于急性损伤后早期综合康复治疗阶段。因此,ICF 核心分类组合是专门为医生、护士、治疗师、其他医护人员以及参与此阶段康复治疗的专业人员而设立。此阶段康复治疗在患者完成急性期医疗后开始,旨在恢复和维持患者的身体功能、提升患者的自主能力,以及通过有针对性的预防措施减少和避免患者日后对长期看护或治疗的需求。此外,社区融入和回归是康复的主要目标,但该目标的实现不仅取决于患者的基本躯体功能,也有赖于很多相互影响的社会和物理环境中的有利或障碍因素。因此,康复治疗小组成员为患者制订社区回归计划时也要考虑就业、移动能力和交通工具、家庭支持以及社区无障碍设施完备性等诸多因素的影响。

针对该患者,选用综合版 ICF 核心分类组合,以保证在评估或治疗过程中身体功能和个人环境中任何一方面因作为潜在治疗目标而不被忽视。同时,还需要增加那些包含在通用版 ICF 核心分类组合中、但未出现在综合版 ICF 核心分类组合汇总的类目。对于该患者来说,脊髓损伤(spinal cord injury,SCI)患者专用的综合版 ICF 核心分类组合已经包含了所有类目,但通用版 ICF 核心分类组合中的一级类目 b280(痛觉),却以三级和四级类目的形式出现于综合版 ICF 核心分类组合中。

2) 采用表格形式描述身体功能:患者的病史、临床检查以及医技检查结果等,由康复治疗小组成员分头采集并汇总后,由其中一位团队成员根据 ICF 限定值进行量化。形成简要版表格(表6-3)。

ICF 核心分类组合作为多维度工具,通过整合包括身体功能与结构、活动和参与以及环境因素在内的所有 ICF 分类来描述身体的功能状态。

表 6-3　简要版 SCI 亚急性期 ICF 核心分类组合

身体功能		无损伤	轻度损伤	中度损伤	重度损伤	完全损伤	未特指	不适用
b130	能量和驱力	**0**	1	2	3	4	8	9
b152	情感功能	**0**	1	2	3	4	8	9
b280	痛觉	0	**1**	2	3	4	8	9
b440	呼吸功能	**0**	1	2	3	4	8	9
b525	排便功能	0	1	2	3	**4**	8	9
b620	排尿功能	0	1	2	3	**4**	8	9
b730	肌肉力量功能	0	1	2	3	**4**	8	9
b735	肌张力功能	0	1	**2**	3	4	8	9
b810	皮肤的保护功能	**0**	1	2	3	4	8	9

身体结构			无损伤	轻度损伤		中度损伤		重度损伤		完全损伤	未特指	不适用
s120	脊髓和有关结构	程度	0	1		2		3		**4**	8	9
		性质	0	1	2	3	4	**5**	6	7	8	9
		部位	0	1	2	3	4	5	**6**	7	8	9
s430	呼吸系统的结构	程度	**0**	1		2		3		4	8	9
		性质	0	1	2	3	4	5	6	7	8	9
		部位	0	1	2	3	4	5	6	7	8	9
s610	泌尿系统的结构	程度	**0**	1		2		3		4	8	9
		性质	0	1	2	3	4	5	6	7	8	9
		部位	0	1	2	3	4	5	6	7	8	9

活动和参与			没有困难	轻度困难	中度困难	重度困难	完全困难	未特指	不适用
d230	进行日常事务	P	**0**	1	2	3	4	8	9
		C	**0**	1	2	3	4	8	9
d410	改变身体的基本姿势	P	0	1	**2**	3	4	8	9
		C	0	1	2	3	**4**	8	9
d420	移动自身	P	0	**1**	2	3	4	8	9
		C	0	1	**2**	3	4	8	9
d445	手和手臂的使用	P	**0**	1	2	3	4	8	9
		C	**0**	1	2	3	4	8	9
d450	步行	P	0	1	2	3	**4**	8	9
		C	0	1	2	3	**4**	8	9
d455	到处移动	P	0	1	2	3	**4**	8	9
		C	0	1	2	3	**4**	8	9
d510	盥洗自身	P	**0**	1	2	3	4	8	9
		C	0	**1**	2	3	4	8	9
d530	如厕	P	0	1	**2**	3	4	8	9
		C	0	1	2	3	**4**	8	9

笔记栏

续表

活动和参与		没有困难	轻度困难	中度困难	重度困难	完全困难	未特指	不适用
d540 穿着	P	0	1	2	3	4	8	9
	C	0	1	2	3	4	8	9
d550 吃	P	0	1	2	3	4	8	9
	C	0	1	2	3	4	8	9
d560 喝	P	0	1	2	3	4	8	9
	C	0	1	2	3	4	8	9
d850 有报酬的工作	P	0	1	2	3	4	8	9
	C	0	1	2	3	4	8	9

环境因素	完全有利	充分有利	中度有利	轻度有利	无有利/障碍	轻度障碍	中度障碍	重度障碍	完全障碍	未特指	不适用
e115 个人日常生活中的用品和技术	+4	+3	+2	+1	0	1	2	3	4	8	9
e120 个人室内外移动和运输用的物品和技术	+4	+3	+2	+1	0	1	2	3	4	8	9
e310 直系亲属家庭	+4	+3	+2	+1	0	1	2	3	4	8	9
e340 个人护理提供者和个人助手	+4	+3	+2	+1	0	1	2	3	4	8	9
e355 卫生专业人员	+4	+3	+2	+1	0	1	2	3	4	8	9

注: 1. 以灰色标记的 ICF 类目属于通用版的内容,因此任何 ICF 记录文件都需含有这部分。

2. 用于身体结构损伤性质的描述和分级: 0=结构上无变化; 1=完全缺失; 2=部分缺失; 3=附加部分; 4=异常维度; 5=不连贯; 6=差异位置; 7=结构定性改变,包括积液; 8=未特指; 9=不适用。

3. 用于身体结构异常部位的描述和分级: 0=不止一个区域; 1=右侧; 2=左侧; 3=双侧; 4=前端; 5=后端; 6=近端; 7=远端; 8=未特指; 9=不适用。

4. P=活动表现; C=活动能力。

(七)ICF 评价体系与传统评定方法的关系

ICF 从身体功能或结构、活动和参与三个水平提出了相关标准评定方法和量表,其作为临床工具可以用于需求评定、治疗方法的选择、职业康复与评定、康复及其结果评估等多个方面,还可以用于临床教育与研究。但 ICF 公布时间不长,其提出的各类功能障碍的相关标准评定方法和量表能否为人们广泛接受、认可,还需要时间的验证。一些学者采用 ICF 的评价体系与传统的评定方法进行比较,并进行统计学上的信度和效度分析。下面以脊髓损伤为例,说明 ICF 评价体系与传统评定方法的关系。

脊髓损伤是由各种原因引起的脊髓结构、功能的损害,造成损伤水平以下脊髓功能障碍。脊髓损伤后,患者受损水平以下运动、感觉、反射和自主神经功能都发生障碍,颈段损伤常引起四肢瘫,颈段以下损伤引起截瘫,两者均可伴有大小便功能障碍。

以脊髓损伤患者功能评定为对象,传统的评定方法是以美国脊髓损伤协会(American Spinal Injury Association, ASIA)损伤分级评定和日常生活活动能力(ADL)对患者进行评定,采取患者自我报告、临床记录、医学检查等方式。

使用 ICF 检查表可以按照身体、个体和社会三个水平进行评定。身体水平:包括身体结构和身体功能。对于脊髓损伤而言,身体结构评定包括脊髓损伤的部位:颈部和颈椎脊髓、胸部和胸椎脊髓、腰骶椎和腰骶部脊髓以及圆锥马尾;依靠体检,评定与运动有关的结构如头、颈、肩、四肢、躯干、皮肤结构;损伤范围大小:如脊椎 CT 测量和脊髓 MRI 检查结果。脊髓损伤主要损伤神经肌肉功能和运动相关功能,消化、代谢和分泌功能,以及泌尿生殖功能、感觉功能、精神功能等。个体水平和社会水平(活动与参与的评定):主要评定患者从事一般任务和要求、活动、自理、家庭生活、主要生活领域、社区和公民生活。背景性因素:包括环境因素和个人因素,前者是评定的主要内容,包括个人用品和技术、自然环境和对环境的人为改变、支持和相互联系、态度、服务、体制和政策等。

一些研究结果显示,ICF 临床检查表的身体功能得分与 ADL 和 ASIA 评定间有较高的相关性。但 ICF 有着传统评定工具所不具备的优势,即综合性较好,除可评定身体的结构与功能外,还可评定受试者的活动表现与社会参与性,以及环境因素对受试者造成的影响。相比较而言,ADL 仅对个体的日常生活活动进行评定,而 ICF 则加入了社会参与评定,因此评定的水平较高。ASIA 分级法虽从感觉和运动两个方面对受试者进行分级,但其所涉及的身体结构与功能信息没有 ICF 全面。

（孙绍裘）

第二节　康复结局的概念

一、康复结局的定义

康复结局(rehabilitation outcome)指与康复相关的结果,主要关注的是康复医疗服务项目和干预手段带来的最终结果。也指功能障碍者在某一阶段内计划或达到的功能及健康状态。以往康复结局评估侧重于躯体活动能力如关节活动度,以及日常生活活动能力方面的功能改变。随着《国际功能、残疾和健康分类》的颁布,康复结局的评估已从躯体活动能力、日常生活能力的评估扩展到心理、社会环境等方面,同时还包括医疗服务质量,如服务项目的可获得性、对提供服务的满意度等内容。康复结局的评估需要着眼于整体的功能评估,即涵盖身体结构、身体功能、活动与参与以及环境因素等范畴。

二、康复结局评估的意义

康复结局的评估有益于预测康复效果,有益于康复方案的决策制订。通过评估康复方案的合理性,优化康复诊疗方案,规范康复临床操作流程,提升康复医疗服务质量,同时可以促进合理分配医疗资源和节约医疗费用,为政府对于康复医疗决策和医保规划提供数据支持。

三、康复结局的评定

（一）常用量表

结局评定要全面反映生活质量、健康状况、功能状况三个方面的情况。应根据患者的病情、功能障碍程度和康复治疗的目标,选用适当的评定量表进行评定。表 6-4 分类举例的项目可供参考。但目前仍缺乏康复结局评定工具的"金标准",在康复结局评定工具上的选择尚未达成共识。

表6-4 康复治疗结局评定常用量表举例

生活质量 (生存质量评定)	健康状况 (疾病影响评定)	功能状况 (功能评定)
健康质量量表(quality of well-being scale,QWB)	疾病影响量表(sickness impact profile,SIP)	功能独立性评定量表(functional independence measure,FIM)
生活满意度量表(satisfaction with life scale,SWLS)	简明健康调查量表36(MOS-SF36)	Barthel指数(BI) Fugl-Meyer量表,适用于脑卒中患者 美国脊髓损伤协会(ASIA)损伤分级,适用于脊髓损伤者

(二)评定时间

为使评定结果更精确,符合患者的实际情况,应在以下时间内进行。

1. 在生命体征相对平稳及康复治疗前进行评测;

2. 长期康复治疗须在阶段性治疗后进行评估;

3. 在康复治疗结束后进行评测。

(三)影响结局评定的因素

1. 目标方向的问题 康复目标与康复评定密切相关。如果各阶段评定的内容与康复目标不一致,会影响康复计划的实施,也会影响患者的康复结局,需要确保康复评定内容与患者或家属的康复目标一致。

2. 个体因素对评定的影响 康复对象往往是永久性或进行性功能障碍者,如反复发作的脑卒中、完全性脊髓损伤、多发性硬化等。这些患者的功能障碍是多方面的,包括身体、心理和社会生活等方面,导致生活质量下降。康复结局和个人状况如年龄、职业、教育程度、心理状态、经济状况等有直接关系。状况不同,结局千差万别。

3. 评定结局的工具不完善 评定结局的工具往往是各种评定量表,主观性强,不同评定者存在差异,影响结局评定。

四、影响康复结局的因素

1. 人口学特征 功能障碍者的性别、年龄、婚姻状况、受教育程度、经济收入水平、体重指数及照护者的教育水平等因素均可能与其康复结局相关。以退行性骨关节病、下腰痛、骨折的患者为例,年龄不同对康复结局的影响也不同。受教育程度对康复结局也有一定影响。有研究表明,教育水平高的功能障碍者可能因其能够主动获取康复知识,积极开展康复训练而获益,也有相反观点认为教育水平高的功能障碍者容易对发病前后功能状态改变产生消极的心理变化,从而影响康复结局。

2. 疾病特征 疾病特征是影响康复结局的重要因素。以脑外伤、脑卒中患者为例,如损伤部位位于颞上中回、缘上回、角回及皮质下的白质区域,通常伴有严重的失语症,对康复结局将产生不良影响。对于腰椎间盘突出症患者来说,多关节的椎间盘膨出和/或突出对腰椎的稳定性影响更大,康复结局可能更差。对于股骨颈骨折的患者来说,非粉碎性骨折较粉碎性骨折康复结局要好。对于相同损伤平面的脊髓损伤患者,不完全性损伤者较完全性损伤者康复结局要好。

发病时疾病的严重程度也影响着患者的最终康复结局。发病初期患者的功能状态越好,越有利于取得良好的康复结局。研究表明,入院时 Barthel 指数得分和/或功能独立性评定量表得分与康复结局呈正相关。此外,康复对象多为慢病患者或老年人,他们常常伴有基础疾病。这些基础疾病对康复结局也有一定的影响。比如脑卒中患者常伴有高血压、糖尿病等基础疾病,如若高血压、糖尿病控制不理想,则易引起二次卒中,影响最终的康复结局。尿路感染、肺部感染、压疮等对于长期卧床者的康复结局有着不利的影响。而老年人心肺功能减退,对其康复结局也会产生不良的影响。因此,在康复临床实践中,不仅要关注基础疾病的控制,还要积极预防并发症的发生。

3. 康复治疗介入时机　康复介入时机与功能障碍者的康复结局密切相关。有资料表明,脊髓损伤的患者,康复介入时机与其出院时功能状况呈负相关性。脑外伤的患者每推迟5 天介入康复,其功能独立性评分减少 1 分。2016 年美国心脏协会/美国卒中协会发布的成人脑卒中康复指南指出:"住院的脑卒中患者如果可获得有组织、跨学科的诊疗,推荐尽早启动康复治疗",并将此列为Ⅰ级推荐,A 级证据。根据世界卫生组织提出的标准,脑卒中患者生命体征平稳,神经症状不再进展 48 小时即可介入康复。

4. 康复干预方案　全面、规范、系统的康复干预方案有利于功能恢复,而不规范、不适当的康复方案会适得其反。康复方案中包括了物理治疗、作业治疗、言语治疗、中医康复治疗等不同的治疗方法,治疗方法的选择应该遵循循证医学证据,对功能障碍者康复结局更有利。在临床实践中还应及时根据功能障碍者的阶段性功能评估进行康复方案的调整、优化,以促进功能更好地改善和提高。

5. 家庭支持　家庭是人类社会最基本、最重要的一种组织形式,是家庭成员获得情感支持的重要场所,当患者遭遇病痛时,家庭成员的情绪对患者的情绪产生影响,家属的负面情绪容易让患者产生消极情绪,削弱患者主动康复训练的积极性,对患者的康复有负面影响。相反,家属的正面情绪有助于增强患者面对疾病的信心,能够激发患者康复训练的积极性,有利于患者康复。若家庭成员充分了解疾病的相关信息,在对患者进行日常生活的照料中能更熟悉和掌握正确的照料方式,则有利于减少疾病的并发症,对患者的康复结局有积极的影响。

6. 环境因素　ICF 理论框架中将环境因素列为影响功能障碍的背景性因素,包括自然界及其特征、人造自然界、与个体有不同关系和作用的其他人员、态度和价值、社会体制和服务,以及政策、规则和法律,包含了个人层面和社会层面。社会层面的环境因素主要是正式或非正式的社会结构、服务机构和在社区或一种文化背景下的总的体制。包括与工作环境有关的组织和服务机构、社区活动、政府机构、通信和交通服务部门,以及如法律、条例、正式或非正式的规定、态度和意识形态等非正式社会网络。无障碍环境是功能障碍者走出家门、参与社会生活的基本条件,也是方便老年人、妇女儿童和其他社会成员从事社会活动的重要设施。有障碍或缺乏有利因素的环境限制个体的活动表现,影响康复结局,有利的环境则可以提高功能障碍者的活动表现,产生较好的康复结局。

（孙绍裘）

第三节　康复治疗效果评价

案例分析

男性患者,72岁,既往高血压、糖尿病、心衰病史。因"突发右侧肢体活动不灵13天"由门诊入院,诊断为脑出血恢复期(右侧基底节区)。入院时右侧肢体肌力0级,无任何主动运动。康复评定:右侧上肢FMA评分0分,右侧下肢FMA评分0分,Berg平衡量表评分0分,MBI评分0分,日常生活完全依赖他人。分析患者存在运动功能障碍、日常生活活动能力障碍、参与能力障碍。针对患者存在的功能障碍,康复医师拟订了治疗方案:以肢体功能及躯干平衡功能为主的康复训练以保存患者残存的功能,最大限度恢复其潜在的能力。患者住院期间日常生活由其配偶和一名护工照料,家属积极参与到患者康复治疗计划的制订和实施过程中。经10天康复治疗后,患者右下肢可在减重下出现伸髋膝关节运动,屈曲不能,踝经诱导后可出现轻微背屈运动,右上肢及右手未见主动运动,患者可在1人辅助下坐起,不能站立及行走。日常生活不能自理。经30天康复治疗后,患者右下肢可主动屈伸髋膝关节,踝关节出现背屈运动,右上肢可抬举,腕手未见主动运动,患者可在床边监护下独自坐起,护工辅助下短时间站立。经50天康复治疗后,患者右下肢髋、膝、踝关节活动范围增加,右上肢可将食物送至嘴边,可独自坐起,护工辅助下可于室内短距离行走。日常生活小部分自理。

这一案例中,患者经康复治疗后肢体功能有所改善,那我们该如何进行康复治疗效果评价?临床康复中会有哪些因素影响患者的康复治疗效果?

康复治疗效果评价是康复医疗服务的可获得性以及在康复过程中所有的干预方案、治疗措施所带来的功能疗效改变的评价,是康复医疗质量评估的重要组成部分。

在ICF出台前,有关康复治疗效果评价和质量控制的概念就已经有了很大进展:《国际病损、残疾和残障分类》(International Classification of Impairment, Disability and Handicap, ICIDH)逐步明确了不能只以"残损"(impairment)水平的积分改善来评定康复治疗效果,而强调在"残疾"(disability)和"残障"(handicap)水平上积分的改善。通常,使用ADL和IADL的积分[如Barthel指数(BI)和功能独立性评定(FIM)等]来定量"残疾"水平,使用QOL积分[如健康调查量表36(SF-36),世界卫生组织生活质量-100量表(WHO-QOL-100),健康质量量表(QWB),诺丁汉健康量表(NHP)等]来定量"残障"水平积分。这种康复效果评价实际上强调的是个体活动能力和社会活动能力的改善,而不仅仅是躯体水平上的功能改善。

在ICF出台后,世界各国对"功能"和"残疾"的概念已经统一,WHO也已经公布了与ICF配套的临床评定量表(ICF checklist clinician form)。由于该量表很长,使用起来不太方便。因此,应尽快结合我国国情适当修订后,将该量表用于我国临床康复效果评价上,与国际接轨。

功能:在对健康的描述中,"功能"(functioning)作为一个概括性的词汇,指所有的身体结构及功能、活动能力和参与能力。一般来说,"功能"没有问题,就是健康。

功能障碍:身体功能或结构上出现的问题叫"损伤"。这里是指身体或作为身体部分的器官和脏器水平的结构和功能上显著的变异或缺失。个体在进行活动时可能遇到的困难叫"活动受限"。这里指的是个体整体水平的功能障碍。个体投入到生活场景中可能经历的问题叫"参与局限性"。身体的损伤(impairment)、活动受限(activity limitation)和参与局限性(participation restriction)概括到一起,就叫"功能障碍"(disablement)。

　　当我们考虑"健康""功能""功能障碍"的时候,必须从"损伤""活动""参与"三个不同的水平分别进行评价。例如:由于高位截瘫,从身体上来看,基本上是全瘫了,不能像正常人一样运动四肢。但是经过康复训练后,依靠轮椅和一些特殊设备,可以到处活动,生活基本自理,并且可以参加各种社会活动,对社会有很大贡献。反之,一个较低位置的截瘫患者,可能两个上肢活动是正常的,但不愿驾驶轮椅努力争取生活自理,也不积极参加正常的家庭生活和社会生活,整天躺在床上痛苦抑郁、精神萎靡,不但自己的生活质量很低,也给家庭和社会造成很大压力。比较起来,前者虽然身体功能障碍很重,但其活动能力和社会参与能力很强;后者虽然身体功能障碍很轻,但其活动能力和社会参与能力很差。后者的总体健康水平较低、功能障碍较重,个体的生活质量较差。同样,相同的解剖学缺失可能会有很不同的意义。例如,一个人在上汽车时不小心把右手小指夹伤而致骨折,经过医生处理,伤口愈合很好,但小指活动已不太灵活。这对一个从事家务的退休工人来说影响可能不大;但对一个中年钢琴家来说,尽管生活能够自理,人也可以到处活动,可是这却意味着他将失去职业钢琴家的资格,家庭生活会面临很多困难,个人的生活质量也会受到很大影响。

　　康复治疗效果评价分为临床效果评价和功能效果评价两部分。前者多集中于评价患者整体健康状况、疾病转归、临床综合处理等,主要由康复医师完成;后者则多限于评价患者的功能,尤其是现实生活所需要的能力,主要由不同专业的治疗师完成。临床效果评价是功能效果评价的基础,功能效果评价是临床效果评价的延续和深入,是取得良好康复治疗效果的前提。

　　康复治疗效果评价是对临床治疗效果的评价。对于疾病的认识水平决定了病情及其预后的判断,临床效果评价很大程度上基于此。如对腰椎间盘突出症的病情判断,需要了解以下问题:病变是椎管内、椎管外,还是椎管内外混合的软组织损害;如属椎管内,应了解突出了几个节段,突出部位是中央型、周围型,还是巨大型;纤维环是否完全破裂,后纵韧带是完全破裂的游离型还是不完全破裂;神经根和马尾损害情况,如有无运动、感觉、自主神经功能损害症状,有无鞍区感觉障碍,下肢有无肌萎缩、足下垂或肢体瘫痪,有无大小便困难或失禁;椎管狭窄程度如何,椎管内软组织细菌性炎症程度,椎管外肌肉等软组织痉挛、变性程度;腰痛与颈、背、肩胛部软组织损害的关系;是否进行过手术或非手术治疗,疗效如何,有无副作用及不良反应;影像学、肌电图检查与临床表现的符合情况,等等。

　　对于脑卒中患者,需要了解是脑出血还是脑梗死,病变的部位和病因是什么;若是高血压性脑出血,应积极控制血压;若是糖尿病患者,应积极控制血糖;若是心源性梗死,需积极抗凝。另外,还要了解是否有并发症,如深静脉血栓、肺部感染、尿路感染和压疮等。只有深入了解疾病的这些问题,才有可能进行正确的功能评定和康复治疗。

　　康复治疗效果评价是对功能和障碍治疗效果的评价。临床诊断工作主要是根据病史、体格检查和辅助检查对疾病做出正确诊断。一旦确立了医学诊断,康复医生就必须确定疾病的功能性结局。在进行功能评定前,必须深刻理解疾病、损伤、活动受限、参与局限性之间的区别。若疾病不能通过药物和手术治愈,则应采取措施减少损伤,如肌力减弱可以通过强化训练得到增强;对于某些不可减轻的慢性疾病或损伤,应针对疾病、活动受限、参与局限性进行干预,如受损的听力可以通过佩戴电子助听器来减轻功能丧失。此外,对残存功能和功能潜力的识别也是康复治疗效果评价的重要内容,因为残存功能可以被利用或增强,以适应新的环境,从而提高患者的功能独立性程度。

康复治疗效果评价是综合性评价,不仅要对疾病治疗效果进行评估,还应收集、整理和分析患者各方面信息,包括疾病的后续影响,患者的家庭、社会环境、职业能力、业余爱好、愿望和梦想的影响等。

康复治疗效果评价又是多专业的,需要多专业协同评估。除了病史和体格检查外,还需要物理治疗师、作业治疗师、言语治疗师、心理治疗师、康复护士、社会工作者等做进一步的评定。例如,康复医生和物理治疗师只有观察患者在不同状态下的步行,才能发现步态的潜在问题;作业治疗师需要评定患者日常生活活动的实施情况;言语治疗师提供语言功能方面的测评,通过特殊的交流技巧,可从患者那里获得会谈所涉及不到的信息;心理治疗师提供认知和感知功能专业化的标准评定,并可熟练地对患者目前的心理状态进行评定;康复护士需要评定患者在病房中的安全性和判断力;社会工作者通过与患者、家属或照顾者交往,可了解有关患者社会支持系统和经济资源方面的有用信息。

一、康复治疗效果评价意义

康复治疗效果的评价是在功能评价的基础上进行的,主要是通过对康复对象临床症状的减轻或消失,机体健康状况的改善,功能障碍的减轻或消除,重新参与日常生活和社会生活等能力情况的了解,检验并判断已执行的康复治疗方案的正确性,以及为进一步完善康复计划,选择最佳的康复治疗方案提供依据。康复治疗效果评价可以检验是否达到预定的康复目标;判断患者功能、精神、职业、社会等方面状况;分析疾病恢复情况及现阶段状况;为今后的生活和工作提供切实可行的指导意见。康复治疗效果评价应贯穿于康复治疗全过程。

二、康复治疗效果评价内容

随着《国际功能、残疾和健康分类》的颁布以及康复医学涉及的范围越来越广,康复治疗效果的评价内容也在不断变化。从以往侧重于躯体活动能力(如关节活动度、肢体肌力、肌张力等运动功能)和日常生活活动能力方面的康复治疗效果评价,逐步扩展到心肺等脏器功能、机体内环境、营养、心理、社会环境等多方面。临床常用康复治疗效果评价内容见表6-5。

表6-5 临床常用康复治疗效果评价内容

运动功能效果评价	日常生活活动能力评价	言语吞咽功能评价	认知功能评价	心理评价	心功能评价	呼吸功能评价	能量代谢水平评价	营养状态评价
人体形态评价	运动评价	言语功能评价	失认评价	智力评价	运动负荷	肺容积	代谢当量	体重
肌力评价	自理能力评价	吞咽功能评价	失用评价	情绪评价	主观用力程度	肺活量		胃肠道
肌张力评价	交流评价			人格评价				生化指标
关节活动度评价	家务劳动评价							
平衡协调能力评价	娱乐活动评价							
步态评价								

三、康复治疗效果评价方法

1. 观察法　观察法是比较直观的方法,例如:观察到康复治疗前后关节活动度从小范围到大范围,躯干平衡功能由卧床状态到可以床边坐起,这些变化可以很直观地观察到,从而判断出康复治疗效果。但该法本身也存在一定局限性,当康复治疗效果的变化超出观察者的感官生理限制,就很难观察到。另外,观察到的结果也会受到观察者主观意识的影响。

2. 仪器测量法　采集康复治疗前后的相关数据。通过数据的变化评判康复治疗效果。例如步行训练中,通过采集康复治疗前后时空参数(包括步频、步速、步长)、运动学参数(包括首次触地膝关节屈曲角度、站立期最大膝关节屈曲角度、站立中期最大膝关节伸展角度、膝关节活动度、摆动期最大踝关节背屈角度)以及动力学参数(包括膝关节最大屈力矩、膝关节最大伸力矩、踝关节最大背屈力矩、踝关节最大跖屈力矩)等进行对比分析,从而判断步行训练的康复治疗效果。

3. 量表法　量表法可以客观、准确、全面地反映康复治疗效果。在众多评定量表中选择操作简便、客观有效、信度高、效度好、符合我国国情,又与国际接轨的评定量表十分重要。通常按照 ICF 理论框架将其进行分类,临床常见康复治疗效果评估量表见表 6-6。

表 6-6　临床常用康复治疗效果评估量表举例

身体功能/结构	活动	参与	环境因素
运动功能评定量表（Fugl-Meyer assessment）	巴塞尔指数（Barthel index）	健康调查量表 36（SF-36）	环境因素影响量表（environmental factor item bank, EFIB）
蒙特利尔认知评估量表（Montreal cognitive assessment, MoCA）	伯格平衡量表（Berg balance scale, BBS）	脑卒中影响量表（stroke impact scale）	
简易精神状态检查量表（mini mental status examination）	功能独立性评定量表（FIM）	脑卒中专门化生活质量量表（stroke specific quality of life, SS-QOL）	
改良阿什沃思量表（modified Ashworth scale）	改良 Rankin 量表（modified Rankin scale, MRS）	匹兹堡康复参与量表（Pittsburgh rehabilitation participation scale, PRPS）	
美国脊髓损伤协会（AISA）损伤分级（适用于脊髓损伤患者）	Frenchay 活动量表（Frenchay activities index, FAI）	社区融合问卷（community integration questionnaire, CIQ）	
格拉斯哥昏迷量表（Glasgow coma scale, GCS）（适用于脑外伤患者）	Holden 步行功能分级量表（FAC）	社区参与能力量表（community participation index, CPI）	
		克雷格障碍评估和报告(Craig handicap assessment and reporting technique, CHART)	

此外,一些康复治疗效果评价工具涵盖的范围较广,不仅包含了 ICF 理论框架的某一方面,还囊括了 ICF 理论框架的多个方面。如适用于脑外伤的格拉斯哥结局量表(Glasgow outcome scale,COS),残疾评定量表(disability rating scale,DRS),脊髓损伤生活质量评价系统(spinal cord injury quality of life measurement system,SCI-QOL)等。在实际应用中,可根据临床需要选择合适的康复治疗效果评价工具。

临床常用的评价量表作为康复治疗效果评价指标,具有为临床医师熟悉并便于使用的优点,但现阶段在具体评价工具的选择上,行业内尚未达成共识。这就存在康复治疗效果与评价工具关联性不强的问题,对康复治疗效果评价造成了一定影响,评价工具在临床使用上也存在一定的制约。

笔记栏

4. 问卷法　问卷法是通过设置相关问题构成调查表收集资料以判定康复治疗效果的方法。例如：视觉模拟评分法(visual analogue scale，VAS)主要用于患者疼痛程度的评分，对患者主观的疼痛感觉进行量化，通过视觉模拟标尺使用一条没有任何分割的直线，并且只分别在直线的两端标记疼痛。横线的一端为 0，表示无痛；另一端为 10，表示剧痛；中间部分表示不同程度的疼痛。然后通过问卷形式询问患者疼痛程度。通过康复治疗前后的疼痛程度变化来判断治疗效果。

5. 四诊合参测评法　即通过望闻问切，搜集和分析与疾病相关的资料，来评价患者功能障碍的性质和程度，以及康复效果的方法。例如：中风患者出现半身不遂、口舌歪斜、言语不利，伴有面色无华、气短乏力、口角流涎、自汗、心悸，舌暗淡或瘀斑，苔白微腻，脉细缓或弦细。通过四诊合参，此中风患者为中经络气血瘀阻型。经中医治疗后，再通过四诊合参来评价患者的康复治疗效果。

四、康复治疗效果评价标准

康复治疗效果评价标准常常以治疗后功能独立状态较治疗前进步情况而定。功能独立状态则依据日常生活活动能力评定中，完全能够独立的项目占总项目的百分比来决定。评定标准如下：

1. 完全恢复　治疗后的功能独立状态达到完全独立水平，日常生活活动能力评定时所有项目达到独立水平。

2. 显著有效　治疗后的功能独立状态虽然达不到完全独立水平，但其级别较治疗前进步 2 级或 2 级以上，或者进步虽未达到 2 级，但单项已达到 FIM 评定中有条件的独立水平。

3. 有效　治疗后的功能独立水平较治疗前仅进步 1 级，且达不到有条件的独立水平。

4. 稍好　治疗后日常生活活动能力评分虽有增加，但功能独立级别的变化达不到进级水平。

5. 无效　治疗后的功能独立水平与治疗前无变化。

6. 恶化　治疗后功能独立水平较治疗前更差。

7. 死亡　治疗失败，患者死亡。

在这里必须指出的是：评定中选用的量表很重要，由于患者常有躯体、精神、心理、社会等多方面的功能障碍，最好选用功能独立性评定(FIM)等较全面的评定量表。除非确认患者仅有躯体功能障碍，方可应用修订的 Barthel 指数等量表。

康复治疗效果评价时，所依据的功能独立水平如下：

1. 完全独立　所有活动均能规范、安全地在合理的时间内完成，不需要他人帮助，也不需要辅助设备、药品、用品。

2. 有条件的独立　所有活动均能独立完成，但需要应用辅助设备、药品，或需要比正常多的时间，或有安全方面的顾虑。

3. 需要不接触身体的辅助　患者基本能独立，但为了进行活动，需要另一个人给予监护、提示或指导，或需有人帮助患者传递必要物品，但帮助者和患者没有身体接触。

4. 需要少量的身体辅助　患者所需的帮助不多于轻触，患者自己能付出四分之三以上的努力。

5. 需要中度的辅助　患者所需的帮助超出轻触，患者自己付出的努力约为二分之一到四分之三。

6. 需要大量的辅助　通过康复治疗训练,患者功能仍难独立,在所有活动中,患者自己付出的努力仅为四分之一至二分之一(不包括二分之一)。

7. 完全依赖　患者一切活动几乎完全依赖他人,患者自己付出的努力不到四分之一。

五、康复治疗效果评价类型

1. 定性评价　定性评价是一种重要的分析和研究过程,它从整体上对研究对象进行"质"的分析和评价。通过定性评价,解决研究对象"有没有""是不是"的问题。因此,定性评价不仅可以从不同角度和层面观察事物,找出共性的联系和特点,还可以研究事物的特殊性,找出其原因。定性评价主要通过观察和调查访谈中获得,方法包括肉眼观察和问卷调查。在康复医学工作中,定性评价通常是对患者功能状况进行筛查的手段,是定量评价的前提。定性评价的优点是检查不受场地限制、不需要昂贵的仪器设备,可以在较短时间内对患者的情况做出判断。正因为如此,定性评价具有一定的主观性,不同的检查者所做出的结论不尽相同,结论的客观性和准确性受到影响。在定量评价基础上的定性评价,其结果更加科学、准确。

2. 定量评价　定量评价是通过测量获得资料,并以数量化的方式说明其分析结果。其目的在于更精确地定性,通过定量分析可以使人们对研究对象的认识进一步精确化,能够更加科学地揭示规律,把握基本,理清关系,预测事物的发展趋势。定量评价通常将障碍的程度以数值表示,如关节活动范围以度、平衡功能以重心轨迹移动长度和面积、等速运动肌力测试以牛顿·米表示。定量评价的结果主要是通过仪器测量法获得,其优点是将障碍的程度量化,因而所得结论更加客观、准确;便于治疗前后进行疗效比较。定量评价是监测和提高康复治疗质量、判断康复疗效的最主要科学手段。

定性评价是定量评价的前提,定量评价使定性评价更加科学、准确,并可促使定性评价的研究更加深入。

3. 半定量评价　半定量评价是将障碍情况分等级进行量化,即将等级赋予分值的方法。半定量评价虽然结果比定性评价更明确和突出,但是分值并不能精确地反映实际情况或结果。临床上通常采用标准化的量表进行评价。如偏瘫患者的运动功能分期(Brunnstrom分期)、徒手肌力检查分级(0~5 级)、Berg 平衡评分(0~56 分)等,因为量表的评定标准统一且操作简单,因而易于推广,是临床康复中最常用的评价方法。

（胡守玉）

第四节　康复预后的预测

功能障碍者接受康复训练时,家属及其本人最关心的就是将来能够恢复到什么程度,这也是康复医学工作者最为关心的问题,这就涉及康复预后的预测。康复预后的预测是康复医疗工作之一,是在康复评定之后,通过对康复评定的结果(包括临床资料)进行综合分析,对患者功能可能的预后转归进行预测。预测康复预后不仅可以解决患者和家属对功能预后的疑惑,也能更有针对性地制订康复目标和合适的治疗方案。

根据发病初期的功能状态,可以对康复预后进行简单预测。以脑卒中患者为例,根据发病初期患者上、下肢功能状态,可以预测康复预后(表 6-7、表 6-8)。

表6-7 脑卒中偏瘫后上肢功能康复预后的预测

手指能在全关节活动度范围内完成协调屈伸的时间	手功能恢复程度
发病当天就能完成	几乎可以恢复为实用手
发病后1个月完成	大部分恢复为实用手，少部分为辅助手
发病后1~3个月内完成	大部分为废用手，少部分为辅助手
发病后3个月仍不能完成	多为废用手

表6-8 脑卒中患者偏瘫后下肢功能康复预后的预测

发病初期仰卧位可完成的试验	将来步行恢复的可能性（%）
空中屈伸膝：先仰卧位伸直下肢，屈患髋45°±，然后将膝在10°~45°之间来回伸屈	60%~70%能独立步行，20%~30%需辅助步行，10%左右不能步行
主动直腿抬高：仰卧位做患侧直腿抬高	44%~55%能独立步行，35%~45%需辅助步行，10%左右不能步行
保持立膝：仰卧位，屈膝90°±，保持下肢立于床上，不向左右偏倒	25%~35%能独立步行，55%~65%需辅助步行，10%左右不能步行
上述3项试验均不能完成	33%能独立步行，33%需辅助步行，33%不能步行

另外，以脊髓损伤为例，不同节段完全性脊髓损伤患者预后的功能估计见表6-9。

表6-9 不同节段完全性脊髓损伤患者预后的功能估计

损伤平面	功能预后
C_4	完全不能生活自理
C_5	基本不能生活自理，需大量帮助
C_6	能部分生活自理，需少量帮助
C_7	基本能生活自理，需少量帮助
$C_8 \sim T_2$	能生活自理，在轮椅上独立，但不能走路，只能做治疗性站立
$T_3 \sim T_{12}$	能生活自理，在轮椅上独立，能做治疗性步行
$L_{1 \sim 2}$	能生活自理，在轮椅上独立，能做家庭性功能性步行
$L_{3 \sim 5}$	能生活自理，在轮椅上独立，能做社区性功能性步行

由于各个疾病有不同特征，影响康复预后的因素众多，影响因素之间亦存在相互作用，导致康复预后预测的复杂性和不确定性，因此使用量表工具进行康复预后预测的方法显得过于粗糙。为了更加准确地做出康复预后预测，目前越来越多的康复人员采用数据挖掘的手段进行。其中，临床常用的几个康复预后预测模型如下。

1. 决策树模型　在复杂的决策情况中，往往需要多层次或多阶段的决策。当一个阶段决策完成后，可能有多种新的不同自然状态发生。每种自然状态下，都有多个新的策略可选择，选择后产生不同的结果并再次面临新的自然状态，继续产生一系列的决策过程，这种决策被称为序列决策或多级决策。此时，如果继续遵循上述的决策准则或采用效益矩阵分析问题，就容易使相应的表格关系十分复杂。决策树是一种能帮助决策者进行序列决策分析的有效工具，其方法是将问题中有关策略、自然状态、概率及收益值等通过线条和图形用类似于树状的形式表示出来。决策树模型就是由决策点、策略点（事件点）及结果构成的树形图，一般应用于序列决策中，通常以最大收益期望值或最低期望成本作为决策准则，通过图解方式求解在不同条件下各类方案的效益值，然后通过比较做出决策。决策树模型是目前较为成熟的决策分析模型之一，它源于 20 世纪 20 年代出现的博弈论，20 世纪 60 年代晚期开始应用于解决临床问题。

决策树模型的优点主要有：

（1）浅层的决策树视觉上非常直观，而且容易解释。

（2）对数据的结构和分布不需做任何假设。

（3）可以捕捉变量间的相互作用。

缺点主要是：

（1）深层的决策树视觉上和解释上都比较困难。

（2）决策树容易过分微调于样本数据而失去稳定性和震荡性。

（3）决策树对样本量的需求比较大。

（4）处理缺失值的功能有限。

在药物经济学研究中，该方法利用药物在治疗阶段的不同治疗效果和成本来构建决策树，进而计算药物的成本-效果。决策树由决策节点（药物治疗方案）及决策分支（药物治疗方案所产生的可能结果及其概率）组成。决策点用"□"表示，是决策问题的出发点。状态点用"○"表示，说明该方案所遇到的状态。从状态点引出的线条表示可能发生的各种状态，线旁一般注明各状态的编号、内容，此节点出发往哪条分支进行下去的可能性大小用概率表示。结果点一般用"△"表示，在其旁标出该方案在该状态下的收益值（或损耗值）或费用。

决策树模型使问题结构化，由一个治疗决策开始，随后分支出探讨所有源自治疗选项的潜在健康产出和成本。列出所有概率事件的概率和成本，然后计算产出，产生每一个决策选项的收益和成本。最后，通过敏感性分析来检验结果的可靠性及假设条件下关键参数的变异，以观察不确定因素在一定范围内变化对预期结果的影响，以此作为决策的依据。构建决策树后，模型所需数据（概率、健康产出和成本）常较易确定，数据可来源于文献综述、原始数据收集或向专家咨询等。

其中，分类与回归树决策（classification and regression tree，CART）模型在康复预后的评估中应用最广泛。该模型利用已知的变量数据构建预测的准则，然后根据其他变量预测一个变量，在使用该模型时，需将某一因素进行分类，确定该因素所属类别。CART 可以提示预测因子的重要性，具有较高的敏感性和特异性，其在预测患者身体功能恢复情况方面具有较为显著的优势，预测精度达到 90.38%，超过多层感知器和广义回归神经网络。但与其他统计分析方法一样存在一定缺点，如容易过拟合、对连续变量和缺失值处理不佳、不稳定、对类别不平衡敏感、计算复杂度较高等。为了克服 CART 算法的缺点，通常可以结合其他算法或技巧进行改进，如随机森林、梯度提升决策树等集成学习方法，以及特征选择、特征工程等技术。

2. 广义线性模型　广义线性模型（generalized linear model，GLM）是线性模型的扩展，它通过联结函数（link function）建立了响应变量的数学期望值与线性组合的预测变量之间的关系。它的特点是不强行改变数据的自然度量，数据可以具有非线性和非恒定方差结构。是线性模型在研究响应值的非正态分布以及非线性模型简洁直接的线性转化时的一种发展。

logistic 回归（logistic regression）与多重线性回归实际上有很多相同之处，最大的区别就在于他们的因变量不同,其他的基本都差不多,正是因为如此,这两种回归可以归于同一个家族,即广义线性模型。这一家族中的模型形式基本上都差不多,不同的就是因变量不同,如果是连续的,就是多重线性回归;如果是二项分布,就是 logistic 回归;如果是 poisson 分布,就是 poisson 回归;如果是负二项分布,就是负二项回归。

其中 logistic 回归又称 logistic 回归分析,主要用于:

（1）寻找危险因素:寻找某一疾病的危险因素。

（2）预测:如果已经建立了 logistic 回归模型,则可以根据模型,预测在不同的自变量情况下,发生某病或某种情况的概率有多大。

（3）判别:根据 logistic 模型,判断某人属于某病或属于某种情况的概率有多大。

其在流行病学中应用较多,比较常用的情形是探索某疾病的危险因素,根据危险因素预测某疾病发生的概率。logistic 回归的因变量可以是二分非线性差分方程类的,也可以是多分类的,但是二分类的更为常用,也更加容易解释。所以实际中最为常用的就是二分类的 logistic 回归。该模型将目前已观察到的指标视为自变量,建立这些自变量与另一些容易测量的指标的关系模型,用易测量指标估计难测量指标。在康复预后的预测中,可以将影响康复预后的因素比如年龄、性别、病灶部位、教育程度、初始功能状态等视为自变量,通过广义线性混合模型对数据进行拟合并预测患者康复效果,得到独立变量 P 值和拟合系数,为后期康复方案的选择提供帮助,但该系统受医生主观因素影响较大。

3. 神经网络模型　神经网络模型(neural network model)是由大量、简单的处理单元(称为神经元)广泛地互相连接而形成的复杂网络系统,它反映了人脑功能的许多基本特征,是一个高度复杂的非线性动力学习系统。神经网络具有大规模并行、分布式存储和处理、自组织、自适应和自学能力,特别适合处理需要同时考虑许多因素和条件的、不精确和模糊的信息处理问题。神经网络的发展与神经科学、数理科学、认知科学、计算机科学、人工智能、信息科学、控制论、机器人学、微电子学、心理学、光计算、分子生物学等有关,是一门新兴的边缘交叉学科。

神经网络的基础在于神经元。神经元是以生物神经系统的神经细胞为基础的生物模型。在人们对生物神经系统进行研究,以探讨人工智能的机制时,把神经元数学化,从而产生了神经元数学模型。大量的形式相同的神经元连结在一起就组成了神经网络。神经网络是一个高度非线性动力学系统。虽然每个神经元的结构和功能都不复杂,但是神经网络的动态行为则是十分复杂的。因此,用神经网络可以表达实际物理世界的各种现象。神经网络模型是以神经元的数学模型为基础来描述的。人工神经网络是对人类大脑系统特性的一种描述。简单地讲,它是一个数学模型。神经网络模型由网络拓扑节点特点和学习规则来表示。神经网络对人们的巨大吸引力主要体现在下列几点:①并行分布处理;②高度鲁棒性和容错能力;③分布存储及学习能力;④能充分逼近复杂的非线性关系。

现代神经网络作为一种非线性的统计模型,常用来对输入和输出变量之间复杂的关系进行建模,可识别变量之间任意复杂的非线性关系,无论变量是何种类型,是否满足正态性、独立性等条件均可用于神经网络建模,应用于分类预测如医学诊断实验的分类与判断等。人工神经网络的模型现在有数十种之多,应用较多的包括 BP 神经网络、Hopfield 网络、ART 网络和 Kohonen 网络。神经网络模型不受变量间相互作用的影响,目前用于预测康复的预后在准确度、灵敏度、特异度方面已得到证实。但是神经网络模型无法解释某因素是保护因素还是危险因素。并且在实际操作中,隐藏层的确定、网络隐藏层的层数和单元数的选择尚无统一的标准,需要根据经验或是经过反复试验确定。

4. 多层感知器模型 多层感知器(multilayer perceptron, MLP)是一种单向传播的多层前馈神经网络模型,其将输入的多个数据集映射到单一的输出数据集上,具有高度的非线性映射能力。最典型的 MLP 至少包含三层:输入层、隐层和输出层,MLP 神经网络不同层之间是全连接的,即上一层的任何一个神经元与下一层的所有神经元都连接。除输入层外,每一层都是使用非线性激活函数的神经元。它的多层结构和非线性激活功能使 MLP 和线性感知器区别开来。MLP 可以识别不可线性分离的数据。

多层感知器具有激活功能,激活函数在多层感知器中起着至关重要的作用。激活函数为每一个结点(神经元)定义输出,该输出可以作为下一个结点(神经元)的输入。它们提供网络的非线性建模能力,如果没有激活函数,多层感知器将退化为单层网络,无法解决线性不可分的问题。通过引入非线性激活函数,多层感知器可以逼近任意非线性函数,这是基于万能逼近定理的原理。在 MLP 中,一些神经元使用"非线性"激活函数,这些函数已被开发用于模拟生物神经元中动作电位的频率和激发。MLP 在研究中很有用,因为它可以随机解决问题。MLP 可用于创建由回归分析的数学模型。当响应变量是分类变量时,分类是回归的一种特殊情况,而 MLP 是一种很好的分类算法。

有学者为预测具有认知功能障碍的脑损伤患者经过远程康复平台康复训练后的治疗效果,将生物学的突触可塑性引入人工神经网络,提出基于人工可塑性的多层感知器(artificial metaplasticity on multilayer perceptron, AMMLP),并通过对脑损伤患者的认知损伤情况和康复过程数据进行分析,结果显示,AMMLP 性能优于反向传播(back propagation, BP)神经网络和决策树模型,其特异度、敏感度和预测精度分别达到 92.38%、91.76% 和 92.07%。

随着科技的发展和现代生物学理论在康复领域的应用,数据挖掘技术已应用于各种疾病的康复预防、康复评定、康复训练优化、康复预后预测等环节。数据挖掘技术能够发现潜在的康复预后影响因素,通过建立康复治疗效果预测模型,为制订合理的治疗方案并规避风险提供支持。当然,康复预后的准确预测是一个复杂过程,且现有工作缺乏面向康复时间序列数据的挖掘研究,包含病情发展信息和康复过程信息等,通常关注某时刻患者信息进行康复预测、康复评定等,导致无法可靠挖掘和预测康复过程规则。因此,还需要不断地探寻科学、有效的方法。

(李 宁)

复习思考题

1. 影响康复评定的因素有哪些?
2. 脑卒中患者的功能评定应考虑哪些方面?
3. 康复治疗效果评价的方法有哪些?
4. 作为一名康复医师,应如何评价患者的康复治疗效果?
5. 康复结局评估工具的选择应该注意什么?
6. 康复结局的影响因素有哪些?

ER-7-1

第七章
PPT

◆◆◆ **第七章** ◆◆◆

康复治疗师的职业要求

学习目标

掌握康复治疗过程中的医患沟通技巧;熟悉康复治疗师应具备的基本素质。

案例分析

男性患者,35 岁,车祸致 T_3~T_4 椎体骨折,双下肢瘫痪,二便失禁,于骨科行手术治疗后转入康复医学科。AIS 分类为 C 级。某次在治疗过程中物理治疗师告诉患者基本康复没什么希望。其后患者一直情绪低落,不愿意配合治疗。假如你是这位物理治疗师,你该如何与患者进行沟通?

第一节 康复治疗师的角色

康复治疗是康复医学的核心内容之一,其工作形式是多专业和多学科的团队协作过程。团队成员各司其职,协调配合完成对患者的综合康复。在整个康复医疗团队中,康复治疗师占有重要地位。

一、康复治疗师在康复团队中担任多重角色

(一)康复治疗计划制订的主要参与者

康复治疗计划是由康复团队成员共同制订,并在康复方案实施过程中逐步加以修正和完善的指令性医疗文件。一份完整的康复治疗计划包括患者的一般信息、诊断、主要功能障碍、康复目标、康复方案和治疗过程中的注意事项等。

康复治疗师可细分为物理治疗师、作业治疗师、言语治疗师、假肢矫形器师等,是康复治疗计划制订的主要参与者。治疗师在各自专业范围内对患者的功能障碍性质、部位、严重程度、发展趋势、预后、转归以及患者的需求作出全面评定,提出治疗对策,然后由康复医师归纳总结为一份完整的治疗计划,由各专业分头付诸实施。在美国等地,物理治疗师、作业治疗师甚至可以独立执业,开设诊所,直接制订康复治疗计划。以美国为例,要成为一名注册物理治疗师,需要至少完成物理治疗博士(doctor of physical therapy,DPT)学位。报读该学科的人士一般需要拥有大学本科学历,成为注册物理治疗师后可单独执业。

笔记栏

制订康复计划时,康复治疗师需要充分发挥自己的专业技能,治疗前,对患者肢体运动功能进行评估,如肌力、肌张力、肌肉柔韧性、关节运动范围、平衡能力、体位转移能力、步行能力和步态及身体姿势等的评估,并根据评估结果,制订功能训练计划;对患者有关日常作业能力进行评估,如日常生活活动能力、认知能力、职业能力及社会生活能力等,并根据评估结果制订作业治疗计划,与医师和患者合作,运用恰当的康复手段和治疗方法,取得较好的康复效果。

（二）康复治疗的直接执行者

康复医学以功能障碍为核心,基本手段是针对伤、病、残者及老年人的功能障碍进行以改善、适应、代偿和替代为主要特征的各种功能训练性治疗,达到提高功能、改善生活质量、回归社会的目标。这些康复治疗手段,主要是由康复治疗师执行。可以说,没有康复治疗师就没有康复治疗,就不可能使患者最大限度地恢复并回归社会。

康复治疗师的主要职责是为患者进行物理治疗、作业治疗和言语治疗等康复治疗,促进其康复。主要任务为采用运动疗法和各种物理因子作为治疗手段,进行神经肌肉和骨关节运动功能的评估和治疗训练;采用日常生活活动训练、手工艺治疗、认知训练等作业治疗手段,对患者进行精细功能、认知功能、家居及社会生活能力等的评估和治疗训练,促进患者身心康复,改善生活质量,重返社会。

在康复治疗过程中,康复治疗师与患者接触时间长,能够多方面交流,对患者更为了解,这些条件使康复治疗师能够担当团队成员之间的桥梁和纽带作用。在工作中,康复治疗师在了解患者病情的情况下,根据治疗计划和患者状态实时调整,对患者出现的新情况做出反应,从而保证最佳治疗效果。

（三）健康生活的促进者、教育者

康复治疗师不仅是康复的医疗者,更是健康生活的促进者、教育者。《世界物理治疗联盟物理治疗师专业准入教育指南(2011版)》指出:"物理治疗师的职责是为他人提供服务,使他人在一生中都发展、维持和恢复最佳运动及功能。"康复治疗师在健康维持与促进中发挥着重要作用,肩负康复宣教的责任,教给患者和家属有关康复医学的知识、技能,减轻并发症,避免二次损伤的发生,更可以教育社会大众如何避免产生身体功能的障碍。例如在腰痛的康复中,可宣传腰痛相关的腰椎解剖知识、腰椎功能与腰痛发生发展的关系、搬运和抬举物体的技巧、日常工作和生活的正确姿势等。这些知识可以最大限度地改善其康复治疗效果,降低复发率,降低患者和社会的医疗花费,帮助患者建立战胜腰痛的信心和决心。

（四）现代康复治疗技术发展的推动者

随着康复医学迅速发展,康复治疗师的队伍日益壮大、人才素质日益提高,成为现代康复治疗技术发展的重要推动者。如今,康复治疗师通过不断掌握新技术,发展新理论,已成为康复医学团队的主体之一。例如,近几年物理治疗学将物理学和生物力学与中国传统医学紧密结合,从理论创新、疗法创新、设备发明方面探讨物理光、电、热、冷、机械效应和中医外治实践,发明新的治疗仪器,创立外治新方法,广泛应用于骨科、妇产科、运动疾病的康复治疗。

二、康复治疗师的临床带教

康复医学注重理论与实践的结合,临床实践教学是康复医学教育的重要组成部分,也是培养康复治疗人才的关键。因此,在临床教学中,康复治疗师同时又是带教教师,通过临床带教培养实习生的临床思维,提高其询问病史、临床检查、康复功能评定与预后判断、康复治疗方案制订、治疗方案的实施等多种能力。

（一）带教计划的制订

根据康复科的实习要求,康复治疗师通常需要制订详细的带教计划。具体由各专业带教治疗师从康复评定、运动疗法、物理因子治疗、作业疗法、传统康复治疗、言语吞咽治疗、假肢矫形器制作、儿童康复等不同方向,制订理论和实践教学计划。

（二）指导学生实践操作

在康复科的临床教学中,康复治疗师作为引导者,指导实习生进行实践操作。该带教过程分三个阶段进行,首先是理论学习阶段,康复治疗师按正规程序在诊治过程中采用讲解和操作结合的方法示范,包括对重、难点和注意事项的强调,加强实习生对康复理论知识的学习与巩固;其次是具体实践阶段,在治疗师的监督与指导下,实习生进行规范操作,包括查体、康复评定、康复计划的制订与实施等;最后是提升阶段,由治疗师进行评估,指出实习生在实践中出现的问题和不规范操作,并帮助其改正。

在具体的实践操作中,康复治疗师通过典型的案例分析进行指导和宣教,指导实习生以患者的功能障碍为问题导向,选择合适的客观资料进行采集,结合患者的康复目标及目前的功能残存情况,进行合理的评估及短期目标和长期目标的制订,根据制订的目标再进行康复治疗计划的安排。例如,结合偏瘫、脑性瘫痪、脊髓损伤、骨创伤等多种常见功能障碍不同时期的治疗特点,进行床边操作示教。在康复治疗技术的运用方面,指导实习生掌握常用的各种运动治疗技术及神经生理学疗法中的 Bobath 技术、Brunnstrom 技术、Rood 技术、PNF 技术、Vojta 疗法等,因人而异,采用针对性的操作技能。

（三）帮助实习生与患者建立良好的医患关系

在临床带教过程中,康复治疗师还负责培养实习生的医患沟通能力。通过案例教学、情景模式等方式,结合患者的心理特点,在正式与病患接触之前,治疗师模拟病患提出各种问题,指导实习生解答,帮助其掌握常见问题的解答方式。此外,定期对实习生进行医患沟通技巧的培训并亲自实践,通过语言、肢体、姿势及注意细微处帮助患者等多种途径,与患者进行沟通,以获得患者和家属的信任。在征得患者同意后,指导实习生单独对患者进行康复评定,制订康复治疗计划,进行康复治疗。

（四）专业理论知识讲座和交流会

专业理论知识讲座是一种常用的教学方式。各专业治疗师根据专业特点,分不同阶段,结合实际情况定期举办讲座,讲座过程中以互动的形式提问交流,为实习生解疑释惑,加深其对专业知识的理解。此外,为加强治疗师与实习生的交流,康复科定期开展病例讨论类型的交流会,治疗师将典型的临床案例或康复治疗技术视频资料制作成教学内容,学生参与讨论,治疗师进行补充和解析,以提高实习生的学习能力和解决问题的能力。

（五）对实习生进行理论知识考核和技能考核

在康复实习结束时,按照具体的教学计划,由带教治疗师对实习生进行考核,了解其对理论知识及实践操作的掌握情况。同时由实习生对带教治疗师的教学情况做出评价,带教治疗师结合实习生的学习情况和教学反馈动态调整教学方法和目标,从而提高临床教学质量和实习生学习效果。

（柳维林）

第二节　康复治疗师必备的基本素质

康复治疗师是一种特殊的职业。其特殊性表现在其服务对象是有着各种功能障碍的残疾人、慢性病患者和老年人,他们的情况和一般患者有所不同。康复治疗的最终目的,不仅是患者形体上的康复,更重要的是身体和心理功能上的恢复,使患者恢复或重新掌握生活技能和劳动技能,最大限度地重返社会。因此,该行业要求从业者具有较高的素质。作为即将成为康复治疗师的同学们应该从学生时期做起,全面加强职业素质的培养与训练,将来才能够成为一名合格的康复治疗师,才能够以自己的聪明才智和良好的职业素养成就自己的职业梦想。

一、高尚的职业道德

医乃仁术。从古到今,人道主义思想一直是医学界坚持的最基本的道德思想,其实践的核心为敬业精神和伦理行为。敬业精神不仅包括医学知识和技能,也包括对一组共同价值的承诺、自觉地建立和提高这些价值,以及维护这些价值的责任等。古希腊医学创始人希波克拉底说:"我的唯一目的,一切为病人谋利益。"中国古代杰出的医学家孙思邈在《备急千金要方·大医精诚》中说:"凡大医治病……先发大慈恻隐之心","若有疾厄来求救者,不得问其贵贱贫富,长幼妍媸,怨亲善友,华夷愚智,普同一等,皆如至亲之想"。康复治疗师在医疗实践中,与康复医师、临床医师一样,要怀着"一切为了患者"的崇高情怀,践行"愿将他病当己病,救得他生是我生"的医学誓言。追求卓越、利他主义、责任感、同情心、移情、负责、诚实、正直和严谨的科学态度是正确的职业价值。

（一）树立职业荣誉感

康复治疗师担负着促进和保持人类全面健康的崇高职责。康复治疗师的人才需求缺口,使物理治疗师、作业治疗师被评为最有前途的职业之一。世界物理治疗联盟(WCPT)将每年的 9 月 8 日设定为"世界物理治疗日"。世界作业治疗师联盟(WFOT)将每年的 10 月 27 日设定为"世界作业治疗日"。

为此,作为一名康复治疗师要热爱本职工作,忠于治疗师的职业,树立强烈的职业荣誉感。正如马克思所说:"我们要选择最能为人类而工作的职业,这样,我们的幸福将属于千百万人,我们的事业将悄然无声地存在下去。而面对我们的骨灰,高尚的人将流下热泪。"只有坚定的职业道德信念,才能使康复工作者不为各种诱惑而迷茫,始终保持治病救人的荣誉感和自豪感,始终保持对康复事业的热爱和忠诚。

（二）平等待人,一视同仁

"平等待人,一视同仁",不仅是一个服务态度问题,其实质是职业道德问题。患者是康复服务的对象之一。一个有着良好医德的治疗师不能因为患者经济状况的好坏、受教育程度的高低、个人修养的优劣、与己关系的密疏而分而视之。要将每一位患者放在平等的位置上,设身处地地为每一位患者着想,认真倾听患者的心声,全面了解患者的功能状态及需要,树立全心全意为患者服务的思想,充分调动患者的主观能动性,使其积极主动地参与治疗过程,力争做到生活完全自理或部分自理,以达到早日重返社会的目的。

清代名医费伯雄在《医醇賸义》中对"平等待人,一视同仁"有极其深刻的论述:"我欲有疾,望医之相救者何如? 我之父母妻子有疾,望医之相救者何如? 易地以观,则利心自淡矣!"体现的是一种换位思考的精神和方法。在康复治疗的过程中,我们应该将自己与患者及其家属进行换位思考,真正达到"视患者如亲人"的思想境界和行为表现,从而使每个患者都平等地享受同样优质的医疗服务和卫生保健权利。

（三）廉洁行医，遵纪守法

"廉洁行医,遵纪守法",既是传统医学道德的重要内容,也是现代社会主义医德的重要规范。明代著名医家寇平的一段话,集中代表了医务工作者的共同志向:"千锤之禄不可费其志,万锤之贵不可损其心,不为其财而损其德,不为其利而损其仁"(《全幼心鉴》)。康复治疗师应树立正直廉洁、奉公守法、不徇私情、不图私利的职业品德和正派的医疗作风。

（四）尊重同行，团结协作

康复工作需要依靠集体的共同智慧来完成。通过多学科、多专业的合作,共同致力于患者的功能康复。因此,"尊重同行,团结协作"的精神对于康复医务工作者来说显得尤为重要。工种没有高低贵贱之分,各科的医师、康复治疗师、护士、社会工作者等在康复团队中,只是分工不同。除了尊重患者及其家庭成员外,康复团队成员之间均应相互尊重,相互信任,树立高度的责任心、事业心,以患者为中心,团结协作、取长补短。不论同行的年龄大小,资历深浅,都要把他们当作自己的同志来看待。要维护同行的尊严和声誉,尊重其权利和意见。我国唐代名医孙思邈在《大医精诚》中就曾指出:"夫为医之法,不得多语调笑,谈谑喧哗,道说是非,议论人物,炫耀名声,訾毁诸医,自矜己德。偶然治瘥一病,则昂头戴面,而有自许之貌,谓天下无双,此医人之膏肓也。"

（五）尊重患者，周密谨慎

"尊重患者,周密谨慎",是康复治疗师重要的职业道德。审慎的品德,既要表现在"言"的方面,也要表现在"行"的方面。"言"的审慎,要求说话要注意分寸。在康复治疗过程中不要因语言不慎造成不必要的误解,如"做错了""糟了""导线接反了"等。现实与理想总是存在差距。患者及家属往往对康复的期望值很高,然而,康复治疗需要解决功能障碍问题,其疗程相对较长,甚至有些患者需要终身康复,这时治疗师不能因有所顾虑而缄口不言,更不能粗鲁地对待患者。可以与医师一起,通过有效沟通帮助患者及其家属建立对康复治疗的正确认识,使其由被动治疗变为康复治疗的主要参与者。尊重患者,保守患者的秘密也是对治疗师的要求之一。在进行操作时要注意遮挡患者隐私部位,询问患者或检查时请无关人员回避,不在公共场所如电梯、上下班途中讨论患者的病情,不议论患者的隐私,践行为患者保密的道德责任。"行"的审慎,要求康复治疗师在治疗时,根据患者的具体情况和功能障碍的特点,选择最优方案,周密细致地操作,争取最好的效果。

二、扎实的基础知识

《医学集成》说:"医之为道,非精不能明其理,非博不能至其约。"《医门法律》亦强调"不精则杀人"。一名优秀的康复治疗师光凭爱心、同情心是不够的,服务患者归其根本靠的是知识和技术。拥有扎实的基础知识和丰富的相关学科知识是十分必要的。

康复医学是一门独立的医学分支,是应用性很强的临床学科。康复医学有其独特的基础科学。由于康复医学所解决的功能障碍可能发生在全身多脏器、多系统。因此,它与其他临床专科有很多交叉与联系。康复医学采用的治疗方法是综合治疗措施,内容涉及医学以外的教育学、心理学、职业咨询和社会学等。康复治疗师除了掌握相关专业知识,还需掌握包括解剖学、运动学、运动生理学、生物力学、病理生理学、医学心理学、高等物理学、医学工程学以及相关的临床各交叉学科等的基本知识。

三、娴熟的临床技能

康复医学是一门实用性、操作性极强的学科。实际操作能力对于康复治疗师至关重要。理论基础与手法技术的高低决定着康复治疗效果。康复治疗师的临床技能和实操手法，要在长期、大量、反复的临床实践中才能培养锻炼出来。

（一）从功能的角度出发全面了解服务对象的功能状态和需求

采集病史，通过功能评定，掌握患者功能障碍的具体情况，包括功能障碍产生的原因、部位、性质及其严重程度，以及对个人日常生活活动和职业能力、社会活动能力所造成的影响。

（二）运用循证医学的原则，在康复治疗的过程中采用恰当的治疗手段

"循证治疗"在康复医学中是指康复治疗训练的方案、方法和所用手段的取舍，应遵循科学的原则，并以经过缜密研究取得的实证为依据。康复治疗师可根据需要解决的若干问题进行有效的文献检索，并对其进行评价后找到有力的证据，通过严谨的判断，将最适宜的诊断方法、最安全有效的治疗措施和最准确的预后估计应用于对患者的服务中。在这一过程中，需要将个人的临床实践经验与外部得到的最佳临床证据结合起来，选择并做出最佳的决策。

（三）具有临床思维，确立诊断和制订治疗方案

康复治疗不是简单的技术操作。由于患者的病情、功能障碍、经济条件、医疗单位或个人水平不同，康复治疗有其特殊性。每个患者的治疗过程都有旧矛盾的解决和新矛盾的产生，需要不断地对治疗计划进行调整。这就需要康复治疗师具备较强的临床思维以应对各种复杂的临床问题。例如，平衡功能障碍有许多影响因素，包括大脑、小脑、脊髓、本体感觉、肌力、骨关节、视觉等。比较常见的治疗缺陷是简单地进行同样的平衡训练，而不是明确现阶段影响患者平衡的主要矛盾以及训练重点。例如，如果在现阶段肌肉力量不足是主要矛盾，治疗的重点就是肌力训练；如果以大脑或小脑功能障碍为主，治疗的重点是大脑或小脑功能的针对性训练；如果以骨关节功能障碍影响为主，那么首要的任务是解决骨关节问题。

（四）发展独立、自我引导学习的能力

医学是飞速发展的科学。自主学习、终身学习是适应不断进步、不断发展的时代所必需的。一个康复治疗师的职业生涯往往超过 30 年，甚至更长，所以毕业工作只是医学教育的开端。因此，学会学习、不断更新知识、不断在实践中总结经验、终身学习才能成为优秀的康复治疗师。

四、较好的沟通能力

康复治疗师应当通过有效的沟通，创造一个便于与患者、患者亲属、同事、卫生保健队伍其他成员和公众之间进行相互学习的环境。为了提高医疗方案的准确性和患者的满意度，"全球医学教育最低基本要求"要求毕业生必须达到以下 9 条标准：

1. 注意倾听，收集和综合与各种问题有关的信息，并能理解其实质内容。

2. 运用沟通技巧，对患者及其家属有深入的了解，使他们能以平等的合作者身份接受医疗方案。

3. 有效地与同事、教师、社区、其他部门以及公共媒体之间进行沟通和交流。

4. 通过有效的团队协作，与涉及医疗保健的其他专业人员合作共事。

5. 具有教别人学习的能力和积极的态度。

6. 具有改善与患者及社区间关系的文化和个人因素的敏感性。

7. 有效地进行口头和书面的沟通。

8. 建立和妥善保管医疗档案。

9. 能综合并向听众介绍适合他们需要的信息,与他们讨论关于解决个人和社会重要问题可达到的和可接受的行动计划。

具体的交流与沟通的技能将在本章第三节介绍。

五、信息管理能力

医疗实践和卫生系统的管理有赖于有效的源源不断的知识和信息,计算机和通信技术的进步为教育和信息的分析和管理提供了有效的工具和手段,使用计算机系统有助于从文献中寻找信息,分析和联系患者的资料。作为一名合格的康复治疗师,必须了解信息技术和知识的用途和局限性,并能够在解决康复问题和决策中合理应用这些技术。从不同的数据库和数据源中检索、收集、组织和分析有关卫生和生物医学信息;从临床医学数据库中检索特定患者的信息;运用信息和通信技术帮助诊断、治疗和预防,以及对健康状况的调查和监控;保存医疗工作的记录,以便进行分析和改进。

六、批判性思维

对现有的知识、技术和信息进行批判性的评价,是解决问题所必须具备的能力,是一名优秀康复治疗师必须具备的素质。因此,应做到以下几点:

1. 职业活动中表现出有分析批判的精神、有根据的怀疑,对事物进行研究的态度和创造精神。

2. 懂得根据从不同信息来源获得的信息在确定疾病的病因、治疗和预防中进行科学思维的重要性和局限性。

3. 应用个人判断来分析和评论问题,主动寻求信息而不是等待别人提供信息。

4. 根据从不同来源获得的相关信息,运用科学思维去识别、阐明和解决患者的问题。

5. 在做出医疗决定时,应考虑到问题的复杂性、不确定性和概率。

6. 提出假设,收集并评价各种资料,从而解决问题。

七、良好的人文素质

医学是研究人的健康和疾病及其相互转化规律的科学。首先必须从人的本质属性入手,将其作为核心与出发点。人性是由生物属性、心理属性和社会属性构成的,它们互相依赖、制约、包含、渗透、影响和转化。人的文化活动和社会活动以及由此建立的各种关系,在人性活动中占主导地位,而医学不可能脱离这种人性活动单独存在、作用和发展。医学的人性化决定了医学的人文属性。医学的本质是人学。它穿透人文与科技、道德生活与商业运作、世俗关注与终极关怀的各个层面,表达着人性、知性、理性的深刻关系。20 世纪 30 年代,著名医史学家西格里斯谈道:"当我说,与其说医学是一种自然科学,不如说它是一门社会科学的时候,我曾经不止一次地使医学听众感到震惊。医学的目的是社会的,它的目的不仅仅是治疗疾病,使某个机体康复,它的目的是使人调整以适应他的环境,作为一个有用的社会成员。为了做到这一点,医学经常要应用科学的方法,但是最终的目的仍然是社会的。每一类医学行动始终涉及两类当事人,医师和患者,或者更广泛地说,医学团体和社会。"

康复医学也不例外。康复的最终目的,不仅是治疗患者的躯体疾病或功能障碍,更重要的是帮助其重返社会。作业疗法的基本理论之一就是"人本主义论",其充分体现了以患者为中心。世界作业治疗师联盟在 2004 年的作业疗法新定义中也突出强调了患者的参与。康复医学的性质和任务决定了康复治疗师的知识结构。治疗师不仅要掌握人体的结构和功能、康复治疗的技术,还应该掌握环境学、气象学等其他自然科学,更应该了解社会学、人文学、心理学、行为学、哲学等社会科学的知识,才能正确地认识人的健康和疾病,从而具有防治疾病的综合能力。因此,康复治疗师人文素养的高低影响着治疗水平。

康复医学服务的对象是至贵之"人",以为人服务为目的。康复医学的发展应凸显人文精神、体现人文关怀、实现人文价值。在康复临床中,在人们尽情地享用康复治疗技术进步所带来的种种好处的同时,不少康复治疗师对康复技术从倚重发展到崇拜,甚至树立起技术立身的信念,追求所谓"一招鲜,吃遍天"。在他们看来,康复治疗就是单纯的技术活动,康复治疗师与患者的关系就是一种技术物质关系。他们将康复的医疗服务片面地理解为药物、各种康复治疗技术手段的实施;而缺乏把患者当作集生物属性、社会属性和文化属性于一体的整体意识,缺乏把患者当作一个社会的"人"、现实的"人"的生动体验。忽视了对生命的热爱,淡化了对人的理解、关怀和尊重,关注疾病而漠视患者,使医患关系日趋物化和冷漠化,使医学日益失去人道主义的光辉。美国纽约东北部萨纳克湖畔的一块墓碑上,镌刻着著名医师特鲁多的名言:"有时治愈,常常帮助,总是安慰。"这段话值得每个治疗师学习并实践一生。

康复医学是"至道在微,变化无穷"的学问。在临床工作中,疾病的发展千变万化,就像世界上没有相同的两片树叶一样,世界上也没有相同的两个患者。若非多闻博识,勤学苦练,其技能是难以掌握的。此外,在科学技术日新月异、突飞猛进的时代,我们还应当看到,科学门类日益增多,知识更新周期不断缩短;不能期冀每一个治疗师都能"通五经,贯六艺",但是广泛涉猎、博览群书,不断更新自己的知识结构,提高自己的文化素质修养,还是很有必要的。

八、其他素质

除上述外,康复治疗师还应该具有良好的身体素质、心理素质、创新能力等。身体素质是人的智能和价值意识赖以生存的基础,是做好本职工作的重要前提。自身健康的心理、完善的人格,对患者有着无形的感召力和积极的影响,可促进康复治疗师更有效地帮助指导患者战胜疾病。创新也是康复治疗师思维素质的基本要求。例如,许多康复治疗没有固定的模式和流派,需要具有开拓思维和创新精神,根据患者的实际情况综合考虑,寻找适合患者的实用有效的方法,开发适宜的训练器具和辅助器具。

● (刘 磊)

第三节 康复治疗中的医患沟通

沟通是指人与人之间以全方位信息交流所达到的人际间建立共识、分享利益并发展关系的过程。康复治疗师与患者之间良好的沟通是取得预期效果的基础。治疗师只有具备良好的人际沟通技巧,才能和患者建立良好的医患关系,取得患者的信任,并对患者功能障碍的程度、康复效果的期望值、康复治疗和训练方法的接受程度等获得清晰的了解,以帮助患者建立自信,实现高质量的康复治疗。

一、康复科患者的身心特点

随着经济水平的提升和医学技术的发展,我国人群平均寿命明显提高。脑血管意外、阿尔茨海默病、骨性关节炎等老年病高发;糖尿病、慢性阻塞性肺气肿、高血压、冠心病、高脂血症等慢性疾病的发病率也不断增高;各种工业污染包括放射线物质和废气、粉尘等,容易产生硅肺等职业病;自然灾害、安全生产事故或交通意外导致的颅脑损伤、脊髓损伤、多发性重症骨折和烧伤患者较为常见,这些疾病或损伤都存在不同程度的功能障碍。由于急救医学技术的进步,受害者的生命得到了保障,但产生的不同程度的功能障碍难以恢复。因此,除了接受临床诊疗之外,还需要康复医学的介入,以提升其功能,提高生活质量,使其回归家庭,重返社会。

近些年来,人们的生活节奏不断加快,心理压力也越来越大,很多人处于亚健康状态,比较容易患上各类疾病,如慢性疼痛、抑郁或焦虑等。因此,这部分患者也属于康复服务对象之一。

康复科诊疗服务对象的复杂性、多样性决定了康复科的患者具有以下身心特点。

（一）年龄结构跨度较大

康复的诊疗对象年龄结构跨度较大,从婴幼儿(如脑性瘫痪、孤独症患儿)到老年人(如脑梗死患者)均是康复的诊疗对象。既可以是妇女,也可以是男子,涵盖了内、外、妇、儿、骨科的所有诊疗对象。为临床康复诊疗增加了挑战性,需要康复治疗师具有更加全面的临床知识和康复技能。

（二）病史信息采集困难

康复治疗对象有的年龄过小,或因疾病、外伤等原因导致认知功能障碍或言语功能障碍,不能很好地提供病史、当前身体状况和康复需求等信息,只能从患者家属或护工那里间接获得信息,这些信息带有很多的主观因素,有时并不准确,并不能如实反映患者的实际状况,这就需要康复治疗师在诊疗过程中仔细观察、评估患者状况,适时完善相关信息。

（三）心理问题变化多端

遭受重大疾病或损伤而致残的患者,如脑梗死、脊髓损伤患者,尤其是年轻患者,面对突然出现的伤残,大致有以下几种心理变化:一是意外事故突发时,患者往往处于休克或精神麻木状态,对巨大的打击表现沉默或无明显反应;二是创伤致残的打击往往超出患者的心理承受能力,对自己的残疾开始有所认识,但难以接受现实,怀有不切实际的幻想,是一种否定性心理防御,把现实与预后完全否定;三是患者逐渐明白残疾不能完全治愈,认为自己不具备独立生存的能力,对未来失去信心,常表现为情绪难以控制,经常责怪迁怒他人,或者情绪低落、抑郁,康复训练不积极,过度依赖家人照顾;四是患者接受了残疾的事实,并从心理到行为逐渐开始适应,具备积极向上的心态,并积极参加康复训练,恢复或提升身体机能,争取早日回归家庭,回归社会。

（四）康复周期相对较长

康复的诊疗对象多为慢性病或老年病患者,大多存在严重的功能障碍。例如:脑梗死患者伴有偏身运动、感觉功能障碍,言语障碍,认知障碍等。这些功能障碍不是单纯的药物、手术治疗可以解决的,需要长时间的康复训练方可见到成效,有些甚至需要终身康复。

（五）最终目标相对特殊

康复的最终目的不仅是要治疗患者的躯体疾病或功能障碍,还应该提高患者的生活质量,协助其重返社会。因此,康复工作者不仅需要诊治患者的躯体疾患,更重要的是恢复患者职业、心理和社会交往等方面的能力。同时,随着社会文明的进步,人们对生命的理解也由过去的"活着"逐渐过渡到"自主生活"层面,甚至重返工作岗位。因此,对治疗目标提出了更高的要求。

（六）家属预期实时变化

对于某些危重病变,如神经系统急性损伤,随着病情的变化发展,患者家属群体的心态也会不断地发生变化。在急性发病时,因急于抢救性命,患者家属心情急迫,对医务人员言听计从,甚至盲从;而当病情稳定后,其心情放松,各种想法随之而来,对诊疗措施提出更高的要求,甚至苛求。如对护理质量不满意、对康复治疗的价格诸多指责、对诊疗条件要求更高等。随着康复治疗时间的延长,患者家属对医疗程序及疾病知识有了一定了解,对患者的期望值也随着康复进程的进展而大大提高,不仅要满足生存问题,还要有更高的生活质量。

二、康复治疗中的医患沟通

（一）言语沟通技能

语言是交流的工具,是建立良好医患关系的载体。康复治疗师应当熟练运用医疗性语言、安慰和鼓励性语言、劝导性语言、积极的暗示性语言、指令性语言及朋友性语言等。还要讲究语言技巧,避免伤害性语言,达到有效沟通,使患者能积极配合治疗,早日康复。

1. 运用得体的称呼 称呼语是交际语言中的"先锋官"。合适的称呼是建立良好沟通的第一座桥梁。一声充满感情而得体的称呼,会给人良好的第一印象,不仅体现出待人礼貌诚恳的美德,而且使对方感到愉快、亲切,易于交融双方情感。反之,称呼不当会引起对方的反感、误解,造成沟通交流的障碍。医患关系更是如此。康复治疗师面对的是特殊群体,其遭受重大疾病或损伤而致残,易出现悲观、抑郁或易冲动、敏感等心理,对称呼的敏感性较一般人更强。

称呼得体与否并没有固定模式。根据服务对象不同的职业、职务、地位、年龄、性别、文化背景、地域差异等具体情况因人而异,力求恰当,表达出医护人员对患者的尊重。康复治疗需要核实患者信息时,可点名道姓、直呼其名,以保证治疗准确无误。不可用床号取代称谓,更不能直接称呼患者为"喂"等。需要与患者谈及其配偶或家属时,适当用敬称,以示尊重。

2. 通俗表达医学术语 每一位患者就诊时都希望知道自己可能得了什么病,需要做什么检查,如何预防、治疗等信息。但由于没有接受过正规系统的医学教育,患者对于很多医学专业术语难以理解。因此,特别需要医生用通俗的语言表达医学知识,保证患者能够清楚自己的患病信息、明确自己的治疗方案,理解医生根据病情为其选择最佳诊疗方案的努力。

康复治疗师除了日常诊疗中向患者及其家属进行医学知识教育外,还会针对某种疾病甚至某种功能障碍进行专项科普宣传教育活动,重点讲解该种疾患或功能障碍的临床表现、诊断方法、康复治疗方法以及相关的后遗症、并发症的防治方案。通过科普宣传,增强患者对疾病发生、发展及转归的认识,以及康复治疗在防治功能障碍中的积极作用。使患者理解各种诊疗措施的作用,增强其对康复治疗的信心,有利于促进患者及家属主动配合康复治疗。可以尽量避免因认知差异所造成的医患矛盾或纠纷。

此外,治疗师需要指导患者按照指令要求完成相应的康复评定和训练活动。因此,语言表达要充分考虑服务对象的接受和理解能力,要吐字清楚,表达准确、简洁,条理清晰。在治疗过程中能使其积极配合,并能理解治疗师的口令、动作。

3. 应用语言沟通技巧 态度亲切和蔼、语气平和得当是良好沟通的先决条件。康复科的患者一般更脆弱、更敏感,一句冷淡、生硬的话语会使患者情绪发生变化,甚至病情加重,而随和亲切的语气会使患者感受到关怀和温暖,获得更多的鼓励。

倾听是准确获取信息、促进对话、向对方表达尊重、建立良好关系的核心技能,但却不容易做到。据调查,只有10%的人能在沟通过程中认真倾听。在医患交流对话中,患者希望尽可能地表述自己亟需解决的问题,医生需要认真、耐心聆听患者的诉说,有助于准确、全面地收集患者信息,了解患者真实的状态,赢得患者的信任与合作。医护人员在交流中应该对患者的陈述有更多的倾听,良好的倾听姿态体现在态度温和,注视患者眼睛,观察肢体动作,不要随意打断患者的叙述,适时表达已听清患者的表述,必要时引导患者详细说明某些症状、病史信息等方面。

在临床实践中,大多数患者会遇到两难境地,"既想要改变,又不想改变"是他们真实内心的写照。康复治疗师可以使用动机性访谈的沟通技巧帮助患者发现并克服自身矛盾心理。动机性访谈是以患者为中心的医患沟通方式,强调患者是访谈的主体,治疗师要尊重患者的思想和情感,并应用一系列的沟通技巧,营造友好的、支持性的氛围和治疗环境。动机式访谈需坚持以下原则:①表达同情。通过表达对患者处境和困难的理解与同情,使患者意识到自己是被理解、接受和关注的,并且可以通过倾听确认患者的思想和感情,表达同情。②发展冲突。发现并放大患者的人生目标和期望与当前行为和处境的冲突,引发患者自身对行为改变的辩论。在提出问题的时候尽量采用开放式的提问方式,因为开放式的问题能够让患者深入思考,而不是简单地回答是或者否,比如"为什么您想回到工作岗位去?""您觉得目前工作怎么样?"③避免争论。治疗师不应该质问患者为什么不想改变,而是鼓励患者说出"为什么要改变",强化行为改变的积极因素。④回避抵抗。治疗师应避免与患者发生正面冲突,而是对患者的抵抗情绪表示理解,帮助患者发现与行为改变不相容的信念,转变其对行为改变的观点。⑤支持自我效能。可以通过应用肯定的语句承认、赞美或赞赏患者的观点,激发患者的自我效能。提高患者对自己的信心,帮助他们制订较高的行为目标,克服障碍。另外,当康复治疗人员与患者沟通困难时,可考虑与其家属进行沟通;当与患者某位家属沟通困难时,可考虑与患者家属中知识层面较高者进行沟通,并由其进行调解、说服工作。在沟通过程中,要始终让患者及家属明白,沟通的主要目的是患者能够尽快地康复。

4. 杜绝伤害性语言 在患者就医过程中,医护人员要合理使用保护性语言,避免因语言不当引起患者不良的心理反应。医生有告知患者病情的义务,但对预后不良的患者,最好先和家属沟通,以期得到患者家属的配合,选择适当的时机告知患者,以减少患者的恐惧。应避免直接伤害性语言,如"你怎么这么不懂道理",或者"你怎么这么晚才想起康复治疗"等消极暗示性语言。医护人员之间不能窃窃私语,以免引起误会。

(二)非语言性沟通

非语言性沟通是通过仪表、目光注视、面部表情、身体语言,利用空间、声音和触觉等方式产生的,可以伴随着言语性沟通而发生。在沟通信息的总效果中,语词占7%,音调占

38%,而面部表情和身体的动作占55%。在医患交流中,如能对非语言性沟通技巧准确理解并运用自如,将对促进医患沟通有重要价值。

1. 仪表 仪表是指人的外表,反映人的精神面貌,包括人的容貌、姿态、风度、服饰和个人卫生等方面。仪表虽是人的外表,但它代表了一种无声语言。在一定意义上能反映出一个人的修养、性格等特征。在人际交往中,每个人的仪表都会引起交往对象的特别关注。在康复医疗服务活动中,它是影响患者心理的重要因素,直接关系到患者的治疗与康复。患者一般通过治疗师的仪表和举止,揣测其工作能力、治疗经验、文化修养、责任心和性格等。如果治疗师服饰不整、不修边幅,就会给患者留下"工作不认真,马马虎虎,缺乏责任感"的不良印象,产生反感和不信任感,从而给医患关系留下阴影。相反,服饰整洁、仪表端庄、举止文雅,对于取得患者的信任有着重要的作用。

2. 目光与表情 目光与表情是身体中最能表达内心思想的部位,不仅能表达情感和爱憎,还能表现人对事物的不同看法,是十分重要的非语言交流手段。康复治疗师在与患者沟通的过程中不仅要善于识别患者的目光与表情,还要善于运用平视、凝视、瞬视、移视、避视等目光,对患者及家属表达同情、理解、鼓励和难过等。同时,也要善于控制自己的面部表情。最有用的面部表情就是微笑。

3. 注意语速、语调和音量 同一句话,以不同的语音、语速、语调说出来,效果是不一样的。例如,在与患者沟通时,要注意语速和语态,要以亲切的语言、平缓的语速与患方沟通。康复治疗过程中,交流语速不宜过快,要抑、扬、顿、挫分明,但也不能平均使用,语调也不能总是高八度或细声细语。语调的使用具有很强的临场性,与当时的语境有密切的关系。治疗师应根据实时实地的需要合理地运用语调,以增强口语的表达效果。

4. 姿态与距离 身体姿势常能传递个体情绪状态的信息,能反映交谈双方彼此的态度、关系和交谈的愿望。合理使用肢体语言,能以最有效的方式使患者感到医生对他们的关心与重视。用身体姿势来表达对患者的尊重和同情:微微欠身表示谦恭有礼、点头表示打招呼、侧身表示礼让等,不可有摇头晃身、倚墙、昂头、跷腿等体态。

医患双方会谈的距离,应根据双方关系和具体情况来掌握。医护人员对患者表示安慰、安抚时距离约0.5m以内。正常医患之间的会谈,双方适当的距离约为0.5~1.2m,这种位置使患者和医生的目光可以自由地接触和分离,而不致尴尬和有压迫感。

5. 接触 接触是指身体的接触。心理学研究表明,康复治疗师如果与患者接触得当,可以收到良好的效果。比如:初诊时礼节性地握手;在患者难受时,进行安抚性接触;对患者辅助性按摩;为患者轻轻拍背;为患者变换体位;帮助患者整理衣被等。

(三)书面沟通技能

书面沟通是双方借助文字、图画、图表等文字符号进行的沟通。在医疗过程中,医护人员需要告知患者疾病诊断情况,检查、治疗措施的必要性和风险,治疗方案的选择,某些药物或者治疗方法的不良反应等相关情况,必要时需要征求患者及家属的同意后方可实施。此外,常见病发病的主要临床表现、诊疗方法以及预防措施等医学知识与健康教育资料也属于书面沟通的范畴。

检查过程中的书面沟通应避免形式化,重要的是医患之间深层次的交流,而不是简单地让患者签字。医护人员应及时向患者说明检查的要求、对疾病诊断和治疗的意义,检查时的注意事项,以及后期对检查结果的解读等。尤其是重复性检查或者有创伤的检查,比如患者出现偏瘫,但无法确定是脑出血还是脑梗死时,有可能需要重新检查头部CT以明确诊断。

因此,医生不能单纯要求患者或家属签字确认,还要做好解释工作。

　　由于疾病的治疗可能有多种方案,故需要医务人员以通俗的语言向患者讲述各种治疗方案的利弊,让患者共同参与治疗的选择,并在病历中有详细的记录,以取得患者的支持和配合。康复科患者除接受临床治疗外,还需要物理治疗、作业治疗、言语治疗、心理治疗、中国传统康复治疗等,部分患者还需要佩戴矫形器、支具以及辅助器具训练,大多通过康复治疗组制订短期、中长期康复目标,并依此设计康复治疗计划。但在制订计划前、后,仍需要康复治疗组以及各位治疗师详尽地解释和说明患者当前的状况和需要采取的康复治疗方案,在取得患者或直系家属书面的知情同意后方可实施相应治疗。部分患者与直系亲属意见不统一时,需协商后实施。对于患者或家属提出不合理,甚至有害的治疗要求时,应作好解释和说明,告知患者存在的风险并拒绝实施。

　　康复治疗师要结合患者的年龄、病情、心理特点等因素,告知其在康复治疗过程中可能出现的风险,让患者及家属正确认识目前的身体、心理状况,明白治疗中的各种风险,同时采取相应的保护或预防措施,尽量避免并发症和意外损伤的发生。如偏瘫、截瘫患者,因肢体运动功能障碍,治疗中容易出现跌倒、骨折等风险,应向患者及陪护人员做好风险提示,并嘱咐加强这方面的防护工作。老年患者,尤其是在高血压、糖尿病等引起的脑血管意外,病情较为复杂,且容易复发,甚至危及生命时,康复治疗师要充分告知患者及家属当前的病情状况、康复治疗方法和注意事项。

　　医患沟通文件主要是诊疗过程中的医患沟通记录单。需要包含医患沟通的时间、地点、参加医护人员、患者及家属姓名,沟通的实际内容、结果等信息。需要患者和家属签署意见并签名,参加沟通的医护人员签名后生效。当然,在与患者及家属交流时,既要说出自己的信心,也要表达出其中的困难;既要展示成功的可能,也要告知其中的风险。只有这样,才不会造成患者及家属的盲目信任或断章取义,从而在出现问题时保留协调的空间和余地,防止医患矛盾的发生。

（刘　磊）

复习思考题

1. 康复治疗师在康复团队中担任哪些角色?
2. 康复治疗师的基本素质有哪些?
3. 康复治疗中如何进行医患沟通?
4. 如果一名脊髓损伤患者问:"我什么时候会好? 还能像以前一样吗?"作为一名康复治疗师,您该如何与患者沟通?

第八章

康复医疗机构与社区康复

学习目标

掌握康复机构的概念与类型,社区康复的概念、历史、基本原则及其工作内容;熟悉康复医学科的功能与布局、人员配备、诊疗场地和常用设备;了解康复医疗机构分级管理及转诊。

案例分析

女,黄某,65岁,因多饮、多食、消瘦十余年到某三级医院门诊就诊。既往有高血压史,药物控制中。原有糖尿病诊断,口服二甲双胍降糖治疗,未监测血糖,控制情况不详。查体:BP:135/85mmHg。实验室检查:尿糖(++++),空腹血糖11.78mmol/L,随机血糖30mmol/L以上。根据其病情,医生诊断为2型糖尿病,给予胰岛素控制血糖,并要求节制饮食,每周有规律运动。

经过一段时间治疗后,血糖得到控制,由三级医院转至属地社区医院,社区的全科医生根据其情况建立健康档案,并监测血糖和进行膳食管理。同时,联合社区的康复治疗师对患者进行宣教,介绍糖尿病的临床表现、并发症、饮食治疗、药物治疗、病情监测、自身保健等,并为其制订运动处方。

患者回家后根据医嘱每日注射胰岛素,监测血糖变化,注意低糖饮食,在早餐后半小时进行有氧运动,如慢走、骑自行车等,每次45分钟。

1个月后,患者至三级医院复诊,血糖已经得到很好的控制,医生根据其情况酌情减低了胰岛素的用量。

这个病例让我们思考:什么是社区康复? 社区康复的优势有哪些?

第一节　康复医疗机构的类型

一、康复医疗机构的概念

医疗机构是依照法定程序设立的,以救死扶伤、防病治病,以公众的健康服务为宗旨,从事疾病诊断和治疗的卫生服务机构。康复医疗机构是指提供康复医疗服务的机构,是医疗机构的重要组成部分。随着康复医学的不断发展,我国的康复医疗机构呈蓬勃发展之势。

二、康复医疗机构的类型

由于接受康复服务的患者所处的康复阶段和康复需求的差别,相应的康复医疗机构也就有不同的形式。目前,全国各地都有各种形式和类型的康复医疗机构,开展着形式多样的康复医疗服务,患者根据自身的康复需求和客观条件,可以选择在不同类型的康复医疗机构中接受康复治疗。

我国现有的康复机构种类繁多,按服务方式可分为专业机构康复、上门康复服务和社区康复;按举办主体可分为国家卫生健康委员会、民政部、中国残疾人联合会、其他各部委、社会机构等;按组织形式分类,可分为康复医院、综合医院康复医学科、康复医疗中心、康复门诊、疗养院、护养院、儿童福利中心等。

（一）按服务方式分类

康复医疗机构按其服务方式不同,可分为专业机构康复(institution-based-rehabilitation,IBR)、上门康复服务(out-reaching rehabilitation service,ORS)和社区康复(community-based rehabilitation,CBR)

1. 专业机构康复 专业机构康复具有较为完善的康复医疗设备,有经过正规培训的各类康复医师和治疗师,能够提供较高水平服务,解决病、伤、残者的各种康复问题。同时,医疗机构(特别是综合医院和较大的康复医院)有临床各科的配合。因此,专业机构康复强调的是早期康复、疑难危重症康复和整体康复,这种康复服务方式的优点是:康复的早期介入,康复医师与临床相关学科人员紧密合作,使病、伤、残者早期、全面、系统地得到康复治疗,康复服务水平较高,有利于患者早期回归社会。但一般费用较高,且患者必须来院或住院方能接受康复医疗服务。

2. 上门康复服务 上门康复服务是指具有一定水平的康复人员离开康复机构到病、伤、残者家庭或社区进行康复服务。与机构内康复不同,上门康复服务的特点是病、伤、残者不用住院或到门诊便可以得到基本的康复服务。例如,病、伤、残者结束机构内的康复后回到家庭,根据需要,由原来的机构或居住地附近的机构派出医师、治疗师和护士到家里继续给予康复评定和康复治疗。其不足之处在于上门康复服务的时间及专业人员有限。因此,康复服务的内容往往受到一定的限制。

3. 社区康复 社区康复是指在社会的层次上采取的康复措施,这些措施是利用和依靠社区的人力资源而进行的,包括依靠患者本身以及他们的家庭和社会。社区康复自1976年由世界卫生组织提出以来,已在全球不断深入开展,其定义也在不断更新、完善。随着我国大数据、物联网、智慧医疗、移动互联网等信息化技术的发展,康复医疗领域的远程医疗、会诊、培训、技术指导不断推进,有条件的康复医疗机构通过"互联网+"、家庭病床、上门巡诊等方式将机构内康复医疗服务延伸至社区和家庭。

（二）按举办主体分类

我国现有的康复资源主要分布在国家卫生健康委员会、民政部、中国残疾人联合会、人力资源和社会保障部、教育部以及社会机构这六个方面。

1. 国家卫生健康委员会 国家卫生健康委员会系统下的康复资源主要是指各类大型的康复医院、综合医院内的康复医学科以及康复医疗中心。卫生部2011年颁布的《综合医院康复医学科建设与管理指南》、2012年的《康复医院基本标准(2012年版)》,以及国家卫生和计划生育委员会于2017年颁布的《康复医疗中心基本标准(试行)》,对各级康复医院、康复医学科、康复医疗中心的建设提出了更加具体、明确的要求,为建立三级康复医疗服务网络,坚持分层级医疗、分阶段康复的理念打下了良好基础。

2. 民政部　各级民政部门内的康复资源主要是指民政部门设置的康复辅具中心、疗养机构和护养院等机构。这类机构推动康复辅助器具产业发展,将康复服务内容与疗养保健、养老护理融为一体,服务大众。

3. 中国残疾人联合会(简称残联)　目前,我国的部分康复资源集中在残联系统,包括各类康复中心、听力语言康复中心、残疾人辅助器具中心等,其重点在于组织做好残疾儿童康复救助并配合做好残疾人康复医疗相关工作。国内最大的综合性康复机构之一——中国康复研究中心,就是隶属于残联系统。

4. 人力资源和社会保障部　本部门下的康复机构主要指专门为工伤患者提供康复服务的工伤康复机构,服务模式以后期康复和职业康复为主。

5. 教育部　大多分布在一些特殊教育学校,以特殊教育和某类特定疾病的康复为主,如聋哑学校开展的言语康复,盲校开展的低视力康复,特殊教育学校开展的智力康复等。这些机构的康复治疗大多与教育内容结合紧密,专业内容更加细化。

6. 社会机构　国家鼓励、支持和引导社会资本进入康复医疗服务领域举办规模化、连锁化的社会康复机构,这些机构是康复医疗服务网络的重要组成部分。此外,各类社会公益机构定期组织针对脑性瘫痪、脊髓损伤等患者的公益助残活动,也为特殊人群的康复服务做出了重要贡献。

三、按组织形式分类

按组织形式进行分类,康复医疗机构可分为医院型、门诊型、养护院型。其中最为常见的康复医疗机构有康复医院、综合性医院的康复医学科及康复门诊等。

1. 康复医院　康复医院是在康复医学理论指导下,主要以疾病、损伤导致的躯体功能与结构障碍、个体活动以及参与能力受限的患者为服务对象,提供专业、综合的康复治疗,并具备相关疾病的一般诊疗、处置能力和急诊急救能力的医疗服务机构。主要应用各类临床诊疗技术以及功能评定,物理治疗、作业治疗、言语-语言治疗、心理康复、传统康复治疗、康复工程等康复医学诊断和治疗技术,提高伤、病、残人士的生存质量,使其重返社会。根据《康复医院基本标准(2012年版)》的要求,可以将康复机构分为三级康复医院和二级康复医院。三级医院与二级医院相比,占地面积、医护比例、治疗师比例更高;住院总床位更多,康复专业床位占比更高;在临床科室的设置中,康复类科室、康复治疗室和评估室的种类要比二级医院更为丰富。

2. 康复医学科　康复医学科为综合医院或专科医院的一个独立临床科室,设有康复门诊、康复病房、相关康复治疗室,开展门诊及临床各科转诊患者的康复诊疗服务。这种类型在中国分布比较广泛,数量大,在康复医疗中占有重要地位。综合医院康复医学科的主要任务是在康复医学理论指导下,与相关临床科室紧密协作,应用功能评定和物理治疗、作业治疗、言语治疗、心理康复、传统康复治疗、康复工程等康复医学诊断和治疗技术,为急性期、恢复早期各种功能障碍患者提供康复评估和治疗,提高患者整体治疗效果,为患者转入专业康复机构或回归社区、家庭做好准备。同时为需要后期康复的患者提供康复医学诊疗指导,为其所在社区的康复工作者提供康复相关技能培训和指导。根据综合医院的级别不同,分为三级和二级两种。

（1）三级综合医院的康复医学科：三级综合医院的康复医学科有独立的门诊和病区，门诊和治疗室总使用面积不少于1 000m²。设置具备临床康复评定功能的物理治疗室、作业治疗室、言语治疗室、传统康复治疗室、康复工程室等。

（2）二级综合医院的康复医学科：二级综合医院的康复医学科有独立的门诊和病房，门诊和治疗室总使用面积不少于500m²。设置具备临床康复评定功能的物理治疗室、作业治疗室、言语治疗室、传统康复治疗室、康复工程室等。

3. 康复门诊　康复门诊是独立设置的康复诊疗机构，不设病房，只为门诊患者提供康复服务。康复门诊一般设有康复诊室和一些治疗室，主要有物理治疗室、理疗室及传统康复治疗室等，主要接诊病情稳定的恢复期患者。

4. 康复养护院　包括疗养院与养护院，疗养院主要是利用自然环境，按照康复的原则把疗养因素与康复手段结合起来，促进慢性病者、老年病者、手术后患者及其他伤残者的康复。养护院是指为失能老年人提供生活照料、健康护理、康复娱乐、社会工作等服务。

（王灵聪）

第二节　康复医学科的设置和常用设备

一、康复医学科的功能与布局

（一）康复医学科的功能

康复医学科是综合医院和综合中医院必备的临床科室，它的主要功能是在康复医学理论指导下，应用康复评定和物理治疗、作业治疗、传统康复治疗、语言治疗、心理治疗及康复工程等康复医学的诊断和治疗技术，为功能障碍患者提供康复服务。它需要与相关临床科室密切协作，着重为病伤急性期、亚急性期、恢复期的有关躯体、内脏器官、脑高级功能和心理功能障碍的患者，以及重症、复杂和疑难的患者，提供全面和系统的康复医学专业诊疗服务。综合医院的康复医学科还要作为区域性康复医学资源中心，为所在社区卫生服务网络提供康复医学技术咨询、培训，为所在区域功能残障患者提供康复治疗技术指导。并与专业康复机构或者社区卫生服务中心建立双向转诊关系，有利于患者的分阶段康复。康复医学科的服务宗旨是预防和改善各种疾病、损伤、畸形等导致影响患者生活能力和生存质量的功能障碍。卫生部2011年发布通知，对《综合医院康复医学科管理规范》（卫医发〔1996〕13号）进行了修订，形成《综合医院康复医学科建设与管理指南》（以下简称《指南》）。《指南》指出："综合医院应当根据医院级别和功能提供康复医疗服务，以疾病、损伤的急性期临床康复为重点，与其他临床科室建立密切协作的团队工作模式，选派康复医师和治疗师深入其他临床科室，提供早期、专业的康复医疗服务，提高患者整体治疗效果，为患者转入专业康复机构或回归社区、家庭做好准备。"综合医院康复科在开展康复诊疗时，应当采取适宜技术，包括"疾病诊断与康复评定"，"临床治疗：针对功能障碍以及其他临床问题，由康复医师实施的医疗技术和药物治疗等"，"康复治疗：在康复医师组织下，由康复治疗师、康复护士、康复工程等专业人员实施的康复专业技术服务"。同时，综合医院应当积极运用中医药技术和方法开展康复服务。

（二）康复医学科设置的基本原则

康复医学是原卫生部规定的临床一级学科之一,卫生部 2011 年发布《综合医院康复医学科基本标准(试行)》。其中对二、三级综合医院的康复医学科设置的科室、面积和床位,人员,设备,规章制度这 4 个方面,都列出了具体规定和标准。《综合医院康复医学科建设与管理指南》第四条指出:"二级以上(含二级)综合医院应当按照《综合医院康复医学科基本标准(试行)》独立设置科室开展康复医疗服务,科室名称统一为康复医学科。鼓励有条件的综合医院开展心理康复咨询工作。"

一级综合医院一般不必设立专门的康复医学科,但应设置康复医学治疗部门,并在当地政府及其卫生行政部门的领导和上一级综合医院康复医学科的指导下,协同当地有关部门,动员、组织群众,大力开展残疾的一级预防工作,对于已经存在功能障碍的患者做好三级预防;同时在上级综合医院的指导下,配备不少于 2 名有执业资格的康复专业人员,积极开展社区康复治疗工作,组织、指导所在社区的基层卫生人员,在基层有关医疗机构和功能障碍者住所开展康复医学治疗、咨询服务。社区卫生服务中心、乡镇卫生院可以设置康复咨询及服务部门,为疾病恢复期患者提供基本康复服务,加强健康教育,也可以根据条件提供居家康复护理服务。将居民康复医疗服务信息与现有的居民健康档案相结合。

（三）康复医学科应具备的诊疗能力

1. 功能评定　包括身体形态的评定、运动功能测评、感觉功能测评、平衡功能评定、步行功能评定、疼痛评估、运动协调功能评定、日常生活活动能力测评、生存质量评定、认知功能测评、言语能力测评和吞咽功能测评、心肺功能测评、心理功能评定、神经心理评定、电生理诊断、肢体残疾和言语残疾评定,职业和社会参与能力测评等。

2. 物理治疗

（1）物理因子治疗:包括各种电疗、光疗、磁疗、超声疗法、冷疗法、热疗法、水疗法、压力疗法、生物反馈疗法等现代物理因子治疗,有条件和能力的三级综合医院的康复医学科可以开展疼痛治疗新技术,如射频消融、臭氧治疗椎间盘突出症和各种神经痛等。

（2）运动疗法:包括手法治疗,如关节松动术、神经松动术、软组织松解技术等;肌力训练;关节活动度训练;转移训练;步行训练;牵引疗法;平衡训练;呼吸训练;协调训练;矫正训练;水中运动疗法;有氧训练;神经肌肉促进疗法,如 Brunnstrom 技术、Rood 技术、Bobath 技术、PNF 技术、运动再学习法(MRP)等。

3. 作业疗法　包括日常生活活动训练;娱乐休闲活动训练;感觉、知觉训练;认知训练;手功能训练;职业康复训练等。

4. 言语治疗　包括常见的言语交流障碍,如失语症、构音障碍、言语失用症;儿童语言发育迟缓;以及吞咽障碍的康复治疗等。

5. 传统康复治疗　包括针灸、按摩、推拿、拔罐、中药外用疗法(如中药热敷疗法、中药熏洗疗法)等,以及中国传统运动疗法:如太极拳、五禽戏、六字诀、八段锦等。

6. 心理治疗　包括各类神经症,如焦虑症、抑郁症、强迫症、神经衰弱等的心理治疗,以及各类行为问题的矫正,如人格障碍、性心理障碍、儿童情绪与行为障碍等。

7. 康复工程　包括假肢、矫形器处方及训练,临床常用矫形器的制作。

8. 其他　康复咨询,康复环境的改造等。

（四）康复医学科的布局

综合医院康复医学科作为医院内唯一面向全院从事临床康复医疗服务的学科,在科室布局上一般应设立康复门诊、康复评定和治疗室、康复病房三部分。

1. 康复门诊 主要用来接诊门诊患者,对门诊患者进行诊断、评估,制订相应康复治疗计划,并提供咨询服务。

2. 康复治疗室 基本设置应包括物理治疗室(包括运动治疗和物理因子治疗)、作业治疗室、言语治疗室、传统康复治疗室。其中,物理治疗室和作业治疗室是康复治疗室的两大支柱,为患者提供许多实用、有效的康复治疗服务。对于规模较大的康复医学科,在条件允许的情况下应设置专门功能评定室、假肢与矫形器治疗室、心理治疗室、文体治疗室、认知治疗室、水疗治疗室等。这样才能更好地为患者提供更为全面的康复治疗。规模小或康复需求少的综合医院,可将性质相近的康复医学专业诊疗室合并设置。

3. 康复病房 在康复病房设置方面,根据《综合医院康复医学科基本标准(试行)》的要求,二、三级综合医院康复医学科应根据需求和当地康复医疗服务网络设定独立的康复病房及床位,且床位数要达到医院总床位数的一定比例,二级医院的床位数可以比三级医院的略少。

二、康复医学科的人员配备

（一）康复医学科人员构成及治疗

一般来说,康复医学科是由康复医师、康复护士、康复治疗师(包括物理治疗师、作业治疗师、言语治疗师、心理治疗师、假肢与矫形器师、文体治疗师、社会工作者)等专业人员组成。

（二）康复医学科人员比例

根据《综合医院康复医学科基本标准(试行)》要求,三级综合医院的康复医学科,每床至少配备 0.25 名医师,其中至少 2 名具有副高以上专业技术职务任职资格的医师;1 名具备中医类别执业资格的执业医师。每床至少配备 0.5 名康复治疗师。每康复科病床至少配备 0.3 名护士。二级综合医院的康复医学科,每床至少配备 0.25 名医师,其中至少 1 名具有副高以上专业技术职务任职资格的医师;1 名具备中医类别执业资格的执业医师。每床至少配备 0.5 名康复治疗师。每康复科病床至少配备 0.3 名护士。

（三）康复医学科人员资质要求

1. 康复医师 在康复学科的体系内,康复医师的作用是对患者进行评定、诊断并开出治疗处方和组织、实施治疗。康复医师是康复治疗小组的领袖和协调者,同时,康复医师还担负着对患者的教育、咨询和随访任务。我国目前尚无关于康复医师的专业资质准入标准,一般要求具有医师资格证书并临床工作 6 年后,参加主治医师考试,选择康复医学专业,注册具有康复医学专业执业范围的执业证书的医师。我国对于康复医师的规范化培训是二级学科的基础培训。通过 3 年的规范化培训,使住院医师打好康复医学科的临床工作基础。一般第一年在相关临床科室如神经内科、神经外科、骨科、内科进行轮转,了解并熟悉这些科室临床诊疗的基本原则和方法;第二、三年进入康复医学科规范化培训,重点掌握康复治疗学、临床住院康复和康复医学科门诊中涉及的诊疗内容。

2. 康复治疗师 康复治疗师是康复医疗服务的主要技术载体,也是构成我国康复医学专业队伍的主要力量,我国康复治疗师(主要包括物理治疗师、作业治疗师、言语治疗师等)的学历教育始于 20 世纪 90 年代,如今已有近百所高等医学院校、部分体育院校及高等职业技术学院设置了康复医学院、康复治疗系/专业。

康复治疗师的资格考试属于全国卫生专业技术资格考试,是为了适应我国人事制度的改革,由人力资源和社会保障部与国家卫生健康委员会共同组织和实施的。国家卫生健康委员会人才交流中心负责报名、资格审核等全部考务工作。考试原则上每年进行一次,一般在5月中旬举行。参加考试人员须具有教育部和卫生行政部门认可的正规院校毕业学历或学位;所学专业须为康复专业或与康复专业对口(或相近);报名参加本年度卫生专业技术资格考试的人员,其学历取得时间和从事本专业工作年限均截至前一年的12月31日。初、中级卫生专业技术资格考试设置"基础知识""相关专业知识""专业知识""专业实践能力"等4个科目。参加卫生专业技术资格考试并成绩合格者,颁发人力资源和社会保障部与国家卫生健康委员会认可的专业技术资格证书。该证书在全国范围内有效。

在美国等国家,康复治疗师早已分化为物理治疗师、作业治疗师、言语治疗师三部分进行不同的培养,并且有自己独立的课程、考试、认证、注册系统。以美国物理治疗师为例,美国居民需要在经过美国物理治疗教育认证委员会(CAPTE)认证的物理治疗专业学习并取得学位,方可参加美国物理治疗师执业资格考试(NPTE)。考试内容涉及查体与评定、诊断与鉴别诊断、预后判断、治疗措施、治疗设备与模式、科研进展、职责与患者安全等康复的各个方面,考试合格后方能进行康复治疗师的工作。

随着康复事业蓬勃发展,康复治疗专业教育日趋成熟,我国许多院校已经开始尝试亚专业分化的人才培养模式,向国际通行的模式靠拢。

3. 康复护士　迄今为止,我国在康复护士资质要求方面与临床各科护士要求基本相同。但就康复护理来讲,康复护理学是康复医学的重要组成部分,康复护理的目的是为患者功能恢复和再建、提高生存质量及回归社会创造条件。因此,康复护士不仅要观察病情和残疾的变化,辅助患者功能的恢复,而且要指导他们学会并掌握在功能障碍的状态下如何自我护理,增强患者的自信心,以有利于康复目标的实现。我国目前的护理教育以培养通科护理人才为主,一般护理院校毕业的护士将难以应对逐步发展的康复护理服务的需要。因此,只有接受过康复医学的专业技能培训或继续教育学习的护士,才能更好地从事康复护理工作。

4. 其他　其他康复科人员,如心理治疗师、假肢与矫形器师、社会工作者等也应有相关专业的毕业证书和专业技术资格认证。

三、诊疗场地与设施

(一)诊疗场地面积要求

根据《综合医院康复医学科基本标准(试行)》要求,在康复医学科诊疗场地方面,三级综合医院康复医学科门诊和治疗室应达到一定的使用面积,二级综合医院康复医学科门诊和治疗室使用面积可略少于三级医院。

(二)康复医学科设置和设施基本要求

康复医学科在医院中的设置场所,应该是比较方便于功能障碍患者抵离的地方,根据实际情况和条件,治疗室既可采取门诊、住院共用的设计方式,也可以在门诊部、住院部分别设置。康复医学科的通行区域和患者经常使用的诊疗室、楼梯、台阶、坡道、走廊、门、电梯、厕所、浴室等主要公共设施,应采用无障碍设计和防滑地面,室外的走廊或过道应保证轮椅或推车通行无阻,通道走廊的墙壁应有扶手装置。

康复医学科的治疗室地板、墙壁、天花板及有关管线应易于康复设备及器械的牢固安装、正常使用和经常检修,高频治疗室的装修应注意绝缘和安装屏蔽设施。治疗室应有良好的通风和室温调节设备,对于不同功能与作用的治疗室进行一些装饰,色彩的设计和布置应有利于患者的治疗与训练。

（三）康复病房设置要求

无论二级、三级综合医院,康复医学科床位数至少为医院床位数的 2.5%,但不得少于10 张床,每床使用面积不少于 $6m^2$,床间距不少于 1.2m。有条件的综合医院康复医学科应给予较大的面积,才能方便轮椅在床之间转动。卫生间、浴室、通道等应有专门的设置以便更适合康复患者的治疗和使用。

四、康复医学科的常用设备

康复仪器设备是康复医学科用来为患者进行康复评定和康复治疗的重要医疗工具。因此,康复医疗设备是康复医学科赖以生存和谋求发展的必备条件之一。其中,康复评定设备、运动治疗设备和物理因子治疗是最常用、最基本,也是最重要的。

（一）康复评定设备

康复评定在康复计划的制订、康复效果的评定以及预后中起着重要作用。因此,必须配备相应的康复评定设备,才能保证对患者功能障碍的部位、类型、性质、程度等进行科学评定,制订合理的康复治疗计划,并对康复治疗效果作出客观评价。临床常用的康复评定设备有以下几类:

1. 身体形态评定常用设备　姿势评定中目测法可以使用摄像机;脊柱测量使用铅垂线;放射学评定需要 X 线检查设备;身体形态、长度、围度的评定可用到皮尺、体重仪和身高仪。

2. 肌力评定常用设备　一般简单的肌力评定可用徒手方法进行,在肌力超过 3 级时,为进一步做较细的定量评定,就需要使用专门的器械进行较精细的肌力评定。这种肌力评定包括等长肌力评定、等张肌力评定和等速肌力评定。等长肌力评定常用设备包括:机械测力计,如握力计、捏力计、背拉力计以及电子测力仪等;等张肌力评定常用的有哑铃、沙袋或其他定量负重的运动器械;等速肌力评定使用等速肌力仪测量,可以独立地测量一个或多个特定动作速度时肌肉力量,具有安全、有效、可重复性高、结果直接反馈等优点。

3. 关节活动范围评定常用设备　在关节活动范围评定中,常用的设备有通用量角器、手指量角器、方盘量角器、脊柱测量器以及多功能关节活动度测量表等。

4. 肌张力常用评定设备　肌张力一般采用徒手评定,但必要时可利用仪器如电生理测试仪、等速测力仪及肌电图等来检查,提高评定的精准度。

5. 感觉评定常用设备　包括浅感觉、深感觉和复合感觉的评估。常用的设备有大头钉若干个(一端尖、一端钝);两支测试管及试管架;棉签、纸巾或软刷;音叉(256Hz);圆规;日常生活中的常用器具,如橡皮、手表、筷子、勺子等;不同重量的物品数件;几块不同质地的布,触觉测量器等。

6. 生物力学评定常用设备　生物力学评定是指通过人体运动中的生物力学和运动学的改变,来评定患者运动功能的方法。常见的设备包括三维步态分析系统、平衡检测评估系统等。

7. 电生理评定常用设备

（1）肌电图仪:肌电测量包括有损伤测量和无损伤测量两大类,其主要区别在于电极的使用上。前者使用的针电极,称为针式肌电图仪,主要用于确定周围神经、神经元、神经肌肉接头及肌肉本身的功能状态;后者使用表面电极,称为表面肌电图仪,主要用于表浅肌肉的评估,可量化评定痉挛、肌肉疲劳程度,指导和评价康复训练效果等。

(2) 电诊断仪:在康复医学中,电诊断仪主要用于对某些神经肌肉的损伤程度进行测定。作为康复评定的客观指标,强度-时间曲线检查是电诊断中测定组织兴奋性比较精确的诊断方法,在临床上可用于对周围神经损伤进行诊断、估计预后、提示治疗选择和鉴别诊断等。

(3) 神经电图仪:是评定下运动神经疾患及神经功能状态较为可靠的方法,包括神经传导检查和反射检查。神经电图能了解神经功能的正常、异常或缺失,并区分脱髓鞘性病变与轴索性病变。确定反射弧损害,区分感觉径和运动径的损害及确定损害节段。

8. 心肺功能及代谢当量评定常用设备　心肺功能评估主要包括心电运动试验、通气功能评定和气体代谢评定等。常用设备包括:功率自行车、活动平板、手摇车(用于下肢功能障碍者)、上肢功率计、等长收缩运动器械、多导联心电图仪、肺功能测定仪、血氧饱和度测定仪、血气分析仪、呼吸气分析仪等。

9. 作业评估常用设备

(1) 日常生活活动功能的常用评定设备:包括日常生活用品和辅助用具,模拟或真实的家居环境等。

(2) 手功能评定常用的设备:积木、硬纸板、绘图工具以及所选用评定系统中的工具(如 Purdue 钉板试验、Jebsen 手功能评定系统、Crawford 手小件灵活性评定系统等)。

(3) 职业功能评估的常用设备:Valpar 系列工具(Valpar component work sample series)、工作模拟评定仪、职业要求资料库(如《中华人民共和国职业分类大典》)等;身体和工作能力评定常用设备,包括普通的体能测试设备、工作模拟环境或实际工作场所等。

(4) 休闲娱乐的常用评定设备:诺丁汉休闲问卷(Nottingham leisure questionnaire, NLQ)、休闲能力评定(leisure competence measure, LCM)和活动卡片组(activity card sort, ACS)等。

(5) 烧伤后瘢痕评估的常用设备有 VSS 辅助测量工具等。

(6) 轮椅舒适度评估的常用设备:座椅力学评估(mechanical assessment tool, MAT)、轮椅舒适度评估工具(tool for assessing wheelchair discomfort, TAWC)等。

10. 知觉功能评定　包括失认症和失用症的评定。

(1) 失认症:视觉失认症评估的常用工具包括患者家庭照片、专用评定图片、评定色卡、笔、毛巾、牙刷、镜子、铅笔等实物,患者熟悉人员及书写工具。听觉失认症的工具有录音机、放音设备、专门录制的音乐及日常生活活动中熟悉的声音(如钟声、动物叫声、水流声等)和熟悉的音乐。触觉失认症评估的常用工具有笔、毛巾、牙刷、镜子、铅笔等物品的实物。

(2) 失用症:意念和肢体性失用症常使用的工具包括牙刷与牙膏、蜡烛与火柴盒、电池与电筒、吸管与饮料、钉子、木板、榔头、锯子、螺丝刀、拳击沙袋、模拟高尔夫球组合、铲子、为男性准备的剃须刀等。结构性失用症主要使用绘图板、拼图、积木、Kohs 立方体图形检测等工具进行评定。

11. 认知评定常用设备　脑损伤后认知功能障碍评定是康复的重要环节,准确、客观的认知评定有助于对脑损伤后认知障碍进行分类并评价其严重程度,从而指导康复治疗。临床常用的认知评定设备包括认知能力筛查量表、心理测试用品,注意力、观察力、记忆力、执行能力、思维单项智商测定用品,如铅笔、手电筒、录音机、摇铃、秒表等,也可使用影像学设备和脑电仪进行评估和计算机辅助认知评估系统。

12. **言语评定常用设备** 传统的语言障碍评定主要依赖于治疗师使用量表进行评定,常用设备有听力评估设备,包括各种声响玩具(如响板、摇铃、铃鼓等)、图片、听力评定筛查软件、听处理评定与训练系统、脑干听觉诱发电位仪、耳声发射测听仪等;失语症评估设备包括录音笔、秒表、铅笔、橡皮、纸、尺子,或失语症评价计算机辅助系统;构音评定中常用到秒表、压舌板、电筒、长棉棒、指套等设备。

13. **吞咽障碍评定常用设备** 包括呼吸训练用具(火柴、蜡烛、吸管等)、消毒大小棉棒、压舌板、消毒纱布、乳胶手套、手电筒、各种容器、餐具、保温瓶、特型杯、增稠剂、牙科镜、水杯、勺子、指脉氧检测仪,食醋和糖水,必要时配备吸痰器(在实际食物吞咽检查时急救使用)、节拍器、秒表、消毒器械等。有条件的单位可配备纤维喉镜以开展吞咽功能检查。

14. **心理功能评定常用设备** 如韦克斯勒智力量表(国内采用修订韦氏量表:包括韦氏成人智力量表、韦氏幼儿智力量表及韦氏儿童智力量表)、简易精神状态检查量表、纸张、笔等。

（二）物理治疗设备

1. **物理因子治疗设备** 康复物理因子治疗设备是康复医学科必不可少的康复治疗设备之一,是利用声、光、电、磁、力等物理因子对常见的肌肉骨骼疾病、神经系统疾病及各种急慢性疼痛进行康复治疗。常用的有低频电疗设备、中频电疗设备、高频电疗设备、直流电疗设备、光疗设备、超声波治疗设备、磁疗设备、传导热治疗设备、冷疗设备、空气压力设备、生物反馈设备、水疗设备等。

2. **运动疗法设备** 临床常用的运动疗法设备有以下几类。

（1）基本设备:包括治疗床(含网架)、平行杠、训练用扶梯、训练用垫、姿势矫正镜、肋木、训练用球、棍、支撑器、楔形板、轮椅、训练用阶梯、滚桶、倾斜台、PT凳等。

（2）关节活动训练设备:包括多功能牵引网架、肩梯、关节被动训练器、肩关节回旋器、前臂内外旋转器、腕关节旋转运动器、髋关节旋转运动器、踝关节运动器、上下肢持续被动活动器(CPM)、手功能持续被动活动器、滑轮吊环、踝关节矫正站立板、多关节主被动训练仪、上下肢交叉运动训练器等。

（3）肌力训练设备:包括沙袋、哑铃、弹力带、拉力器、划船器、功率自行车、股四头肌训练椅、等速肌力测试训练系统、悬吊架、墙壁拉力器、手指肌训练台、跑步机等。

（4）平衡、步行训练设备:包括电动起立床、站立架、跑台、减重步行训练系统、下肢机器人、平衡训练器、助力平行木、各种拐杖、助行器、轮椅、平衡板、平衡球、体操垫、波速球、瑞士球、振动杆、滑行盘、泡沫轴、小蹦床、平衡软垫等。

（5）牵引设备:包括颈椎牵引治疗仪,如坐位颈椎牵引治疗仪、卧位颈椎牵引治疗仪,腰椎牵引治疗仪等。

（6）心肺训练设备:抗阻呼吸器、活动平板、上下肢功率计、心电监测和心电遥测仪、功率自行车、台阶器、椭圆机等。

（7）儿童训练设备:泡沫软垫、各类儿童专用康复设备、感觉统合训练系统等。

（三）作业治疗设备

1. **上肢及手作业器材** 橡皮泥、弹力带、握力计、捏力计、不同阻力夹子、生产性活动工具、娱乐与休闲工具、电脑辅助手功能训练系统、上肢机器人等。

2. **日常生活活动训练器材** 包括食具、厨房用具、家用电器、梳子、毛巾、模拟厕所、模拟浴室、自助用具等。

3. 娱乐与休闲活动训练器材 包括娱乐设施、文体用品、游戏工具等。

4. 职业康复训练器材 常用工具有钳子、扳手、螺丝刀、锤子等;工作模拟训练器如Val-par工作模拟系统;模拟工作站如木工工作站、维修工作站、电工工作站、文职工作站、清洁卫生工作站等。体能训练器材、计算机或自动化的器材(如BTE工作仿真器),模拟实际工作所需的体能要求的器材(如Work Cube仿真工作台等)。

5. 知觉功能训练器材 视觉失认训练器材有照片、颜色图片、日常用品、拼板等;触觉失认训练器材有各种质地的材料、砂纸、日常用品等;失用训练器材包括训练用卡片、各种日常用品的实物、积木、必要的生活自助具等;结构性失用训练器材包括各种几何图形、积木、拼图、火柴棍、木钉盘等。

6. 认知训练器材 包括录音机、尺子、笔、纸、照片、图片、短篇文章、拼板日常生活用品、扑克、象棋、五子棋、虚拟现实(virtual reality,VR)智能康复系统等新型认知训练工具、电话、计算机及计算机辅助训练系统。

(四)言语治疗设备

常用的言语治疗设备包括:用于听力训练的各种声响玩具、录音机、节拍器、多媒体教学系统、计算机辅助的听觉康复训练仪。用于言语治疗的录音机、听力计,语言评定与治疗用具,如实物、图片、报纸、图画书、纸、笔等,以及计算机语言辅助训练设备、交流板、词汇板,等等。用于构音训练的小棉棒、纱布、手套、压舌板、果酱、气球、吸管、哨子、蜡烛、镜子。用于吞咽训练的压舌板、手电筒、乳胶手套、牙科镜、冰块、水杯、勺子、氧饱夹、增稠剂,还有吸舌器以及咀嚼器(牙胶)等。

(五)假肢、矫形治疗设备

包括各类颈椎、胸腰骶椎矫形器,脊柱侧凸矫形器,上下肢矫形器,矫形鞋,矫形鞋垫,压力衣等;以及假肢、矫形器制作所需的板材、制作用具、调试用具等。

1. 低温热塑矫形器制作设备 包括水温箱、热风枪、缝纫机、剪刀、绘图工具、各类量尺、裁剪刀等。

2. 高温热塑矫形器制作设备 包括平板加热器、打磨机、真空泵、带式锯床、钻床、抛光机、砂轮机、台钳、缝纫机及石膏振动锯等专业工具。

(六)传统康复治疗设备

包括针灸用具,如毫针、三棱针、头皮针、针刀、艾灸盒等,以及火罐、中药熏蒸床、中药定向透入治疗仪、经络导平治疗仪等。同时,还有将传统针刺与现代科学技术如激光、微波、低频脉冲电学、超声波等技术相结合,从而研制出的激光针灸治疗仪、氦氖激光针灸仪、微波针灸仪、低频脉冲针灸治疗仪、毫米波无伤针灸仪等。

(七)其他常用设备

1. 监测设备 重症及危重症患者需遥测/床旁心电监护系统,要求有一定抗运动干扰能力;轻症患者需要血压计监测血压,指脉氧仪、运动手环或运动手表监测心率和血氧等。

2. 常规急救设备 重症患者需备有包括除颤仪及配备常规急救药物的抢救车(包含肾上腺素、硝酸甘油、多巴胺、阿托品等)、供氧设施、心电图机、呼吸机及注射和静脉输液设施等。

3. 远程康复联络设备 针对住院的患者,需建立医院间远程会诊的专业会诊网络平台,具备顺畅的网络连接;在院及出院后恢复期、后遗症期患者可以运用手机或电脑终端安装相应的远程医疗 APP,或基于已有的互联网聊天平台,如微信、QQ、钉钉等进行远程康复评估及治疗。

(王灵聪)

第三节 社 区 康 复

一、社区康复的概念

(一)社区的概念

社区(community)是指一定地域单位范围内,不同个体为共享共同利益而形成的相互关系的群体。一定地域单位在通常意义上指行政辖区。社区不仅仅是地域单位,还是由各种相互关系构成的群体。这种相互关系存在于能在社会关系网中共享共同利益的人们之间。社区具有以下特点:有一定的地理区域;有一定数量的人口;居民之间有共同的意识和利益;有着较密切的社会交往。

世界卫生组织于 1974 年将适用于社区卫生作用的"社区"定义为:"社区是指一固定的地理区域范围内的社会团体,其成员有着共同的兴趣,彼此认识且互相来往,行使社会功能,创造社会规范,形成特有的价值体系和社会福利事业。每个成员均经由家庭、近邻、社区而融入更大的社区。"

(二)社区康复的概念

社区康复(CBR)最早是指设立在社区内的基层康复服务机构,以提供初级卫生保健和利用社区资源为主要方法,使初级卫生保健和康复服务能更贴近残疾人。随着社区康复的不断深入发展,其定义也在不断更新完善。

2004 年,国际劳工组织、联合国教科文组织和世界卫生组织按赫尔辛基会议意见,对《社区康复联合意见书》中社区康复的定义进行了更新。意见书重新定义社区康复为:依靠社区本身的人力资源,建设一个有社区领导、民政人员、卫生人员、社团、志愿者、残疾者本人及其家属参加的社区康复系统,在社区进行残疾普查、预防和康复工作,使分散在社区的残疾者得到基本康复服务,它是"为残疾人康复、机会均等、减少贫困和融入社会的一种社区发展战略",需要患者、家庭、政府以及多部门的共同协作。

随着老龄化的发展,我国慢性疾病患者和老年人逐渐成为社区康复的主体。在 2016 年8 月召开的全国卫生与健康大会上,强调要重视重点人群健康,努力实现"人人享有康复服务"的目标。因此,社区康复作为"人人享有康复服务"的重要手段和途径,有着重要的战略地位。

二、社区康复的产生和发展

(一)社区康复产生的基础

康复医学着重功能的恢复或提高。在综合医院和大的康复中心,强调康复对临床医学的早期介入。在临床医学的治疗阶段结束和疾病病理变化相对稳定阶段,后续功能恢复的康复就显得尤为重要。还有很多疾病遗留了永久性的功能缺陷,从而导致长期甚至终身康复的必要。无论从社会、家庭、个人乃至经济上,都无法满足患者留在综合医院或康复中心接受康复的需求。因此,一个集生活、家庭、工作、经济与康复融合兼顾的康复体系就必然催生,这就是社区康复产生的基础。

（二）国外社区康复的发展

1976 年世界卫生组织首次提出社区康复的概念,认为这是一种新的、有效的、经济的康复方式,它可以扩大康复服务的范围,也能使广大的残疾人得到康复服务。

1978 年阿拉木图国际初级卫生保健会议明确提出,在初级卫生保健中应包括保健、预防、治疗和康复,要求在社区内为所辖的居民人群和残疾人提供保健、疾病预防、治疗和康复服务。

1979 年世界卫生组织加强了对社区康复专业的管理,初步规划出社区康复模式,由海兰德博士（Dr. E. Helander）等撰写的《在社区中训练残疾人》手册初稿在 9 个国家试点使用,1983 年该手册经改编译成 15 种文字。

1981 年为联合国确定的国际残疾人年,为了全球领域的残疾人康复协作,联合国宣布1983—1992 年为"联合国残疾人十年",制定了残疾人 10 年的社区康复全球发展规划。

1983 年,世界卫生组织对社区康复的建设得到联合国众多组织的支持,联合国国际劳工组织制定了农村开展残疾人职业康复的对策;联合国难民事务高级专员公署在难民营中开展社区康复;联合国儿童基金会开展残疾人儿童社区康复项目。

1984 年澳大利亚建立了覆盖全国人口的"医疗照顾制度",把社区康复服务纳入全民照顾制度内,并且社区卫生服务资金由联邦政府掌握,直接拨付给服务的提供者。

1985 年英国伦敦大学开设了"社区康复计划与管理"课程,全球培训、地区性培训工作迅速开展。

1992 年世界卫生组织大会对全球社区康复发展进行了评估,专题报告中指出:"社区康复虽然在全球有所发展,但从整体上看,仍然落后于保健、预防和治疗的发展水平。"

1994 年世界卫生组织、联合国教科文组织、国际劳工组织发表了《关于残疾人社区康复的联合意见书》,进一步明确了社区康复的目标、概念和实施方法,指出"社区康复的实施有赖于残疾人自己及其家属、所在社区,以及卫生、教育、劳动就业与社会保障服务部门的共同努力","社区康复可持续发展的关键是'务实''灵活''支持''协作'"。

1999 年再版的《偏见与尊严——社区康复介绍》一书中对社区康复的定义、管理框架、技术要素、检测评估及发展预测等进行了阐述。

2004 年世界卫生组织、联合国教科文组织、国际劳工组织联合发表新的《社区康复联合意见书》,其中提出了社区康复是一种为社区所有残疾人的康复、机会均等及社会包容的社区整体发展战略。通过残疾人和家属、残疾人组织和残疾人所在社区,以及相关的政府和民间的教育、职业、社会机构和其他机构共同努力实现社区康复的贯彻执行。

2006 年第 61 届联合国大会通过的《残疾人权利公约》为社区康复发展提供了政策框架,社区康复的理念发生了重大改变,从以往为残疾人提供慈善性服务转变为以残疾人权利为本。

2010 年世界卫生组织、联合国教科文组织、国际劳工组织和国际残疾与发展联盟共同出版《社区康复指南》,明确社区康复涵盖健康、教育、生计、社会融入、赋权等 5 大领域的 25 个方面的具体内容。

2015 年世界卫生组织出版了《社区康复指标手册》,其中包含定量指标,能够评估社区康复在健康、教育、生计、社会融入、赋权等领域对残疾人、成年人、青年和儿童以及非残疾人生活的影响。《社区康复指标手册》以《社区康复指南》中的社区康复结构图作为理论框架，被视为一种不针对具体项目，但仍能进行比较的综合评估工具。评估指标的应用，标志着以循证为基础的社区康复标准化研究正在兴起。

2016年，世界卫生组织基于《社区康复指南》，建立了"INCLUDE"在线学习社区。加入INCLUDE学习社区，可以与其他致力于真正包容性社区发展的社区康复和专业开发人员建立联系。

2017年，世界卫生组织发布《康复2030：国际康复发展状况与行动呼吁》，要求采取协调一致的行动，扩大康复服务，并通过将康复纳入国家卫生战略规划来解决所有层面（三级到初级和社区层面）的未满足需求。特别是在走向以人为中心的综合护理时，必须将高质量的康复纳入服务提供模式。世界卫生组织将康复描述为"一套旨在优化个人健康状况与环境相互作用中所体现的功能并减少其残疾的干预措施"。此概念中的康复目标群体由传统的"残疾人"扩大为"任何在功能上受到某种形式限制的人"。

（三）我国社区康复的发展

社区康复是康复医学的重要组成部分，正是顺应康复医学的这种发展潮流而产生和发展。我国的社区康复大体经历了起步、试点、推广及发展几个阶段。

1. 起步阶段（1986—1990年）　我国社区康复的起步始于20世纪80至90年代，1986年WHO在我国香港地区和菲律宾举办了"现代康复原则、计划与管理"研讨班，帮助中国培训了一批康复骨干，计十余名。同年，海兰德博士等撰写的《在社区中训练残疾人》手册在我国被译为中文并出版发行。当年年底，卫生部在山东、吉林、广东及内蒙古四省（自治区）城乡开展了社区康复的试点工作，这次试点取得了预期成果。在社会发动、组织管理、技术支持、医疗康复训练和实现残疾人全面康复目标等方面进行了探索，总结出了具有示范意义的社区康复经验。

1987年民政部倡导在城市开展社区服务，为社区居民提供系列的康复服务，为社区残疾人提供康复服务。此举尤其在促进残疾人职业康复和社会康复方面发挥了重要作用。

1988年中国残疾人联合会成立，从成立伊始就明确了社区康复是保证绝大多数残疾人享有康复服务的最好办法。为此，各个部门积极协作，考察社区康复试点，举办社区康复研讨会，培训社区康复专门人才。同年开始实施《中国残疾人事业五年工作纲要》，开展了白内障复明手术、脊髓灰质炎后遗症矫治手术、聋儿听力语言训练，即抢救性的三项康复。

2. 试点阶段（1991—1995年）　这个时期我国制定了《康复医学事业"八五"规划要点》和《中国残疾人事业"八五"计划纲要》。"社区康复实施方案"作为一项独立方案纳入《中国残疾人事业"八五"计划纲要》中，纲要明确规定"八五"期间要把康复医学服务落实到基层，推广社区康复，要求各省、自治区、直辖市都要开展社区康复试点，已经开展试点的要求扩大试点，并及时总结康复开展的经验。康复医疗机构在进行残疾预防和康复医疗的同时，要负责对社区进行技术指导、人才培训等工作。

"八五"期间，在全国62个县（区）进行了社区康复示范工作，示范地区残疾人康复覆盖率超过75%。社区的康复项目也在白内障复明手术、脊髓灰质炎后遗症矫治手术、聋儿听力语言训练"老三康"的基础上，增加了低视力康复、精神病防治康复、智力残疾预防和康复，以及残疾人用品用具供应服务等内容。五年工作纲要实施结果，超额完成了各项计划指标，在建立社区康复工作体系、确定服务内容、开展人才培训和社区康复评估等方面都取得了经验，为以后社区康复的发展奠定了基础。

"八五"期间,民政部以社区康复为载体,以社会福利机构为基地,以社会支持为背景开展社区康复。这些社会福利机构也由过去的封闭型、救济型、供养型转变为开放型、福利型和康复型的性质。

　　3. 推广阶段(1996—2000年)　这个阶段,国家制定了《中国残疾人事业"九五"计划纲要》和《全国康复训练与社区康复服务"九五"实施方案》。该纲要明确的康复目标为:完善社会化的康复服务体系,以社会和家庭为重点,广泛开展康复训练,使残疾人普遍得到康复服务;实施一批重点工程,使300万残疾人得到不同程度的康复;开发一批急需、适用的特殊用品和辅助用具,用来帮助残疾人补偿功能,提高能力。《全国康复训练与社区康复服务"九五"实施方案》中规定了要系统训练肢体残疾者10万名、聋儿6万名、智力残疾儿童6万名,并要使120万名重症精神病患者得到综合康复。"九五"期间的社区康复建设为我国今后社区康复的发展打下了很好的基础。

　　4. 发展阶段(2001年至今)　"十五"期间,国家制定了《中国残疾人事业"十五"计划纲要》。该纲要是在总结过去康复实践经验的基础上制定的。至此,我国的社区康复进入了全面发展阶段。2002年,国务院办公厅转发中国残联等六部门《关于进一步加强残疾人康复工作的意见》,意见中提出了2015年实现残疾人"人人享有康复服务"的目标。该目标的实现,社区康复应该是主要手段,故要求积极推进社区康复,强调在家庭进行康复。2005年,民政部、卫生部及中国残联三部门决定开始在全国开展残疾人社区康复示范区培养活动,以树立典型,从而示范推广的方式,促进残疾人社区康复的发展,努力推动残疾人"人人享有康复服务"目标的实现。

　　"十一五"期间,《中国残疾人事业"十一五"发展纲要》明确提出此期间要达到:"城市和发达地区农村残疾人普遍得到康复服务,欠发达地区农村70%以上的残疾人得到康复服务",并指出大力开展社区康复是实现这一目标的主要途径和根本保证。至"十一五"期末,全国开展社区康复的市辖区和县(市)分别占全国市辖区总数和县(市)总数的90.5%和68.9%。

　　"十二五"期间,《社区康复"十二五"实施方案》提出新的要求:在全国范围内普遍开展残疾人社区康复服务。依托各级各类医疗、康复、教育机构,充分利用社区资源,在城市地区开展规范化的社区康复服务,丰富服务内容,提高服务质量;在农村地区发展简便易行、经济适用的康复技术,提供基本社区康复服务。当前我们正在努力朝这个目标发展,它的实现不仅体现在地域的覆盖面和残疾人覆盖率上,还体现在今后更应注重提高康复服务的质量,即如何促进由粗放型向精细型发展。

　　"十三五"期间,《残疾人康复服务"十三五"实施方案》提出,要完善多层次的残疾人康复保障政策。将残疾人健康管理和社区康复纳入国家基本公共服务清单,将社区医疗康复纳入社区卫生服务。推动社区卫生服务中心(站)、有条件的乡镇卫生院和村卫生室开展基本医疗康复服务、残疾预防及相关健康教育,为残疾人提供签约服务。要健全多元化残疾人康复服务体系。健全社区康复协调员队伍。社区(村)普遍配备1名经过培训的社区康复协调员,负责调查掌握残疾人康复需求,开展康复政策和知识宣传,将有需求的残疾人转介至相关康复机构。发挥社会服务组织、残疾人协会、残疾人亲友等作用,利用社区服务设施,就近就便为精神、智力、肢体等残疾人提供日间照料、生活自理能力训练等服务。

　　"十四五"期间,《"十四五"残疾人保障和发展规划》对健全残疾人关爱服务体系,提升残疾人康复服务质量作出部署,要求加强精神卫生综合管理服务,广泛开展精神障碍社区康复。要求完善精神卫生福利服务体系和精神障碍社区康复服务体系,力争到2025年年底,基本实现全国每个地级市都建有 1 所精神卫生福利机构,全国 80% 以上的县(市、区)设有精神障碍社区康复机构,在开展精神障碍社区康复的县(市、区)60% 以上的居家患者能够接受社区康复服务。

《"十四五"残疾人康复服务实施方案》提出,要深化残疾人社区康复。贯彻落实《残疾人社区康复工作标准》《精神障碍社区康复服务工作规范》,立足社区资源、条件,完善康复设施、队伍,开展日间照料、工疗、娱疗、康复辅助器具租赁等适宜康复服务。深化残疾人家庭医生签约服务,依托家庭医生签约服务团队为残疾人就近就便提供康复医疗、训练、护理、指导等服务。发挥残疾人主体作用,推广开展脊髓损伤患者"希望之家"、精神障碍患者家属专家等残疾人自助、互助康复项目。

目前,国家对康复医学的重视更为加强,社区康复的作用同样得到重视,并明确了社区康复的功能定位,强调社区康复和上级康复机构的双向转诊、分层医疗、分工及协作配合。

三、社区康复的基本原则

(一)世界卫生组织关于社区康复的基本原则

2010 年世界卫生组织出版的《社区康复指南》中提出社区康复的四大原则。它以《残疾人权利公约》的原则为基础,用于指导社区康复工作的所有方面,包括全纳、参与、可持续和赋权四项通用原则。

1. 全纳(社会包容) 是社区康复的最基本原则,指社区康复项目要包括所有种类的残疾人,要让残疾人可以参加所有活动并消除残疾人发展的各种障碍,包括残疾人社会歧视,实现残疾人的男女平等以及穷人的机会平等。

2. 参与 指在社区康复的规划、实施、决策和评估的全过程必须有残疾人的参与,以保证残疾人需求的满足,并实现残疾人能力建设的目标,尊重残疾人的需求,让残疾人有机会发挥自身潜力,通过社区康复的参与体现残疾人的价值。

3. 可持续 不仅指社区康复活动要持续,更指残疾人利益的可持续。社区康复不是短时期的项目,是一种长期的社区发展战略。

4. 赋权 是社区康复演变扩展的体现,指残疾人及其家属在社区康复中要有决策的权利,可以掌握社区康复资源,担任领导角色,并强调最好由残疾人担任社区康复工作者。赋权原则中重要的一个方面是残疾人自我倡导,强调残疾人在社区康复项目中的中心位置和持续参与,残疾人要动员、组织、交流等。自我倡导强调的是残疾人的集体意识,不是指个人意愿。

(二)我国社区康复的基本原则

我国的社区康复是依靠政府,依托社区,联合社会力量,调动患者家属,发挥患者主动性等各方力量开展的。因此,我国的社区康复在原有原则的基础上,还有六点体现出中国特色。

1. 社会化的原则 社区康复的社会化体现在由政府统一领导负责,制定政策,编制规划,统筹组织协调。政府卫生、民政、教育等相关职能部门既各司其职,又协调合作地落实社区康复的各种政策、计划的实施,帮助社区康复的人才培训、设备建设、资金落实及检查督导等。充分调动社会上各种民间组织及群众团体,利用各种社会资源,在人才、财力、技术、科研、设施设备及网络宣传等多方位支持。创造良好的社会氛围,提倡助人为乐、尊老扶弱的奉献精神,使残疾人及康复患者得到最全面的治疗、康复、社会参与及社会救助。

2. 社区为本的原则 社区康复要立足社区。首先不同的社区,其病残的疾病谱不同,患者要求康复服务的内容也就不同,社区康复服务也就要相应地根据患者的需求来配备。其次,社区康复要充分利用社区内资源,社区是一个功能众多的综合体,部门机构不同,社区康复要以社区医疗机构为主,与社区内其他职能部门及技术机构密切联系,尽可能地取得它们的支持与帮助。同时联络社区内群众团体,组织社区内热心人士、志愿者,调动患者家属、邻里及残疾人代表。总之,立足社区,组织利用好社区内一切资源,围绕残疾人及患者康复这个中心开展康复工作。

3. 低成本、广覆盖的原则 社区康复的特点就是要低成本,只有低成本才能使更多的残疾人和患者都能均等地得到康复训练和服务。社区康复因患者离康复训练处的地理位置较近,服务人员也是身边日常接触、较为亲近的人员,有就近、方便、贴心的好处,容易用较低的人力、物力、财力进行较多项目的康复服务,能够获得社区内全面覆盖的效果。

4. 因地制宜的原则 社区康复要根据社区的现实条件来开展,既不能好高骛远,也应避免不充分利用本社区的现有条件。在发达地区,社区机构和患者本人的经济条件相对较好,社区康复的开展可以兼顾经济效益,可以考虑为患者提供较完备的康复服务,条件设置可要求高一些,康复设备也可齐全些,可以多聘请一些康复医师、全科医师、治疗师及康复护士等专业技术人员来提供较为专业全面的服务。康复治疗和训练的手段也可开展得齐全一些,如运动疗法、作业疗法、物理因子疗法、言语训练及康复工程等都可以多开展一些。对于经济条件相对比较落后的地区,社区康复要因陋就简,可以多思考摸索一些自制的运动器械,要充分发挥患者家属和志愿者及热心人士的作用,尽可能做到训练的持之以恒和康复覆盖的全面性,使社区内患者都能享受到现有的康复条件而不被忽略。

5. 多采用适宜技术的原则 相对于大的康复中心和综合医院康复科,社区康复项目开展应该具有操作简便、易于学习掌握、能够持之以恒、在家庭也能够进行的特点。因此,社区康复的设置和开展应该坚持简、便、廉的原则。

6. 康复对象主动参与的原则 在综合医院或大的康复中心早期康复结束后,患者回到家庭,终身都必须进行康复。漫长的康复训练需要患者本身有积极主动参与的态度才能实现。所以社区康复的首要工作是要做好患者的思想工作,使他们有乐观的人生观,对生活充满热爱,这样才能有积极参与康复训练的要求。同时又要明确地解释他们的残疾状况,让他们正确认识自己的身体和功能残损、残障及残疾,不盲目乐观。认识到必须有长期和不间断的功能训练,才能达到康复的效果。还要鼓励他们学习技术,利用好自身身体存在的功能,做些力所能及的工作。这样既减轻社会和家庭的负担,又在社会生活和工作中融入社会,有利于身心健康,也就使康复能够和生活工作协调有机地结合,达到终身坚持康复训练的目的。

四、社区康复的特点

1. 社区是整个社会协调发展的不可缺少的部分,其发展与规划是纳入社会发展与社区建设规划中的。其管理方式是社区政府领导,多个政府部门携手,协调运作,并充分利用社会上各种资源的协作,如慈善、基金、企业、社会团体及个人力量共同参与的社会化管理方式。

2. 社区康复的活动区域局限在所辖社区内,很多康复还是在家庭中完成,康复工作者与接受康复的人员都有就近、便利的优势。

3. 社区康复医务人员工作在社区内,队伍稳定;康复时充分发挥残疾人和患者的主动性;调动家属和邻里共同参与;训练器材因陋就简,有可操作、经济、持久的特点。适合需要经常性甚至终身性的康复训练的患者。

五、社区康复的工作内容

如今对社区康复的内容提出了新的要求,使社区康复涵盖各类残疾人的康复服务内容,并由不同的机构人员负责实施,具体内容包括以下几个方面。

1. 筛查、诊断　社区康复工作人员会同社区卫生服务机构入户进行残疾筛查和功能评定,早期发现各类残疾、慢性疾病,掌握社区内残疾人和患病人群的康复需求。

2. 建立康复服务档案　社区康复工作人员或由社区居委会指定专人,为社区内残疾人、慢性病患者建立康复服务档案,做好工作记录,动态掌握康复需求与服务情况。

3. 提供综合性康复服务　依据筛查、诊断结果,依托社区卫生服务机构,对需要进行康复治疗和医学功能训练的患者实施康复治疗和训练:包括对视力、听力、智力障碍者进行早期筛查、诊断并转介;对肢体障碍者进行运动功能、生活自理能力和社会适应能力等训练;监督、指导精神病患者合理用药。有条件的地区依托社区养老机构,为有需求的精神、智力、肢体等各类残疾人提供日间照料和养护服务。利用残疾人社区康复站,对残疾人及其亲友进行康复知识和技能培训,安排轻度智力残疾人、病情稳定的精神病患者等各类残疾人,开展各类作业疗法、社会适应能力和职业技能训练;协助聋哑儿童家长进行听力语言康复训练;组织社区内盲人开展定向行走训练;为需要佩戴辅助器具的残疾人提供信息咨询、辅助器具适配、阶段性评估等服务。在专业机构及人员指导下,采取多种形式,为重度残疾人提供清洁、洗浴等上门服务;在社区和家庭开展各种功能训练,对社区和残疾人家庭进行无障碍环境改造。

4. 康复知识宣传和普及　社区康复工作人员负责组织和协调卫生、教育、心理等专业技术人员,为社区内残疾人及其亲友举办知识讲座,宣传国家康复政策、开展康复咨询活动,发放普及读物,传授残疾预防知识和康复训练方法,鼓励残疾人及其亲友正确面对残疾,树立康复信心。

5. 转介服务　社区卫生服务机构将社区内难以诊断治疗的患者转介到上级医疗机构或专门康复机构。社区康复工作人员根据残疾人在医疗康复、辅助器具、社会保障、文化教育、职业培训、劳动就业、无障碍环境改造及参与社会生活等方面的需要,联系有关部门和单位,提供有效的转介服务。

第四节　分级管理及转诊

一、分级管理

(一)分级诊疗的概念

所谓分级诊疗制度,就是要按照疾病的轻、重、缓、急及治疗的难易程度进行分级,不同级别的医疗机构承担不同疾病的治疗,实现基层首诊和双向转诊。国务院办公厅 2015 年印发的《关于推进分级诊疗制度建设的指导意见》指出,到 2020 年,分级诊疗服务能力全面提升,保障机制逐步健全,布局合理、规模适当、层级优化、职责明晰、功能完善、富有效率的医疗服务体系基本构建,基层首诊、双向转诊、急慢分治、上下联动的分级诊疗模式逐步形成,基本建立符合国情的分级诊疗制度,以强化基层为重点完善分级诊疗服务体系。

(二)康复医疗机构的分级

根据《全国医疗卫生服务体系规划纲要(2015—2020 年)》文件的精神,构建全程康复医疗服务体系,加强各类康复机构之间的协作,将医疗机构以疾病分期分为以下三类。

1. 急性期康复医疗机构 以省、市级医学中心、区域医疗中心康复医学科为主,主要承担疾病、损伤的急性期临床康复,为疾病急性期患者提供早期康复医疗服务,康复医疗服务多在临床病房、病床进行。发挥省、市级医学中心康复医学科的学科引领和技术辐射作用,医、教、研结合,强化与临床其他学科的交流与合作,加强康复临床重点专科建设。探索建立以康复医学科康复医师为主导的康复诊断评估机制,鼓励以市级医学中心康复医学科为纽带组建或联合康复专科医疗机构发展,市级医学中心可不设康复床位。加强区域医疗中心康复医学科建设,根据相关标准和规范,建立与功能和任务相适应的康复诊疗场所、专业人员、设备设施以及相应的工作制度。发展功能评定和物理治疗、作业治疗、言语治疗、吞咽治疗、中医康复治疗、康复工程等康复医学诊断和治疗技术,为患者提供早期、专业的康复医学诊疗服务。区域医疗中心根据需求和区域内医疗服务网络,医院按一定比例设置康复床位,承担急性期患者的康复医疗工作。以品牌、管理、技术为纽带,通过协作共建,带动区域内康复医疗资源整合和体系发展。

2. 稳定期康复医疗机构 以康复专科医院(含以康复医疗服务为主的二级综合医院)为主组成,接受综合医院转诊的病情相对稳定的患者,提供以住院康复为主的专业、系统的康复医疗服务。康复专科医院作为连接市级医学中心、区域医疗中心和基层医疗卫生机构的重要中转机构,应建立有效分工协作机制,积极发展康复医疗适宜技术,对区域内基层医疗卫生机构开展康复训练和适宜技术的培训、指导和推广。

3. 恢复期康复医疗机构 以基层医疗卫生机构(社区卫生服务中心、日间康复中心、康复专科门诊部等)为主,为经评估确需康复医疗服务的疾病恢复期患者,提供以门诊、上门服务和居家为主的社区康复训练与指导,开展健康教育与宣传,衔接康复、护理与养老。

二、转诊

(一) 转诊的概念

"双向转诊",简而言之就是"小病进社区,大病进医院",积极发挥大中型医院的优势,同时充分利用各社区医院的服务功能和网点资源,使医疗资源得以全面利用。由于社区卫生服务机构在设备和技术条件方面的限制,对一些无法确诊及危重的患者要转移到上一级的医疗机构进行治疗。上一级医院对诊断明确、经过治疗病情稳定转入恢复期的患者,且确认适宜者,将重新让患者返回所在辖区社区卫生机构进行继续治疗和康复。其目标是建立"小病进社区,大病进医院,康复回社区"的就医新格局。

"转诊"概念常以医院的等级进行划分,除在同等级综合医院间进行转诊外,还可以将转诊分为纵向转诊和横向转诊。纵向转诊包括正向转诊和逆向转诊,正向转诊指由下级(社区)医院向上级医院逐级转诊,逆向转诊是指由上级医院向下级(社区)医院转诊。横向转诊则指向同级别专科、专长医院转诊。

(二) 我国分级诊疗制度现存的问题及改革规划

1. 我国分级诊疗制度现存的问题 分级诊疗制度是国际上各国和地区广泛通行的优化资源配置、降低医疗成本的医疗制度,但是我国分级诊疗体系实施效果不佳。从全国数据看,2020 年乡镇卫生院和社区卫生服务中心(站)门诊量仅占门诊总量的 23.9%,这与部分国家基层医疗服务量通常占比 80%~90% 仍存在一定差距,且三级医院、二级医院、一级医院诊疗人次分别占比 18%、12% 和 2%,与合理的分级诊疗体系目标相距较远。这是因为:首先,我国目前分级诊疗体系的医疗资源配置存在结构性失衡,导致高一层级的医疗机构服

笔记栏

务能力与规模远大于低一层级的医疗机构,前者对后者形成明显的"挤出效应",分级诊疗难以真正实现。其次,在分级诊疗推进过程中,可以预见转诊患者比重将显著提升,医疗机构间服务连续性将越来越重要。然而以重复检查、用药、过度服务,患者长时间等待等为表征的服务不连续,给患者造成了沉重的经济负担和较差的就医体验,造成各方政策信心不足,加强医疗服务连续性制度建设迫在眉睫。

2. 国家关于加快完善分级诊疗体系的规划 《医疗机构设置规划指导原则(2021—2025年)》提出,按照城市网格化布局管理,组建由三级公立医院或代表辖区医疗水平的医院牵头,若干医院、基层医疗卫生机构、公共卫生机构构成紧密型城市医疗集团。按照县乡一体化、乡村一体化原则积极发展紧密型县域医共体,县级医院重点加强专科能力建设,强化城市三级医院对县级医院的对口帮扶,加强县级医院与公共卫生机构的分工协作与业务协同,加强对乡镇卫生院、村卫生室的技术指导。整合区域内现有医疗资源,促进医疗机构检查检验结果互认。支持康复医院、护理院、护理站(以下统称接续性医疗机构)发展,鼓励医疗资源丰富地区的部分二级医院转型为接续性医疗机构,加大区域内服务协同,扩大康复、护理、安宁疗护等接续性服务供给。

(三)完善康复转诊模式需要解决的问题

"双向转诊"制度的关键是需要规范化的管理及合理的卫生资源规划。康复作为有别于其他医疗手段的治疗模式,将功能评定作为转诊依据,才能建立顺畅有序的康复转诊服务模式。在现阶段,还没有完善的康复转诊模式,因此根据《全国医疗卫生服务体系规划纲要(2015—2020年)》文件的精神,需要做的工作还有很多。

1. 要建立康复评定体系和流程指南 以功能评定量表为基础,开展康复患者出入院时功能评定和康复医疗效果评价工作。探索建立不同病种的康复流程指南和临床路径,为不同层级的康复医疗整合形成顺畅统一的转诊体系奠定基础。

2. 实施以功能评定为依据的康复转诊模式 在综合医院中,建立临床科室与康复医学科密切协作机制,让治疗师介入到急性期诊疗临床工作中去,探索建立以康复医学科康复医师为主导的康复转院诊断评估机制。让综合医院主动与康复专科医疗机构和基层医疗卫生机构建立以信息化为基础的合作关系,及时将有康复医疗服务需求的患者转诊至康复专科医疗机构或基层医疗卫生机构。而康复专科医疗机构承接综合医院转诊患者,并与基层医疗卫生机构建立转诊关系。基层医疗卫生机构重点在于恢复社区参与能力的康复治疗,做好机构康复与居家康复、护理、养老的衔接。

3. 康复医疗要与护理服务有所衔接 在康复功能评定基础上,合理界定康复和护理的不同需求,推进康复机构与护理机构之间的转介,开展基层医疗卫生机构对养老机构及居家护理患者的康复延伸服务,使有限的康复资源发挥最大社会效用。

(房 纬)

复习思考题

1. 康复医疗机构的基本概念是什么?

2. 康复医疗机构可用哪几种方法进行分类,具体分类方法如何?

3. 康复医学科由哪些成员组成?

4. 请简述世界卫生组织关于社区康复的基本原则和特点。

5. 请简述我国分级诊疗制度现存的问题。

第九章

康复医学临床思维

📋 学习目标

掌握循证医学的定义、内涵和目的，以及临床研究的定义和分类；了解康复指南制定的原则和意义，以及临床科研的基本步骤和策略。

🩺 实例分析

研究目的：探讨对脑卒中后偏瘫患者采用虚拟情景互动平衡游戏训练对其平衡功能及跌倒风险的影响。研究方法：选取某医院 2018 年 1 月至 2019 年 1 月的 62 例脑卒中患者，随机分为虚拟训练组（n=31）和常规组（n=31），疗程均为 4 周。虚拟训练组采用虚拟情景互动平衡游戏训练，常规组进行常规平衡训练。治疗前及治疗 4 周，采用 Berg 平衡量表（BBS）评定患者总体平衡能力，采用 BioDex 平衡测试系统测量静态跌倒风险指数（SFI）、动态跌倒风险指数（DFI）及姿势稳定极限性（LOS），并在训练结束后 4 周和 8 周对患者进行随访记录跌倒次数。结果：治疗 4 周，两组 BBS、LOS 评分较治疗前提高，且虚拟训练组高于常规组；两组 SFI、DFI 评分均较治疗前降低，且虚拟训练组低于常规组；上述各指标不同时点间、组间、时点间和组间交互作用比较差异均有统计学意义（$P<0.05$）。治疗 4 周、训练结束后 4 周及训练结束后 8 周两组患者平均跌倒次数均较治疗前减少（$P<0.05$），且虚拟训练组三个时点平均跌倒次数均少于常规组（$P<0.05$），常规组患者训练结束后 8 周平均跌倒次数较治疗结束后增加（$P<0.05$）。结论：虚拟情景互动平衡游戏训练可有效促进脑卒中患者平衡功能的恢复并降低跌倒风险。

这一研究实例让我们思考：该研究属于哪种研究类型？康复医学临床研究的基本步骤包括哪些？

第一节　循证康复医学进展

一、循证医学

（一）定义

循证医学（evidence-based medicine，EBM）是遵循证据的医学，经典定义由牛津循证医学中心首任主任 David Sackett 和牛津大学卫生科学研究院院长 Muir Gray 于 1996 年在《英国医学杂志》上提出的,简意为"循证医学是审慎、准确、科学地利用现有最好的证据制订关于个体患者的诊治方案。实施循证医学,意味着医生需综合参考研究证据、临床经验和患者意见进行实践……"强调在临床实践中,任何临床的诊治决策,必须建立在当前最佳临床证据、临床专业技能、患者价值观和意愿相结合的基础上。

广义地讲,循证医学是遵循现有最好证据进行医学实践的学问,包括针对个体患者的循证临床实践和针对群体的循证宏观医疗卫生决策。更准确地说,循证医学是基于现有最好的证据,兼顾现有资源的多寡以及人们的需要和价值取向,进行医学实践的科学。循证医学这一概念已逐渐渗透到医学的每个领域,在临床实践和医疗决策中发挥着重要作用。

（二）内涵和目的

定义把循证医学的核心放在基于证据进行临床实践上,且指出临床经验是医学实践不可缺少的部分。实施循证医学,决策者有必要也必须综合考虑现有最好的证据、现有资源以及患者和社会的价值取向,做出最切合实际的选择。循证医学的思想适用于医学实践的各个领域,一切医学实践活动都是实施循证医学的方法和途径。新药审批、医学采购、医疗卫生技术准入、医疗卫生政策和法规、公共卫生措施、医疗保险计划、基本医疗目录、临床实践指南、统一操作流程等都是实施循证医学的群体方法。

寻找和评估证据是所有循证实践的必要环节。循证医学所指的证据是在人群中进行的,关于健康、疾病和医疗服务一般规律的应用型研究结果。循证医学定义承认医学都是基于证据进行的,但是循证医学对证据的含义和重视程度不同。过去靠的是经验,循证医学强调科学研究。科学研究的结果来自对群体的观察,代表一个平均趋势,将证据应用到个体时,决策者必须审慎地考虑具体患者的特殊性,根据自己的临床经验,综合研究证据、医疗条件和患者的意见,做出最合适的决定。如何综合各种决策因素,制订出合理的诊疗方案,将主要依赖于医生的经验和水平,在此意义上讲,经验在循证医学时代具有不可取代的作用。

循证医学也对临床经验的可靠性做出明确定位。临床经验是在长期的尝试和摸索中积累的,是非系统经验的总结,也是证据,但是相对来讲是不可靠的、低质量的证据。获取证据最可靠的方法是科学研究,在临床经验和科学研究证据都存在时,决策应基于研究的证据。当高质量的研究证据不存在时,患者还需治疗,决策还需进行,前人的或个人的实践经验可能是现有最好的证据,是决策唯一可依的证据。决策永远是基于现有最好的证据进行的。研究证据不足时借助临床经验进行决策是经常的、不可避免的,但不是必然的和必需的。

循证医学是遵循证据的医学,其目的是将证据用于实践,改善实践。循证医学指出,医师对患者的诊断、预防、康复治疗和其他决策都应建立在当前最佳临床研究证据、临床专业技能及患者需求三者结合的基础之上,以患者为中心,依据证据进行系统评价及荟萃分析(meta-analysis),选择最佳治疗方案,用循证医学的方法在有限的时间采用最佳证据最大限度地回答临床中的问题,指导实践。实施循证医学,将有利于推广安全、经济、有效的治疗措施,阻止并淘汰无效措施进入医学实践,减少不良反应,充分利用有限的卫生资源,不断改善医疗卫生服务的质量和效益,提高人民健康水平。

（三）与传统医学的区别

循证医学实践与传统医学实践的核心区别在于对证据的界定和重视,在于对证据可信度和适用性的判断,以及对效果大小量化的考量。循证医学核心思想是临床疾病的诊疗应遵循客观依据。循证医学应用之前,经验医学在临床诊治中占主导地位,是影响临床诊治效果的主要因素之一。由于经验医学的局部性、片面性,真正有效的方法可能得不到合理地充分应用,过分信任个别专家意见,对患者诊治带有一定的片面性。循证医学具有整体性,依据当前的最佳证据,结合患者特征实施整体诊治;具有全面性,收集世界范围内的相关资料,重视客观证据及研究方法学,制订较为客观的诊治措施;具有动态性,随着研究的不断深入及时更新。循证医学的提出和发展对诊疗指南的制订和医疗决策等产生深远影响。

循证医学的兴起和发展是由它优于传统医学模式的特点决定的,但它的出现并不能取代传统医学模式,而是两种模式互相依存,互相补充,共同发展。它们之间的区别是相对的,主要表现在:

1. 临床证据的来源不同 传统模式用以动物实验为主要研究手段的病理生理学成果来解释疾病的发病机制和生化指标等,并用这些指标评价临床疗效;循证医学模式认为掌握疾病的发病机制和观察各种临床指标变化是必要的,但更强调来自临床随机对照试验及Meta 分析的最佳证据。

2. 评价结果的指标不同 传统医学多为中间指标,而循证医学多为终点指标。

3. 对临床医生的要求不同 传统医学模式主要是以医生的知识、技能和临床经验为临床实践基础;循证医学除此之外,还强调掌握临床科研方法,强调利用现代信息技术手段不断学习和掌握医学证据,利用科学方法正确评价和使用证据。

4. 临床决策依据不同 传统医学模式重视专业知识和个人临床经验;循证医学模式在重视临床经验重要性的同时,强调利用现有最好的临床研究证据,认为"有权威的医学"是专业知识、临床经验和最佳证据的结合。

5. 治疗方案的选择方式不同 传统模式以疾病和医生为中心,患者不参与治疗方案的选择;循证医学模式强调以患者为中心,考虑患者的愿望和选择。

6. 卫生资源配置和利用不同 传统模式很少考虑成本-效益问题;循证医学则将成本-效益分析作为临床决策的一个重要证据。

不同来源的证据的相关性和可靠性不同,科学研究是回答医学实践一般性问题最可靠的方法。当各种来源的证据都存在时,决策必须基于最相关、最可靠的证据。但是,科学研究往往只回答了一些关键性的、普遍性的问题,在细节问题上最好的证据往往只有临床经验,而且在很多情况下,在关键性问题上的研究证据也是缺乏的,这时临床经验就是研究证据最好的补充,就是现有最好的证据。实践永远只能基于现有最好的证据,而不是未来最好的证据,也不是理论上最好的证据。基础研究的发现不能直接用来指导医学实践,但是当临床经验都不存在时,就只能依靠基础研究证据的提示进行分析和推论,协助决策。因此,两种模式互相依存,互相补充,共同发展。

二、康复指南

临床指南是综合证据、现有资源、价值取向、当地需要等信息提出的具体推荐意见,具有权威性和实践意义。临床指南是循证医学在医疗实践中的具体应用,是实现循证医学的重要途径。临床指南的制订应以循证医学为基础,筛选最新、最真实可靠并有临床价值的研究结果,经过专业学会或团体严格评价和筛选后,制订出针对某一疾病的诊疗常规。临床指南与研究证据的区别在于:研究证据是客观的研究结果,而不是主观的推荐意见;而临床指南则是针对具体临床问题,分析评价已有的研究证据,结合当地资源情况等提出具体的推荐意见,以指导临床医生的医疗行为。指南的核心是推荐和建议,而证据则更具有普适性。临床指南是依据证据制订的,是连接证据和临床实践的桥梁,可以为临床工作提供规范性的、方向性的指导。

近年来,康复服务需求不断增长,人们对康复服务质量提出了更高的要求。因此,康复治疗必须以证据为基础,具有确切疗效和成本效益才能应用于临床。循证指南基于系统评价证据,并平衡不同干预措施的利弊,在此基础上形成能够为患者提供最佳保健服务的推荐意见,具有科学性和规范性,因此在提高医疗水平、规范医疗行为、提高服务质量、科学配置医药资源和保障患者权益等方面起重要作用。康复临床实践指南作为指导性文件,为康复治疗的实施和评价提供了科学的证据基础,能够促使患者最大获益。

国内外康复临床实践指南聚焦的健康问题主要为神经系统疾病康复、肌肉骨骼系统疾病康复和心肺功能障碍康复等方面。本节以脑卒中康复指南为例进行概括说明。

循证医学证实,脑卒中康复是降低致残率的有效方法,也是脑卒中组织化管理模式中不可或缺的关键环节。目前很多国家制订了相应的脑卒中康复指南来总结康复治疗措施的循证医学证据,进而指导临床康复工作。制订康复指南最重要的目的是为康复治疗的实施和评价提供一个科学的证据基础,规范脑卒中康复的治疗行为,帮助医疗机构按照循证医学支持的治疗方案进行操作,提高康复疗效,使患者获得最大限度的功能改善和自理能力,改善患者及其家属的生活质量。研究表明,按照规范的康复治疗指南进行康复,能明显提高脑卒中的康复水平和质量。

（一）中国脑卒中康复指南

中国康复研究中心张通教授在2012年发表《中国脑卒中康复治疗指南》,指南主要涉及以下内容。

1. 脑卒中康复的管理 脑卒中康复的根本目的是最大限度地减轻功能障碍,预防并发症,提高日常生活活动能力,最终使患者回归家庭,融入社会。规范的康复流程和治疗方案对降低急性脑血管病的致残率,提高患者的生活质量具有重要意义。为保障获得最好的效果,患者都应当接受有经验的、多学科康复小组的治疗,其治疗方案应当持续到患者出院后门诊治疗或社区康复。

脑卒中康复的管理涉及多学科、多部门的合作。《中国脑卒中康复治疗指南》指出,三级康复网络的应用能够让患者终身获得康复,持续改善或维持患者功能,并减少并发症的发生。脑卒中的三级康复体系是我国现阶段适合推广应用的脑卒中康复治疗体系。"一级康复"是指患者早期在综合医院急诊室、神经内科或脑卒中单元的常规治疗及早期康复治疗;"二级康复"是指患者在康复病房或康复医院进行的康复治疗;"三级康复"是指在社区或家中的继续康复治疗。各级医疗机构与卫生行政主管部门共同参与建立完整的脑卒中三级康复网络,尽可能将脑卒中急性期患者首先收入脑卒中单元进行康复治疗,再经过康复医学科或康复中心,以及社区康复,使得患者得以接受全面系统的康复治疗。

脑卒中单元是脑卒中住院患者的组织化医疗管理模式,采取多学科、多专业人员的团队工作方式,强调早期康复治疗。除脑卒中常规治疗外,还能够为卒中患者提供肢体功能训练、语言训练、日常生活活动能力训练、认知训练、心理治疗和健康教育等全面的管理和系统的康复。循证医学认为,脑卒中单元是有效的康复治疗模式,可明显降低脑卒中患者的病死率和致残率。所有需要康复治疗的患者都应进入脑卒中单元并进行正规治疗。

2. 脑卒中的功能障碍和康复治疗 脑卒中后功能障碍的评定及治疗是康复的核心内容。在全面康复理论的指导下,应采取一切可采取的手段、方法,针对所有功能障碍进行康复,这些功能障碍主要包括运动、感觉、言语、认知、吞咽、精神心理、心肺功能障碍等。

3. 脑卒中后并发症的康复　脑卒中康复不仅包括自身功能障碍的康复,也包括患者由于疾病造成的功能障碍及废用、误用等出现的多种并发症,如肩痛、肩-手综合征、骨质疏松、压疮、深静脉血栓等。

（二）美国脑卒中康复指南

2016 年,美国首次发布《成人脑卒中康复治疗指南》,指南中针对皮肤破损/挛缩、深静脉血栓、直肠和膀胱功能障碍、偏瘫及肩痛、中枢性疼痛、跌倒预防、癫痫、抑郁、骨质疏松、运动活动障碍、交流能力障碍、认知障碍、吞咽障碍、失语、失用及偏侧空间忽略、视听功能损伤、长期护理、持续医疗、社区康复及休闲娱乐、重返工作等问题的康复进行了不同证据等级的推荐。

该指南并不着重于某一功能障碍,而是强调以下几个方面。

1. 卒中患者应该选择住院康复机构,而不是疗养院。

2. 强调日常生活活动能力方面的康复训练,如认知行为训练、平衡能力训练、步行功能训练等。

3. 强调防跌倒措施的教育。

4. 监测长期护理机构中患者的钙/维生素 D 水平。

5. 更注重社区康复及家庭成员的参与。

（三）制订康复治疗指南的意义

制订康复指南最重要的目的是为康复治疗的实施和评价提供科学的证据基础,规范康复治疗行为,更有效地发挥康复疗效,使更多患者回归社会、重返工作岗位。帮助医疗机构按照循证医学设计好的方案进行操作,以便使患者得到最大限度的功能改善,最大限度地提高自理能力,改善生活质量。

康复指南是循证医学在康复医疗实践中的具体应用,是实现循证医学的重要途径。此外,专家共识、专家建议以及标准、草案等均具有循证医学特点,但它们的证据水平和制订过程有着明显差别。

三、循证医学应用

（一）证据质量与推荐强度

2000 年 WHO 组织全球 17 个国家 67 位证据分析专家用 4 年的时间推出一个简单的推荐分级的评价、制定与评估(grading of recommendation assessment, development and evaluation, GRADE)标准,这是一个从使用者角度制订的综合性证据质量和推荐强度标准,易于理解、方便使用,已被 WHO、Cochrane 协作网等众多国际组织和协会采纳,成为证据发展史上的一个标志。具体证据质量分级和推荐强度分级见表 9-1、表 9-2。

表 9-1　GRADE 标准：证据质量分级

证据质量	具体描述
高	未来研究几乎不可能改变现有疗效评价结果的可信度
中	未来研究可能对现有疗效评估有重要影响, 可能改变评价结果的可信度
低	未来研究很有可能对现有疗效评估有重要影响, 改变评估结果可信度的可能性较大
极低	任何疗效的评估都很不确定

表 9-2 GRADE 标准：推荐强度分级

推荐级别	具体描述	含义
强	明确显示干预措施利大于弊或弊大于利	对患者：多数患者会采纳推荐方案，只有少数不会；此时若未予推荐应说明 对医生：多数患者应该接受该推荐方案 对政策制定者：该推荐方案在大多数情况下会被采纳作为政策
弱	利弊不确定或无论质量高低的证据均显示利弊相当	对患者：多数患者会采纳推荐方案，但仍有不少患者不采用 对医生：应该认识到不同患者有各自适合的方案，帮助每个患者做出体现他们价值观和意愿的决定 对政策制定者：制定政策需要实质性讨论，并需要众多利益相关者参与

目前制订的临床诊治指南主要基于牛津循证医学中心制订的证据水平评价标准（表 9-3），该标准基于研究设计质量水平及论证因果关系的强度将证据水平分为 5 级，根据证据的质量、临床一致性、临床意义、试验普遍性等将推荐级别分为 4 级。

表 9-3 牛津循证医学中心临床证据水平分级和推荐级别

研究设计质量水平	证据水平	推荐级别
同质性随机对照试验（RCT）系统评价	Ⅰa	A
大样本、多中心 RCT	Ⅰb	
全或无（未治疗前所有患者均死亡或部分死亡，治疗后仅部分死亡或全部存活）	Ⅰc	
同质性队列研究系统评价	Ⅱa	B
单一队列研究（包括低质量的 RCT，例：随访率<80%）	Ⅱb	
生态学研究	Ⅱc	
同质性病例对照研究的系统评价	Ⅲa	C
单一的病例对照研究	Ⅲb	
低质量队列或病例对照研究	Ⅳ	D
未严格评价的专家意见，或基于生理学和基础研究	Ⅴ	

（二）系统评价与随机对照试验

循证医学遵守此证据等级，明确指出同质性系统评价与大样本随机对照试验是质量最好的、可信度最高的推荐证据。系统评价是根据临床中所遇到的具体问题，制订纳入排除标准，实施世界范围内广泛的信息检索，筛选、评价资料，利用定性、定量（Meta 分析）分析对资料进行评价，解释结果，得出具体的应用范围及其指导意义。随机对照试验（randomized controlled trial，RCT）是一种对医疗卫生服务中的某种疗法或药物的效果进行检测的手段。随机对照试验的基本方法是，将研究对象随机分组，对不同组实施不同的干预，以对照效果的不同。具有能够最大限度地避免临床试验设计、实施中可能出现的各种偏倚，平衡混杂因素，提高统计学检验的有效性等诸多优点，被公认为是评价干预措施的金标准。

康复医学是多学科交叉的医学，涉及基础医学、临床医学、康复评定学、康复治疗学等内容，其过程中的各个环节的应用都需要客观证据的支持，循证医学在康复领域的应用日益受到康复医师和治疗师的重视。Cochrane 协作网已经包括了中医药和针刺疗法,这为促进中医药的循证化发展起到了重要作用。整体观和辨证论治是中医核心思想,中医治疗脑卒中有许多优势,譬如辨证用药、针灸、推拿等,有着西医学不可替代的作用。针灸和推拿是中医康复治疗脑卒中的两大特色,尤其是针灸疗法,在脑卒中患者康复中占有重要地位。然而目前的中医药研究多依赖传统经验以及案例的总结报告,证据等级较低,难以取得广泛认同。

我们希望,康复医学的评定方法和治疗技术是经过同质性系统评价和大样本随机对照研究证实的,具有较高的证据水平和推荐强度。目前我国的康复循证医学还处在初级阶段,这就需要充分汲取循证医学的营养,把循证医学的概念和方法与我国的具体情况结合起来,走中国特色的循证康复之路,提高我国康复临床研究水平。

四、循证康复医学发展的意义

康复医学是多学科交叉的医学,治疗过程中各个环节的实施不能只靠传统经验,还应有客观证据的支持,需要将传统的治疗经验与现代的研究证据结合起来,同时考虑患者的需求,来制订出合理的康复方案。而循证医学的核心即是遵循现有最好的证据来指导医疗决策,所以客观的、系统的循证医学在指导康复医学诊疗中占据重要地位,旨在促进现有最好康复治疗证据的临床应用。

康复医疗工作有别于一般的医疗活动,强调服务性和双方合作性,重视康复对象的信息反馈。由于服务对象的特殊性,医务人员无论是在疾病诊治还是在康复治疗的过程中,需要始终遵循以人为本的原则,重视个体特殊性,及时把医学研究的最新进展与日常工作结合起来。循证康复医学强调对个人、群体的医疗康复策略的制订不仅要考虑价值和资源,还要以当前科学研究的最佳成果为依据。在康复医疗工作中引入循证医学,能够为康复医疗工作提供全新的、有效的指导,促进康复医学的发展。

（一）促使医务人员学习科学、先进的康复医疗知识

医务人员的康复知识受到既往经验和所处专业领域等因素的限制,但是随着循证证据的获取不受时间、地域的限制成为共享资源,无论是疾病病因学及危险因素研究、疾病预防研究,还是康复治疗学研究,这些信息资源的检索和应用已成为临床康复工作必不可少的工具,从中筛选出最新、最佳的证据用于解决预防、康复等临床问题,可以减少医务人员对个人经验的过分依赖,依据证据合理选择康复措施。另外,作为医学信息资源受益者的康复对象,不仅可以从康复医生那里得到有关疾病防治的最佳证据,自身也可以通过网络获取有关健康生活方式、疾病危险因素控制等方面的最佳证据。

（二）重新认识疾病康复

近年来随着大型临床试验、荟萃分析和系统评价方法的应用,已经将孤立的以疾病为中心的观念转变为以患者为中心,评价康复疗效和预后的指标也发生了变化。由于专业知识和时间精力的限制,康复对象一般很难自行获取足够的有关疾病防治和功能恢复的系统知识,难以做到科学合理地自我康复。循证医学的应用有利于促使康复对象对疾病康复疗效和预后转归有一定程度的科学认识,从而更好地与康复医生合作,也有利于协调康复医生与康复对象的关系,满足康复对象及其家属的需求,合理利用有限的医疗资源。

（三）提高康复质量

例如,基于循证医学证据,相关领域专家总结了脑卒中患者肢体功能恢复的康复治疗策略,指出如何对急性脑卒中偏瘫患者实施康复循证护理,降低了不良事件发生率,提高了患

者康复质量。将康复医学与循证医学相结合,有助于制订康复决策指南,指导康复临床实践、康复科学研究和康复医学教育。

（四）对康复医疗决策产生影响

中国医疗卫生事业快速发展,大量新技术、新设备、新方法逐渐被引入康复医疗工作当中来,新技术等的使用在为康复工作提供新手段的同时,也带来了一些争议,这就要求康复医疗工作者和决策管理部门积极学习和引进循证医学,以证据为基础,采取科学态度,用证据指导实践。

（公维军）

第二节 康复医学临床研究策略

一、临床研究的概念、分类及开展康复医学临床研究的必要性

临床研究(clinical research)是以患者(或健康志愿者)为研究对象,以疾病的病因、诊断、治疗、预后和预防为主要研究内容,科学运用临床科研设计、测量和评价的方法,由多学科人员共同参与的科学研究活动。康复医生和康复治疗师在日常诊疗过程中,经常会碰到有关疾病危险因素、诊断准确性、治疗措施选择、治疗效果评价、预后预测等方面的临床问题。如果缺乏循证医学证据,则无法对当前临床经验的可靠性做出明确定位,无法选择最佳治疗方案,因此有必要针对这些临床问题,开展高质量的临床研究,提供循证医学证据用于指导临床实践。因此,康复医生和康复治疗师需要学习并不断更新有关临床研究设计、实施、报告等方面的理论知识,并利用这些知识不断提高临床研究水平和疾病诊治能力。

临床研究分类方法众多,出发点不同,则分类方法也不同。这里主要介绍在康复临床研究中常见的两种分类方法。①根据临床研究的发起方,临床研究可以分为企业发起的临床研究和研究者发起的临床研究。企业发起的临床研究是指由制药企业发起的针对新产品(包括新药、新医疗器械、新诊断试剂等)或产品上市后再评价的临床研究,以产品注册上市或上市后再评价为主要目的,一般需要得到研究实施所在国家(或地区)药品监督管理部门批准,在具有药物临床试验资质的医疗机构进行,遵照相关法规,并在药品监督管理部门的监管下组织和实施。研究者发起的临床研究是指由研究者或学术机构作为主要发起人和组织者开展的临床研究,其研究范围常常是企业发起的临床研究未涉及的领域,如诊断或治疗手段比较等。两类临床研究互为补充,共同推进临床研究的深度和广度。②根据研究者是否主动地分配干预措施,临床研究可以分为观察性研究和干预性研究,具体分类如图9-1所示。观察性研究中,研究者不对受试者人为施加干预措施,只是客观地记录受试者危险因素的暴露情况和结局(如发病、死亡等)的发生情况,并通过适当的统计分析策略,获得疾病危险因素、诊断准确性、预后等方面的研究证据。常见的观察性研究包括横断面研究、病例对照研究、队列研究。基于上述3种观察性研究设计,衍生出多种设计类型,如单纯病例研究、巢式病例对照研究、病例队列研究等。在干预性研究中,研究者会根据研究目的人为地分配受试者接受不同的干预措施,按照"随机、对照、盲法、重复"的基本原则控制混杂因素对结局评价的影响,采用合适的统计分析策略,评价干预措施的治疗效果。干预性临床研究的设计类型很多,常见的有平行对照设计、交叉设计、析因设计、适应性设计等,不同的设计类型适

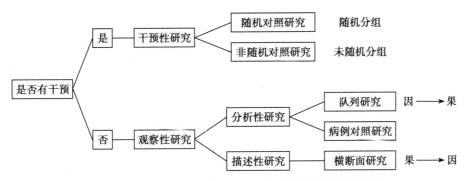

图 9-1 根据研究者是否主动分配干预措施进行的分类方法

用于不同的试验目的。

开展康复医学临床研究的必要性主要体现在:①康复临床工作者根据自己工作中面临的临床问题设计并开展临床研究,所得证据更有针对性,适用性和推广性强,可以更好地服务于临床诊疗决策;②在研究过程中,通过细致的观察与分析,可以获得更多的感性认识,丰富临床经验;③通过开展(或参与)新技术、新方法、新理论、新药/医疗器械/诊断试剂等的临床研究,可以提高法规意识、伦理意识、安全意识和质量意识,提升临床研究设计能力和项目实施能力,更早获得应用体会,更好地救治患者。

二、康复临床科研的基本步骤及策略

科学严谨的临床研究(如研究设计、样本量估计、数据管理与统计分析、结果报告与解释等),对提高临床研究质量、获得高级别临床研究证据至关重要。临床研究的设计、实施、管理和结果报告都是有章可循的,开展康复医学临床研究需要遵循科学研究的基本流程,包括提出临床问题及选题、明确研究假设/目的、撰写研究方案、实施临床研究、数据管理与统计分析、结果报告与论文撰写等。图 9-2 简要描述了临床研究的基本流程及各环节的主要内容。

(一)提出临床问题及选题

选题的好坏决定康复临床研究项目的高度。康复临床研究的选题应具有以下特点:

1. 科学性 选题应基于现有研究结果和理论依据,课题论证应符合逻辑规则和学术规范。

2. 创新性 创新是科研工作的本质特点,一项好的康复临床研究应能够产生有助于指导康复临床实践的证据。

3. 可行性 确定选题时,应充分考虑研究相关的所有主观和客观条件,比如是否有足够的前期研究基础、是否能够招募到足够的受试者、研究者是否具备开展临床研究的能力、是否具备药物临床试验质量管理规范(good clinical practice,GCP)培训证书、是否有足够的经费等。

4. 伦理性 符合伦理规范是所有临床研究的先决条件。一项不符合伦理要求的康复临床研究,无论其临床问题多么重要、研究设计多么合理,都不可能被伦理委员会(ethics committee)批准开展。

5. 相关性 一项好的康复临床研究应该能够在一定程度上增加科学知识、指导康复临床实践等。

康复医学临床研究选题的来源主要为临床实践、临床指南、文献资料以及学术交流等。

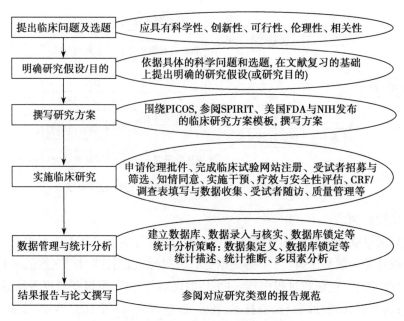

图 9-2 临床研究的基本流程及各环节的主要内容

研究者在确定选题时,首先应弄清楚以下几个问题:①为什么要开展此项研究? ②要研究什么或回答什么临床问题? ③目前,医学界研究到什么程度? ④研究的价值多大,会有什么成果,如何指导临床实践? ⑤创新性和可行性如何? 如果上述问题都能得到合理的回答,那么所选的课题可能会有实际的临床意义。

（二）明确研究假设/目的

依据具体的科学问题和选题,在文献复习的基础上提出明确的研究假设(或研究目的)。临床研究类似射击打靶,研究假设与目的应尽量简单明确。一项临床研究一般只回答一个核心临床问题,后续的研究设计、方案、样本量估计、统计分析策略、结果报告等都需要围绕核心临床问题进行。尽量避免研究目的过多、研究假设不明确,否则会导致什么问题也说不清楚。

（三）撰写研究方案

临床研究方案是指导研究者开展临床研究的行动纲领,是临床研究项目实施的整体规划。临床研究方案的好坏直接决定一项临床研究能否取得成功。

康复临床研究的方案撰写可以参阅 SPIRIT、美国 FDA 与 NIH 发布的临床研究方案模板。根据研究目的和研究任务,结合人力、物力、财力等现实情况,围绕研究对象、干预、对照、结局、研究类型等 5 个核心要素(简称 PICOS),由康复研究者和方法学专家共同参与制订,形成科学、严谨、操作性强的研究方案。必要时,需要制订详细的研究者手册和标准操作规程(standard operating procedure,SOP),来规范整个临床研究过程。

1. 样本量估算 研究方案中的重复原则即样本量问题,主要是避免偶然性,提高试验结果的可靠性。样本量大小通常按照统计学要求和试验类型,进行样本量估算,可用以下公式:

（1）非劣性试验

1）计数资料:$N = 2 \times (U_{1-\alpha} + U_{1-\beta})^2 \times P(1-P)/\gamma^2$

2）计量资料:$N = 2 \times (U_{1-\alpha} + U_{1-\beta})^2 \times S^2/\gamma^2$

（2）等效性试验

1）计数资料：$2 \times (U_{1-\alpha} + U_{1-\beta})^2 \times P(1-P)/\gamma^2$

2）计量资料：$2 \times (U_{1-\alpha} + U_{1-\beta})^2 \times S^2/\gamma^2$

其中 N 是每组的估算例数，$N_1 = N_2$，N_1 和 N_2 分别为试验组和对照组的例数；P 是平均有效率，S 是估计的共同标准差，γ 是非劣/等效标准。

当两组例数不等时，如 $N_1 = kN_2$，先按简式算得 N，再按下式计算：$N_1 \approx N(1+k)/2$，$N_2 \approx N(1+k)/2k = N_1/k$

（3）差异性试验：通常用于优效性试验。

1）计数资料：$N = 2 \times (U_{1-\alpha/2} + U_{1-\beta})^2 \times P(1-P)/\Delta^2$

2）计量资料：$N = 2 \times (U_{1-\alpha/2} + U_{1-\beta})^2 \times (S/\Delta)^2$

Δ 为试验组疗效减去对照组疗效之差。

2. 对照选择　康复医学临床研究的对照选择遵循《人体生物医学研究国际道德指南》，指南要求：一般而言，诊断、治疗或预防性干预试验中对照组的受试者，应得到公认有效的干预。在有些特定的情况下，使用安慰剂、不治疗或其他替代的方法作对照在伦理上是可接受的。选择安慰剂作对照时一般要求：①无公认的干预；②安慰剂只造成暂时影响；③有公认干预，但影响结果，而安慰剂不造成严重的影响。阳性对照药的选择，通常要求选择已上市的同类药物，其适应证相同，疗效和用量已被证实；改变剂型者通常以原剂型为对照。

3. 随机化方案　随机是康复医学临床试验必不可少的要求，即使是开放的试验也要求符合随机原则。它使干扰因素受到随机安排，使其分布尽量保持均衡一致。不仅能控制已知的混杂因素，而且还能控制未知的混杂因素。随机化应尽可能贯穿于研究设计和实施的全过程。

在临床试验中，随机化方法是随机地而不是有选择地分配受试样本到试验组或对照组的过程。这些不同治疗组在试验开始时尽可能有相似的特征，如年龄、性别和其他重要特征（如疾病的严重程度）。这些特征在试验开始时就有可比性，只有这样，在试验结束后，如果一组的疗效好于另一组，研究人员才能有把握断定这种好的结果源于治疗药物的不同。在临床试验中，正确采用随机化方法可以有效消除选择误差，生成可比的治疗组别，为统计分析提供正确的分析基础。所以，临床试验中要正确使用随机化方法。

目前使用统计软件制作随机化方案是最常见的方法，事先给出种子数，达到可重复的要求。以下介绍几种常见的随机分配方法。

（1）简单随机化：为基本的随机化方法，随机化的序列产生没有限制。对于两组的临床试验，相当于抛硬币的方法。该方法操作简单，但例数较少时易出现各组例数不平衡的情况。

（2）区组随机化：是限制性随机化的一种，它与简单随机化相比，可以确保整个试验期间，进入每一组的对象数基本相等。这样做不仅提高了统计学效率，而且保证了分配率不存在时间趋势，即使因为某种原因患者预后存在时间趋势，也能将偏倚减少到最小。因而，区组随机化是理想的随机化方法。区组随机化要先确定区组中对象的数目，即区组长度，然后将对象在区组内按事先确定的分配比例进行随机分配。

（3）分层随机化：当需要考虑基线资料中的重要预后因素（如病症的严重程度）的影响时，为了使各分层的因素在组间趋于均衡，避免产生混杂偏倚，可采用分层随机化的方法，即按照各分层因素的组合分成若干个不同的层次进行随机分配。如果在层内采用的是区组随机化,则又称为分层区组随机化。现阶段我国的多中心临床试验大多采用的是分层区组随机化方法。分层随机化的分层因素必须在随机化前完全确定,而且这些因素对预后的影响作用应较为显著。

(4)动态随机化:分层随机化有时在分层因素(影响因素)较多时常较难达到组间均衡,为此发展了动态分配。在这种随机化中,受试对象受何种分配取决于当前各组的平衡情况,即在一定的原则下完成对象的动态分配。

在随机化的各种参数确定后,随机序列通常由生物统计学专业人员在计算机上使用统计软件产生,并以随机分配序列表形式输出。随机分配序列表必须有可以重新产生的能力,亦即当产生随机数的初值、分层、区组等参数确定后能使这组随机数重新产生。随机序列产生的方法和过程应在试验方案中阐明,但使人容易预测分组的随机化的细节(如分段长度等)不应包含在试验方案中。

随机分配序列产生后,理论上就确定了受试对象的分配,但不能让研究者事先知道分配序列。否则就可能会在分配受试者过程中有意无意地不按分配序列分配受试者,容易产生选择性偏倚。为避免该偏倚,有必要将分配序列隐蔽起来。常用的分配隐蔽方法可以用不同的方式来实施。常用的方式有:信封方法、互动语音应答系统(IVRS)、互动网络应答系统(IWRS)。

4. 盲法 在康复医学临床试验中,偏倚是主要的关注因素之一。偏倚可能是系统误差,也可能是抽样误差导致的观测值与真实值之间的差异;可能是主观因素导致,也可能是非主观因素导致,或者两者兼有。临床试验中偏倚可能发生于试验设计至数据分析的任何阶段。如何避免偏倚,主要的解决措施之一就是保持试验受试者和研究者的盲态,以此减少试验分组产生的影响。单纯扩大样本量只能增加结论的准确性和把握度,并不会减少偏倚。

一个理想的临床试验应为双盲或三盲设计,以避免数据采集和评估中潜在的偏倚。康复医学临床试验由于其试验特殊性(如干预措施),可能无法实施双盲或三盲的试验,那么可以使用其他减少偏倚的盲法设计代替。

盲法,指研究者和/或受试者和/或疗效评估者对受试者的治疗分配不知情。盲法主要分为单盲实验(single blind experiment)、双盲实验(double blind experiment),以及三盲实验(triple blind experiment)。

(1)单盲设计:是指受试者、研究者、疗效评估者三方中的一方(多数是受试者而不是研究者)在整个临床试验中对试验的干预分组不知情。这种试验设计的优点类似于非盲研究,通常比双盲设计更容易实施,知晓组别信息有利于研究者更好地判断疗效。出于对受试者的保护,有些研究者更愿意参加此类试验,尽管双盲试验设计可以很大程度上减少偏倚。单盲设计的缺点也与开放设计相似,虽然能避免受试者的偏倚,但研究者可以影响到组别的分配、数据采集和分析。

(2)双盲设计:是指受试者、研究者、疗效评估者在整个试验过程中均对试验分组不知情。既然三方均不知情,双盲这个词很容易让人误解。然而在医学研究中,研究者通常是疗效评估者,在这种情况下,双盲就很准确描述了双方被盲的状态。真正意义上的双盲设计可以有效减少偏倚,研究者的主观倾向不再对试验结果产生作用,因为他不知悉受试者受到的具体干预,任何可能对结果产生影响的因素都会同时作用于试验组和对照组。由于偏倚不可能被百分之百地排除,一个设计完善并有效实施的双盲设计只能使偏倚最小化。

(3)三盲设计:是指在双盲的基础上,数据分析也采用盲法原则。然而有些研究者将以下情况也称为三盲,即当有不同的人担当研究者和疗效评估者且连同受试者一起被盲时。在三盲试验中,由于数据监查委员会统计人员仅被告知试验数据的 A、B 组别,但哪一组是试验组,哪一组是对照组并不清楚。数据监查委员会可以根据分析结果讨论是否要明确 A 和 B 分别代表试验组还是对照组。这种方法在理论上可以减少资料分析上的偏差,但在试验过程中和统计分析时减弱了对整个研究工作的全局了解,对研究的安全性要求较高,在执行时也较严密,难度较大。

（四）实施临床研究

一项康复临床研究从选题、确定研究方案、申请立项到真正开始实施,其间需要大量的时间、人力、物力等资源的投入。一项设计精良的康复临床研究项目,因为实施过程中质量管理不佳而导致失败是非常可惜的。严格遵循研究方案和 SOP 实施康复临床研究是高质量临床研究的关键。

康复临床研究的实施包括申请伦理批件、完成临床试验网站注册、受试者招募与筛选、知情同意、实施干预、疗效与安全性评估、临床研究报告表/调查表填写与数据收集、受试者随访、质量管理等内容。此处有三点需要引起研究者的重视。

1. 申请伦理批件　无论是回顾性研究,还是前瞻性研究,正式开始研究前必须申报并获得伦理委员会的批准。伦理委员会伦理审查的流程包括申请的受理与处理、初始审查、跟踪审查、审查决定的传达。审查方式包括初始审查、跟踪审查和复审等。康复医学临床研究伦理审查的内容主要包括:①研究者的资格、经验、技术能力等是否符合试验要求;②研究方案是否科学,并符合伦理原则的要求,包含中医药内容的研究方案还应当考虑其传统实践经验;③受试者可能遭受的风险程度与研究预期的受益相比是否在合理范围之内;④知情同意书提供的信息是否完整易懂,获得知情同意的过程是否合规恰当;⑤是否有对受试者个人信息及相关资料的保密措施;⑥受试者的纳入和排除标准是否恰当、公平;⑦是否向受试者明确告知其应当享有的权益,包括在研究过程中可以随时无理由退出且不受歧视的权利等;⑧受试者参加研究的合理支出是否得到了补偿,受试者参加研究受到损害时,给予的治疗和赔偿是否合理、合法;⑨是否有具备资格或经培训后的研究者负责获取知情同意,并随时接受有关安全问题的咨询;⑩对受试者在研究中可能承受的风险是否有预防和应对措施;⑪研究是否涉及利益冲突;⑫研究是否存在社会舆论风险;⑬需要审查的其他重点内容。

2. 完成临床试验网站注册　临床试验透明化理念的内涵包括临床试验注册、共享临床试验原始数据和准确报告结果。2005 年,世界卫生组织国际临床试验注册平台(World Health Organization International Clinical Trials Registry Platform,WHO ICTRP)的成立,标志着全球临床试验注册制度的建立。医学期刊和医学伦理委员会均要求,所有的临床试验应于纳入第 1 例受试者之前在国际认可、公众可及的临床试验注册平台完成注册。国际医学期刊编辑委员会(International Committee of Medical Journal Editors,ICMJE)发表声明:未进行临床试验注册的临床研究结果将不会被其成员期刊接受并发表,这是对干预性临床研究的强制要求。对于观察性研究,目前尚无统一要求,但有需要注册的趋势。笔者建议观察性研究也应尽量在临床试验注册平台完成注册。

中国境内的临床研究注册可以在中国临床试验注册中心(Chinese Clinical Trial Registry,ChiCTR)完成,注册后可获得唯一的全球通用识别码(universal trial number,UTN)。中国学者在临床研究注册方面意识相对薄弱,须进一步加强。目前,ChiCTR 仍接受补注册(定义为纳入第 1 例受试者后进行的注册),但规定:凡申请补注册的研究者,必须提供该研究存在的证据——原始数据,并让公众可通过公共数据库查询,以保证其真实性,只有提供原始数据并通过审核的试验才予以补注册。

3. 知情同意　是受试者参与临床研究前必不可少的步骤。研究者需要充分告知受试者参加临床研究可能的获益与风险,给予受试者充足的时间考虑,自愿决定是否参与临床研究,并签署知情同意书。

（五）数据管理与统计分析

数据是临床研究的载体和财富。正确的统计分析结果有赖于真实、准确、完整、可靠的研究数据。康复临床研究的数据管理包括采集研究数据、建立标准化的数据库、数据录入与核查、数据质疑与更正、数据库的锁定与保存等,必要时需要制订数据管理的 SOP。康复临床研究的数据管理应遵循相关的数据管理指导原则,如《临床试验的电子数据采集技术指导原则》《临床试验数据管理工作技术指南》等。

不同的研究设计和数据资料类型,需要选择合适的统计分析策略。通常,研究方案中应有较为详细的统计分析策略。康复临床研究应在统计分析之前拟定详细的统计分析计划（statistical analysis plan,SAP）。SAP 需要涵盖临床试验的所有统计学考虑,包括研究设计类型、研究假设、组间比较类型、主要和次要研究指标的定义及测量方法、统计分析数据集的定义、疗效/安全性评价和统计分析方法等的详细计划。

统计分析包括统计描述、统计推断和多因素分析。统计描述是对研究指标的描述性分析,旨在了解样本的分布情况,常借助统计指标、统计图、统计表进行资料的统计描述。对于连续型资料,多采用均数和标准差（standard deviation,SD）、中位数和四分位数间距等指标描述;对于分类资料,多采用频数、百分比、率等指标描述。统计推断是依据样本数据对总体做出估计或决策的过程,包括组间比较、置信区间（confidence interval,CI）的估计、生存率的估计等假设检验方法。多因素分析方法包括协方差分析、线性回归、logistic 回归、对数线性模型、多水平模型等,可用于筛选疾病的影响因素、校正混杂因素或构建多因素预测模型等。

（六）结果报告及论文撰写

临床研究的结果常以学术论文的形式进行报告,由同行评议后,通过学术期刊和学术会议交流与传播。临床研究完成后,研究者需要全面衡量研究的质量和结果,根据研究方案撰写论文并进行投稿。为了提高临床研究结果报告的透明与规范,学术界针对不同的临床研究类型,制订了一系列结果报告规范及其扩展系列。涉及康复临床研究的主要研究类型和报告规范包括:

1. 随机对照试验　CONSORT:Consolidated standards of reporting trials。

2. 非随机对照试验　TREND:Transparent reporting of evaluations with nonrandomized designs。

3. 观察性研究　STROBE:Strengthening the reporting of observational studies in epidemiology。

4. 诊断/预后研究　STARD:Standards for reporting of diagnostic accuracy。

5. 预测建模　TRIPOD:Transparent reporting of a multivariable prediction model for individual prognosis or diagnosis。

临床研究类型和报告规范对应的全文可在"equator network"网站获得。研究者在报告结果及撰写论文时,可参照对应的报告规范,全面、完整、透明地报告研究结果,切忌选择性报告结果,误导读者。

三、康复医学临床研究的相关政策

康复医学临床研究必须在法律法规框架下开展,包括申办方、研究者、受试者和相关管理部门的人员都必须遵守相应的规章制度,并受到这些法规条款的保护。对于参与康复医学临床研究的人员,需要学习和了解与临床研究相关的法律法规,坚守伦理和科学两个基本原则,切实保障受试者的权益,保证研究结果的真实性和可靠性。

(一)《赫尔辛基宣言》

1964 年,第 18 届世界医学大会宣读了《赫尔辛基宣言》,该宣言制定了涉及人类受试者医学研究的伦理道德原则,是关于人体试验的第二个国际文件,比《纽伦堡法典》更加全面、具体和完善。作为一项涉及人类受试者医学研究的伦理准则,以医生为对象,同时也鼓励参与涉及人类受试者医学研究的其他人遵守这些准则。《赫尔辛基宣言》共包括前言,一般原则,风险、负担和获益,弱势的群体和个人,科学要求和研究方案,研究伦理委员会,隐私和保密,知情同意,安慰剂使用,试验后规定,研究的注册、出版和结果发布,临床实践中未经证明的干预措施 12 个部分。

(二)《药物临床试验质量管理规范》(GCP)

我国对于研究者发起的临床研究的监督管理和相关法律法规相对滞后,仍需要不断修订和完善,在具体的实施过程中可参照药物临床试验相关法规和指导原则。对于注册类临床试验的监督管理,法律法规相对明确。GCP 是药物临床试验全过程的质量标准,包括方案设计、组织实施、监查、稽查、记录、分析、总结和报告。1998 年,国家药品监督管理局采用"国家药品临床研究基地"代替"临床药理基地",并逐步按 GCP 的要求开展认证检查工作。

四、康复医学临床研究实例分析

题目:针刺治疗结合肌力训练对脑卒中后偏瘫患者步行能力的影响。

选题依据:在脑卒中的诸多后遗症中,步行功能障碍是最常见的障碍之一。近年来,越来越多的研究资料表明脑卒中患者步行功能的提高,有助于其运动功能、日常生活能力的改善。步行功能障碍属于中医学"中风""痹证""痿证"等范畴。《灵枢·邪气脏腑病形》指出:"十二经脉,三百六十五络,其血气皆上于面而走空窍。"说明头部是调整气血的重要部位。针刺头部刺激区可以疏通气血,调整阴阳,治疗脑源性疾病有特效。关于脑卒中后偏瘫患者肌力训练的价值及其理论基础,目前还存在一些争论。有些学者认为肌力训练会促使肌张力增高,诱发或加重痉挛。但近年来的研究均提示肌力缺乏是导致偏瘫患者运动障碍的主要原因。即便是偏瘫患者接受常规的康复训练,其患侧的肌力依然较健侧弱。所以,在偏瘫康复治疗中除了采用相应治疗技术外,不能忽视肌肉力量训练。本研究选择针刺疗法,同时配合现代康复医学的肌力训练对脑卒中后偏瘫患者进行综合治疗,以期促进患者的全面康复,使其尽早重返社会。

研究目的:探讨针刺治疗结合肌力训练对脑卒中后偏瘫患者步行能力的影响。

研究意义:本研究选择针刺疗法,同时配合现代康复医学的肌力训练对脑卒中后偏瘫患者进行综合治疗,以期促进患者的全面康复,使其尽早重返社会。

研究设计:采用非盲法随机对照试验,但是研究结果的评估使用盲法。

研究对象:临床病例来源于 2004 年 10 月—2005 年 5 月福建省第二人民医院康复医学科收治的 40 例符合纳入标准的患者。

纳入标准:①符合脑卒中的中西医诊断标准,并经 CT 或 MRI 证实的患者;②脑卒中前无明显的步行能力障碍病史,发病后有明显步行能力障碍者;③发病在 3 个月以内,生命体征稳定,意识清醒者;④无其他急性疾病及严重并发症者;⑤Holden 步行功能分级(functional ambulation classification,FAC)Ⅰ级以上者。

预测变量,随机分配但不采用盲法:

对照组:仅采用常规康复训练。

治疗组:在常规治疗的基础上,针对步行功能障碍进行肌力训练和头针针刺治疗。

结局变量,采用盲法评估:①步行功能评定采用足印分析法;②肌力评定采用 MMT 分级标准之 Kendall 百分比法评定;③运动功能采用 Fugl-Meyer 下肢运动功能评分;④平衡功能采用 BBS 评估;⑤日常生活活动能力按改良 Barthel 指数评定法评定。每位患者于第 1 次治疗前做 1 次各种评定,6 周后再做 1 次评定。

统计学分析:测定数据以均数±标准差表示,两组间比较采用 t 检验,前后比较采用配对样本 t 检验,计数资料用 Ridit 检验。应用 SPSS/PC11.5 统计软件分析处理。

主要的无效假设:针刺治疗结合肌力训练对脑卒中后偏瘫患者步行能力的改善效果不如单独肌力训练效果好。

（朱翔宇）

复习思考题

1. 简述循证医学内涵。
2. 区别于传统医学的循证医学具体表现有哪些?
3. 简述循证康复医学发展的意义。
4. 简述临床研究的定义。
5. 简述康复临床科研的基本步骤。

◇◇◇ 主要参考文献 ◇◇◇

[1] 黄晓琳,燕铁斌.康复医学[M].6版.北京:人民卫生出版社,2018.

[2] 王宁华.康复医学概论[M].3版.北京:人民卫生出版社,2018.

[3] 张安仁,冯晓东.临床康复学[M].2版.北京:人民卫生出版社,2018.

[4] 唐金陵,GLASZIOUl P.循证医学基础[M].2版.北京:北京大学医学出版社,2016.

[5] 李济宾,张晋昕,洪明晃.临床研究方法学[M].北京:科学出版社,2020.

[6] 王亚峰,田庆丰,罗艳艳.医学人文学导论[M].郑州:郑州大学出版社,2008.

[7] 杨秉辉.医患关系与医患沟通技巧[M].上海:上海科学普及出版社,2011.

[8] 陈立典,郭晓琳,陶静,等.针刺治疗结合肌力训练对脑卒中偏瘫患者步行能力的影响[J].中国康复医学杂志,
2006,21(2):136-139.

复习思考题
答案要点

模拟试卷